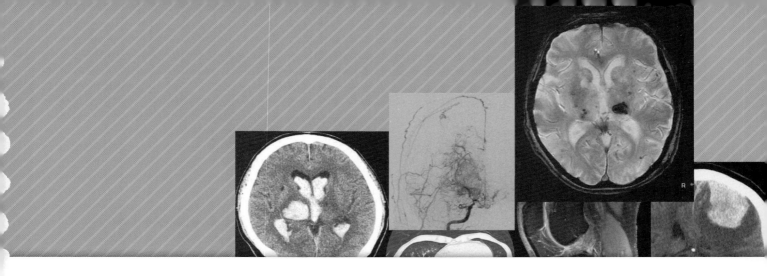

リハビリテーション医療に活かす
画像のみかた

HOW TO UTILIZE THE MEDICAL IMAGES IN REHABILITATION MEDICINE

——— 症例から学び障害を読み解く ———

編集　水間 正澄　川手 信行

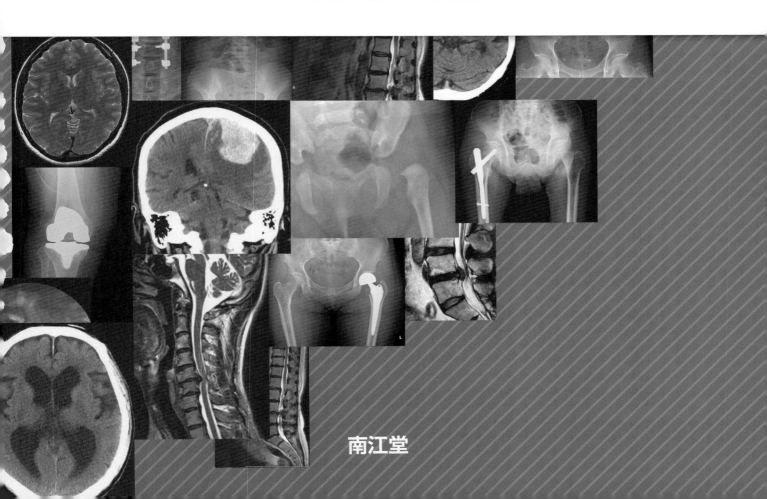

南江堂

■編　集

| 水間　正澄 | みずま　まさずみ | 医療法人社団輝生会 理事長／昭和大学 名誉教授 |
| 川手　信行 | かわて　のぶゆき | 昭和大学医学部リハビリテーション医学講座 教授 |

■執　筆（執筆順）

川手　信行	かわて　のぶゆき	昭和大学医学部リハビリテーション医学講座 教授
廣瀬　正典	ひろせ　まさのり	一般財団法人全日本労働福祉協会／昭和大学医学部放射線医学講座 客員教授
扇谷　芳光	おおぎや　よしみつ	昭和大学医学部放射線医学講座放射線科学部門 教授
須山　淳平	すやま　じゅんぺい	湘南医療大学保健医療学部 教授
扇谷　浩文	おおぎや　ひろふみ	おおぎや整形外科 院長
市川　博雄	いちかわ　ひろお	昭和大学藤が丘リハビリテーション病院 院長
井上　　学	いのうえ　まなぶ	国立循環器病研究センター脳血管内科 医長
神谷　雄己	かみや　ゆうき	NTT東日本関東病院脳血管内科 主任医長
水間　啓太	みずま　けいた	昭和大学医学部内科学講座脳神経内科学部門 講師
栗城　綾子	くりき　あやこ	昭和大学江東豊洲病院脳神経内科 講師
藤島　裕丈	ふじしま　ひろたけ	昭和大学横浜市北部病院脳神経外科 講師
國井　紀彦	くにい　のりひこ	河野臨床医学研究所附属第三北品川病院脳神経外科 部長
泉山　　仁	いずみやま　ひとし	横濱もえぎ野クリニック 院長
松本　浩明	まつもと　ひろあき	昭和大学藤が丘病院脳神経外科 准教授
川内　雄太	かわうち　ゆうた	昭和大学横浜市北部病院脳神経外科 助教
池田　尚人	いけだ　ひさと	昭和大学江東豊洲病院脳血管センター センター長／脳神経外科 教授
笠井　史人	かさい　ふみひと	昭和大学医学部リハビリテーション医学講座 准教授
中山　禎理	なかやま　さだよし	昭和大学藤が丘病院脳神経外科 講師
小林　裕介	こばやし　ゆうすけ	昭和大学病院脳神経外科 助教
城井　義隆	きい　よしたか	元昭和大学藤が丘病院リハビリテーション科 講師
大中　洋平	おおなか　ようへい	医療法人社団鳳優会荏原ホームケアクリニック 脳神経内科センター長
村上　秀友	むらかみ　ひでとも	昭和大学医学部内科学講座脳神経内科学部門 教授
瀬上　和之	せがみ　かずゆき	昭和大学藤が丘病院整形外科 助教
中島　崇之	なかじま　たかゆき	昭和大学藤が丘病院整形外科 講師
請川　　大	うけがわ　だい	埼玉県総合リハビリテーションセンター整形外科 医長
落合　淳一	おちあい　じゅんいち	IMS太田中央総合病院整形外科
神﨑　浩二	かんざき　こうじ	昭和大学藤が丘病院整形外科 教授
富田　一誠	とみた　かずなり	國學院大學人間開発学部 教授／昭和大学医学部整形外科学講座 客員教授
星野　雄志	ほしの　ゆうし	朝日大学病院整形外科 准教授
星　　忠成	ほし　ただしげ	昭和大学藤が丘リハビリテーション病院リハビリテーション科 助教
吉川　泰司	よしかわ　やすし	昭和大学医学部整形外科学講座 講師
正岡　智和	まさおか　ともかず	昭和大学藤が丘病院リハビリテーション科 講師
佐藤　　敦	さとう　あつし	昭和大学江東豊洲病院整形外科 講師
杉山　智子	すぎやま　ともこ	昭和大学藤が丘リハビリテーション病院リハビリテーション科
大西　　司	おおにし　つかさ	公益財団法人世田谷区保健センター 所長
水上　拓也	みずかみ　たくや	昭和大学医学部薬理学講座臨床薬理学部門 講師
礒　　良崇	いそ　よしたか	昭和大学藤が丘病院循環器内科 准教授
諸冨　伸夫	もろとみ　のぶお	新百合ケ丘総合病院リハビリテーション科 部長

山本　真弓	やまもと　まゆみ	昭和大学病院呼吸器・アレルギー内科 講師
大田　　進	おおた　しん	昭和大学病院呼吸器・アレルギー内科 助教
藤原　明子	ふじわら　あきこ	昭和大学病院呼吸器・アレルギー内科 助教
宮田　祐人	みやた　よしと	昭和大学病院呼吸器・アレルギー内科 助教
本間　哲也	ほんま　てつや	昭和大学病院呼吸器・アレルギー内科 助教
楠本壮二郎	くすもと　そうじろう	昭和大学病院呼吸器・アレルギー内科 講師
吉田　　仁	よしだ　ひとし	昭和大学病院消化器内科 教授
竹内　義明	たけうち　よしあき	昭和大学病院消化器内科 准教授
坂木　　理	さかき　まさし	昭和大学病院消化器内科 講師
野本　朋宏	のもと　ともひろ	昭和大学病院消化器内科 助教
矢野雄一郎	やの　ゆういちろう	関東労災病院消化器内科 副部長
和田　真一	わだ　しんいち	医療法人社団あおい會 森山リハビリテーションクリニック 院長
弘中　祥司	ひろなか　しょうじ	昭和大学歯学部口腔衛生学部門 教授
高橋　浩二	たかはし　こうじ	昭和大学歯科病院口腔リハビリテーション科 教授
木村百合香	きむら　ゆりか	東京都保健医療公社荏原病院耳鼻咽喉科 医長

序 文

　リハビリテーション医学・医療は，疾病や外傷などから引き起こされた障害を対象として，生活機能（心身機能，活動，参加）の向上を目指す領域であり，多職種が関わったチームによる医療を基本とし，チームの構成員が常に情報を共有しながら目標にむかって進められるものです．具体的には，診断（疾病の診断，障害の評価）および予後予測などに基づいてカンファレンスが行われ，その結果に沿ってリハビリテーション処方がなされ，医学的管理の下に各チームスタッフによる治療やアプローチが進められていきます．リハビリテーションチームが共有すべき情報には疾患・身体状況に関する情報のみならず，心理的因子，家庭や社会背景に関する情報など多岐にわたります．身体状況に関しては医師からの診療情報が基本となり，画像検査や血液検査などから得られる情報は疾患や障害の状態変化だけでなく，予後の予測や機能訓練内容の検討などリハビリテーション治療を行っていくうえできわめて重要で欠かすことのできないものです．そして，セラピストにとっては身体所見を取るうえでも念頭に置くべき基本となる情報でもあります．

　画像情報からは障害の原因となっている部位における発症もしくは受傷初期の状態，治療後の状態（治療の結果）や経時的変化（治療の効果）などの客観的かつ視覚的な情報を得ることができます．それは，身体の外からはみることができない隠された状態を確認することであり，現在の障害と関連付けて考え，リハビリテーション治療に反映させていくための大きな助けとなります．医師が画像をどのように読み（読影），診断（画像診断）に結び付け，治療や治療効果の判定などに利用しているのであろうか，そのプロセスを知ることもセラピストにとっては大変意義のあることであると思います．

　急性期・回復期・生活期と入院医療から在宅医療へと治療が進められていく過程においては，診療情報の提供などを利用した連携・協働による医療提供システムが構築されています．その流れの中で，セラピストは日常臨床の場において，カンファレンスをはじめとして様々な場面で画像情報にふれる機会が増えていると思われます．

　以前は限られた急性期病院やリハビリテーション病院で行われていたリハビリテーション医療は，回復期リハビリテーション病棟の制度化などに伴い急速な拡がりをみせており，今後は地域包括ケアシステムの推進とともに生活期のリハビリテーション医療のニーズがさらに拡大していくと考えられます．診断・治療の技術，予防医学における革新的な進歩，病院の機能分化に伴う在宅医療の推進などの医療システムの変化，国民の健康への関心の高まりなどの視点からみても，リハビリテーション医療が関わるべき領域は多岐にわたり，リハビリテーション医療専門職の活躍の場についても一層の拡がりが予測されます．

　このようにリハビリテーション医学・医療を取り巻く状況が大きく変化する中で，2018（平成30）年10月に理学療法士及び作業療法士法に基づき理学療法士作業療法士施設指定規則の一部が改正されました．この改正では，実習教育（地域，通所や訪問リハビリテーション）の強化などとともに，薬剤，救急，栄養などの基礎知識と並んで"医用画像の評価"が新たな教育項目として盛り込まれました．

　本書は，リハビリテーション医療において必要とされる画像情報をできる限り網羅し，チームスタッフである理学療法士，作業療法士，言語聴覚士，看護師，介護福祉士等を目指す学生にとって理解しやすい内容と構成を基本としました．講義や実習において活用していただくことを念頭におき企画されましたが，日常臨床の場においても十分に活用し続けることができる実践的な書籍となりました．

　本書が，より良いリハビリテーション治療を実践する一助となることを願っております．

　2019年3月

編者を代表して
水間正澄

画像の基本

X線画像の左右

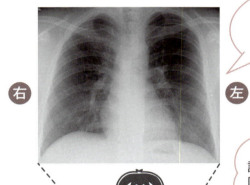

X線画像での左右はこう！

診察しているときの向きと同じなんだなぁ

ただし **手足は例外**

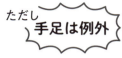
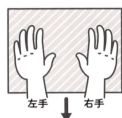

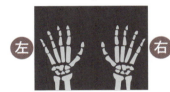

患者さんの右側が画像の右側にうつります

CT・MRI画像の左右

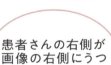
腹面

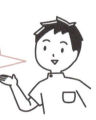
背面

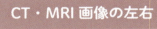

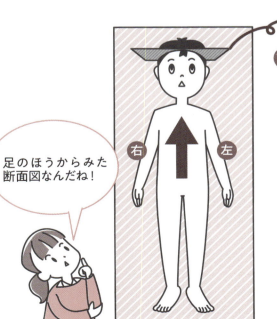

足のほうからみた断面図なんだね！

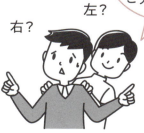

このみかたは全部位共通だからきちんと覚えておこうね

右？ 左？

本書の使い方

総論

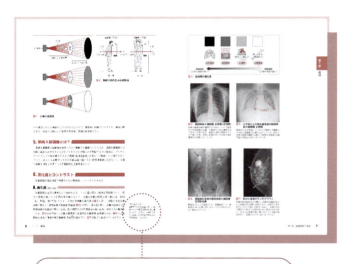

1 まずは総論で各画像による検査・診断の特徴を押さえよう

- 単純 X 線
- CT
- MRI
- MRA
- 核医学検査
- エコー（超音波）

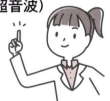

脇組には初心者向けの用語解説があります

各論

2 各論の「基本のみかた」で部位ごとの画像への理解を深めよう

- 機能と構造
- 正常画像
- 各部位の画像のみかた
- 疾患別読影ポイント

各論では部位ごとに画像の説明をしています

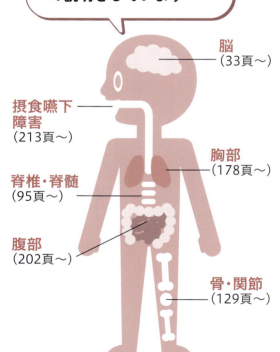

脳 (33頁〜)
摂食嚥下障害 (213頁〜)
胸部 (178頁〜)
脊椎・脊髄 (95頁〜)
腹部 (202頁〜)
骨・関節 (129頁〜)

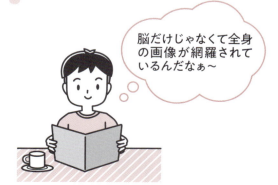

脳だけじゃなくて全身の画像が網羅されているんだなぁ〜

viii

3 各論の「実際に患者さんの画像をみてみよう」で異常画像のみかたを理解し，臨床の場に活かしてみよう

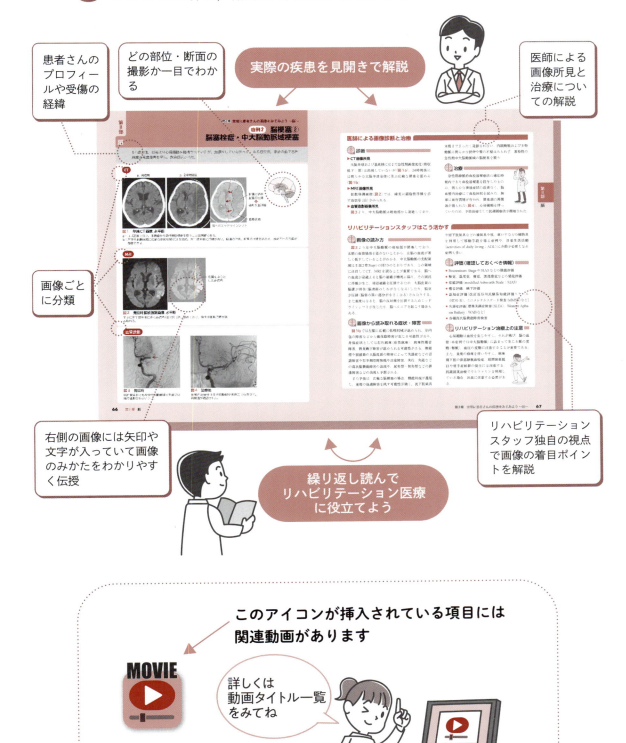

患者さんのプロフィールや受傷の経緯

どの部位・断面の撮影か一目でわかる

実際の疾患を見開きで解説

医師による画像所見と治療についての解説

画像ごとに分類

右側の画像には矢印や文字が入っていて画像のみかたをわかりやすく伝授

繰り返し読んでリハビリテーション医療に役立てよう

リハビリテーションスタッフ独自の視点で画像の着目ポイントを解説

このアイコンが挿入されている項目には関連動画があります

詳しくは動画タイトル一覧をみてね

目　次

第I部　総論

第1章　画像診断の基本 ————————————————————— 2

Point 1 画像をリハビリテーション医療に活かしてみよう！ ———————— 川手信行　2
- ● COLUMN　リハビリテーション医療とチーム医療 ———————————— 2
- ● COLUMN　情報と医療言語 ———————————————————— 3

Point 2 単純X線 ——————————————————————— 廣瀬正典　5

Point 3 CT —————————————————————————— 9

Point 4 MRI ———————————————————————— 扇谷芳光　14

Point 5 MRA ————————————————————————— 17

Point 6 核医学検査 —————————————————————— 須山淳平　20
- ● COLUMN　機能画像としての核医学検査—Parkinson病症例 —————— 26

Point 7 エコー（超音波） ————————————————————— 扇谷浩文　27

第II部　脳

第2章　脳画像　基本のみかた ———————————————— 34

Step 1 機能と構造 —————————————————————— 市川博雄　34

Step 2 正常画像 ——————————————————————— 43

Step 3 脳画像のみかた ———————————————————— 井上　学　52

Step 4 疾患別読影ポイント ——————————————————— 神谷雄己　56

第3章　実際に患者さんの画像をみてみよう ～脳～ ————————— 64

症例 1 脳梗塞①　放線冠梗塞 —————————————————— 64
- 医師による画像診断と治療・・・・・・・・・・・・・・・・・・・・・・・・・・・・・・・水間啓太　65
- リハビリテーションスタッフはこう活かす・・・・・・・・・・・・・・・・・・・・・・・川手信行　65

症例 2 脳梗塞②　脳塞栓症・中大脳動脈域梗塞 —————————— 66
- 医師による画像診断と治療・・・・・・・・・・・・・・・・・・・・・・・・・・・・・・・・井上　学　67
- リハビリテーションスタッフはこう活かす・・・・・・・・・・・・・・・・・・・・・・・川手信行　67

症例 3 脳梗塞③　延髄外側梗塞 ————————————————— 68
- 医師による画像診断と治療・・・・・・・・・・・・・・・・・・・・・・・・・・・・・・・栗城綾子　69
- リハビリテーションスタッフはこう活かす・・・・・・・・・・・・・・・・・・・・・・・川手信行　69

症例 4 脳出血①　被殻出血 ——————————————————— 70
- 医師による画像診断と治療・・・・・・・・・・・・・・・・・・・・・・・・・・・・・・・藤島裕丈　71
- リハビリテーションスタッフはこう活かす・・・・・・・・・・・・・・・・・・・・・・・川手信行　71

症例 5 脳出血②　視床出血 ——————————————————— 72
- 医師による画像診断と治療・・・・・・・・・・・・・・・・・・・・・・・・・・・・・・・國井紀彦　73
- リハビリテーションスタッフはこう活かす・・・・・・・・・・・・・・・・・・・・・・・川手信行　73

症例 6 脳出血③　橋出血 ———————————————————— 74
- 医師による画像診断と治療・・・・・・・・・・・・・・・・・・・・・・・・・・・・・・・・泉山　仁　75
- リハビリテーションスタッフはこう活かす・・・・・・・・・・・・・・・・・・・・・・・川手信行　75

症例7　脳出血④　小脳出血 ——————————————————— 76
　医師による画像診断と治療・・・・・・・・・・・・・・・・・・・・・・・・・・・・・・・松本浩明　77
　リハビリテーションスタッフはこう活かす・・・・・・・・・・・・・・・・・・川手信行　77

症例8　脳出血⑤　皮質下出血 ——————————————————— 78
　医師による画像診断と治療・・・・・・・・・・・・・・・・・・・・・・・・・・・・・・・川内雄太　79
　リハビリテーションスタッフはこう活かす・・・・・・・・・・・・・・・・・・川手信行　79

症例9　くも膜下出血─破裂脳動脈瘤 —————————————— 80
　医師による画像診断と治療・・・・・・・・・・・・・・・・・・・・・・・・・・・・・・・池田尚人　81
　リハビリテーションスタッフはこう活かす・・・・・・・・・・・・・・・・・・笠井史人　81

症例10　正常圧水頭症 ——————————————————————— 82
　医師による画像診断と治療・・・・・・・・・・・・・・・・・・・・・・・・・・・・・・・池田尚人　83
　リハビリテーションスタッフはこう活かす・・・・・・・・・・・・・・・・・・笠井史人　83

症例11　脳動静脈奇形（AVM） ————————————————— 84
　医師による画像診断と治療・・・・・・・・・・・・・・・・・・・・・・・・・・・・・・・中山禎理　85
　リハビリテーションスタッフはこう活かす・・・・・・・・・・・・・・・・・・笠井史人　85

症例12　もやもや病 ———————————————————————— 86
　医師による画像診断と治療・・・・・・・・・・・・・・・・・・・・・・・・・・・・・・・中山禎理　87
　リハビリテーションスタッフはこう活かす・・・・・・・・・・・・・・・・・・笠井史人　87

症例13　脳外傷─慢性硬膜下血腫 ————————————————— 88
　医師による画像診断と治療・・・・・・・・・・・・・・・・・・・・・・・・・・・・・・・小林裕介　88
　リハビリテーションスタッフはこう活かす・・・・・・・・・・・・・・・・・・城井義隆　89
　● **COLUMN**　頭部外傷・・・・・・・・・・・・・・・・・・・・・・・・・・・・・・・川手信行　89

症例14　Parkinson病 ——————————————————————— 90
　医師による画像診断と治療・・・・・・・・・・・・・・・・・・・・・・・・・・・・・・・村上秀友　91
　リハビリテーションスタッフはこう活かす・・・・・・・・・・・・・・・・・・城井義隆　91

症例15　多発性硬化症 ——————————————————————— 92
　医師による画像診断と治療・・・・・・・・・・・・・・・・・・・・・・・・・・・・・・・大中洋平　94
　リハビリテーションスタッフはこう活かす・・・・・・・・・・・・・・・・・・城井義隆　94

第Ⅲ部　脊椎・脊髄

第4章　脊椎・脊髄画像　基本のみかた —————————————————— 96
Step 1　機能と構造 ————————————————————————瀬上和之　96
Step 2　正常画像 ——————————————————————————————— 98
Step 3　脊椎・脊髄画像のみかた ——————————————————————— 103
Step 4　疾患別読影ポイント ————————————————————中島崇之　106

第5章　実際に患者さんの画像をみてみよう〜脊椎・脊髄〜 ————— 112
症例1　脊椎疾患①　圧迫骨折（高齢者・骨粗鬆症） —————————— 112
　医師による画像診断と治療・・・・・・・・・・・・・・・・・・・・・・・・・・・・・・・中島崇之　113
　リハビリテーションスタッフはこう活かす・・・・・・・・・・・・・・・・・・請川　大　113

症例2　脊椎疾患②　頚椎椎間板ヘルニア ———————————————— 114
　医師による画像診断と治療・・・・・・・・・・・・・・・・・・・・・・・・・・・・・・・中島崇之　114
　リハビリテーションスタッフはこう活かす・・・・・・・・・・・・・・・・・・請川　大　115

症例3 脊椎疾患③　腰椎椎間板ヘルニア ———————————— **116**
医師による画像診断と治療 ・・・落合淳一 **117**
リハビリテーションスタッフはこう活かす ・・・・・・・・・・・・・・・・・・・・・・・・・・・・・請川　大 **117**

症例4 脊椎疾患④　腰部脊柱管狭窄症 ———————————————— **118**
医師による画像診断と治療 ・・・落合淳一 **119**
リハビリテーションスタッフはこう活かす ・・・・・・・・・・・・・・・・・・・・・・・・・・・・・請川　大 **119**

症例5 脊髄疾患①　脊髄損傷（外傷）—頚髄損傷 ————————————— **120**
医師による画像診断と治療 ・・・落合淳一 **121**
リハビリテーションスタッフはこう活かす ・・・・・・・・・・・・・・・・・・・・・・・・・・・・・請川　大 **121**

症例6 脊髄疾患②　頚椎後縦靭帯骨化症 ———————————————— **122**
医師による画像診断と治療 ・・・神﨑浩二 **123**
リハビリテーションスタッフはこう活かす ・・・・・・・・・・・・・・・・・・・・・・・・・・・・・請川　大 **123**

症例7 脊髄疾患③　腰椎分離すべり症 ————————————————— **124**
医師による画像診断と治療 ・・・神﨑浩二 **125**
リハビリテーションスタッフはこう活かす ・・・・・・・・・・・・・・・・・・・・・・・・・・・・・請川　大 **125**

症例8 転移性脊椎腫瘍 ———————————————————————— **126**
医師による画像診断と治療 ・・・神﨑浩二 **127**
リハビリテーションスタッフはこう活かす ・・・・・・・・・・・・・・・・・・・・・・・・・・・・・請川　大 **127**

第 **IV** 部　骨・関節

第6章　骨・関節画像　基本のみかた ———————————————— **130**
Step 1 機能と構造 ————————————————————————富田一誠 **130**
Step 2 正常画像 ——————————————————————————星野雄志 **132**
Step 3 骨・関節画像のみかた ——————————————————————— **140**
Step 4 疾患別読影ポイント ——————————————————————— **144**

第7章　実際に患者さんの画像をみてみよう 〜骨・関節〜 ——————— **150**
症例1 骨折①　上腕骨顆上骨折 ———————————————————— **150**
医師による画像診断と治療 ・・・富田一誠 **151**
リハビリテーションスタッフはこう活かす ・・・・・・・・・・・・・・・・・・・・・・・・・・・・・星　忠成 **151**

症例2 骨折②　橈骨遠位端骨折 ————————————————————— **152**
医師による画像診断と治療 ・・・富田一誠 **153**
リハビリテーションスタッフはこう活かす ・・・・・・・・・・・・・・・・・・・・・・・・・・・・・星　忠成 **153**

症例3 骨折③　骨盤骨折 ———————————————————————— **154**
医師による画像診断と治療 ・・・吉川泰司 **155**
リハビリテーションスタッフはこう活かす ・・・・・・・・・・・・・・・・・・・・・・・・・・・・・星　忠成 **155**

症例4 骨折④　大腿骨転子部骨折 ———————————————————— **156**
医師による画像診断と治療 ・・・星野雄志 **157**
リハビリテーションスタッフはこう活かす ・・・・・・・・・・・・・・・・・・・・・・・・・・・・・星　忠成 **157**

症例5 骨折⑤　大腿骨頚部骨折（人工骨頭置換術例） ——————————— **158**
医師による画像診断と治療 ・・・星野雄志 **159**
リハビリテーションスタッフはこう活かす ・・・・・・・・・・・・・・・・・・・・・・・・・・・・・正岡智和 **159**

症例6 骨折⑥　大腿骨頚部骨折（骨接合術例） ——————————————— **160**
医師による画像診断と治療 ・・・星野雄志 **161**

リハビリテーションスタッフはこう活かす・・・・・・・・・・・・・・・・・・・・・・・・・・・・・・・・・・正岡智和 **161**

症例7　半月板損傷 ———————————————————————— **162**
　医師による画像診断と治療・・・・・・・・・・・・・・・・・・・・・・・・・・・・・・・・・・・・・・・佐藤　敦 **163**
　リハビリテーションスタッフはこう活かす・・・・・・・・・・・・・・・・・・・・・・・・・・・・・・・・杉山智子 **163**

症例8　前十字靭帯損傷 ———————————————————— **164**
　医師による画像診断と治療・・・・・・・・・・・・・・・・・・・・・・・・・・・・・・・・・・・・・・・佐藤　敦 **165**
　リハビリテーションスタッフはこう活かす・・・・・・・・・・・・・・・・・・・・・・・・・・・・・・・・杉山智子 **165**

症例9　変形性股関節症 ———————————————————— **166**
　医師による画像診断と治療・・・・・・・・・・・・・・・・・・・・・・・・・・・・・・・・・・・・・・・吉川泰司 **167**
　リハビリテーションスタッフはこう活かす・・・・・・・・・・・・・・・・・・・・・・・・・・・・・・・・正岡智和 **167**

症例10　変形性膝関節症 ———————————————————— **168**
　医師による画像診断と治療・・・・・・・・・・・・・・・・・・・・・・・・・・・・・・・・・・・・・・・佐藤　敦 **169**
　リハビリテーションスタッフはこう活かす・・・・・・・・・・・・・・・・・・・・・・・・・・・・・・・・正岡智和 **169**

症例11　スポーツ障害①　野球肩 ——————————————— **170**
　医師による画像診断と治療・・・・・・・・・・・・・・・・・・・・・・・・・・・・・・・・・・・・・・・富田一誠 **171**
　リハビリテーションスタッフはこう活かす・・・・・・・・・・・・・・・・・・・・・・・・・・・・・・・・正岡智和 **171**

症例12　スポーツ障害②　野球肘 ——————————————— **172**
　医師による画像診断と治療・・・・・・・・・・・・・・・・・・・・・・・・・・・・・・・・・・・・・・・富田一誠 **173**
　リハビリテーションスタッフはこう活かす・・・・・・・・・・・・・・・・・・・・・・・・・・・・・・・・正岡智和 **173**

症例13　発育性股関節形成不全 ——————————————— **174**
　医師による画像診断と治療・・・・・・・・・・・・・・・・・・・・・・・・・・・・・・・・・・・・・・・吉川泰司 **175**
　リハビリテーションスタッフはこう活かす・・・・・・・・・・・・・・・・・・・・・・・・・・・・・・・・正岡智和 **175**

第Ⅴ部　胸部・腹部

第8章　胸部画像　基本のみかた ————————————————— 大西　司 **178**
Step 1　機能と構造 ————————————————————————— **178**
Step 2　正常画像 ——————————————————————————— **180**
Step 3　胸部画像のみかた ————————————————————— **184**
Step 4　疾患別読影ポイント ————————————————————— **185**

第9章　実際に患者さんの画像をみてみよう 〜胸部〜 ——————— **188**
症例1　心不全（拡張型心筋症） ————————————————— **188**
　医師による画像診断と治療・・・・・・・・・・・・・・・・・・・・・・・・・・・・・・・水上拓也, 礒　良崇 **189**
　リハビリテーションスタッフはこう活かす・・・・・・・・・・・・・・・・・・・・・・・・・・・・・・・・諸冨伸夫 **189**

症例2　急性心筋梗塞 ———————————————————— **190**
　医師による画像診断と治療・・・・・・・・・・・・・・・・・・・・・・・・・・・・・・・・・・・・・・・礒　良崇 **191**
　リハビリテーションスタッフはこう活かす・・・・・・・・・・・・・・・・・・・・・・・・・・・・・・・・諸冨伸夫 **191**

症例3　肺炎（誤嚥性肺炎） ———————————————— **192**
　医師による画像診断と治療・・・・・・・・・・・・・・・・・・・・・・・・・・・・・・・・・・・・・・・山本真弓 **193**
　リハビリテーションスタッフはこう活かす・・・・・・・・・・・・・・・・・・・・・・・・・・・・・・・・諸冨伸夫 **193**

症例4　肺気腫（COPD） ———————————————————— **194**
　医師による画像診断と治療・・・・・・・・・・・・・・・・・・・・・・・・・・・・・・・・・・・・・・・大西　司 **195**
　リハビリテーションスタッフはこう活かす・・・・・・・・・・・・・・・・・・・・・・・・・・・・・・・・諸冨伸夫 **195**

症例5　気胸 ——————————————————————————————— **196**
　医師による画像診断と治療 ・・・大田　進 **197**
　リハビリテーションスタッフはこう活かす ・・・・・・・・・・・・・・・・・・・・・・・・・・・・・・・・諸冨伸夫 **197**
症例6　特発性間質性肺炎 ——————————————————————————— **198**
　医師による画像診断と治療 ・・・・・・・・・・・・・・・・・・・・・・・・藤原明子，宮田祐人，本間哲也 **199**
　リハビリテーションスタッフはこう活かす ・・・・・・・・・・・・・・・・・・・・・・・・・・・・・・・・諸冨伸夫 **199**
症例7　無気肺 ——————————————————————————————— **200**
　医師による画像診断と治療 ・・・・・・・・・・・・・・・・・・・・・・・・・・・・・・・・・・・・・楠本壮二郎 **201**
　リハビリテーションスタッフはこう活かす ・・・・・・・・・・・・・・・・・・・・・・・・・・・・・・・・諸冨伸夫 **201**

第10章　腹部画像　基本のみかた ——————————————————— **202**
Step 1　機能と構造 ——————————————————————————————吉田　仁 **202**
Step 2　正常画像 ————————————————————————————————竹内義明 **203**
Step 3　腹部画像のみかた ————————————————————————————坂木　理 **205**
Step 4　疾患別読影ポイント ————————————————————————————野本朋宏 **206**

第11章　実際に患者さんの画像をみてみよう 〜腹部〜 —————————— **208**
症例1　腸閉塞（イレウス） ———————————————————————————— **208**
　医師による画像診断と治療 ・・・・・・・・・・・・・・・・・・・・・・・・・・・・・・・・・・・・・矢野雄一郎 **209**
　リハビリテーションスタッフはこう活かす ・・・・・・・・・・・・・・・・・・・・・・・・・・・・・・・・川手信行 **209**
症例2　腹部大動脈瘤 ———————————————————————————— **210**
　医師による画像診断と治療 ・・・・・・・・・・・・・・・・・・・・・・・・・・・・・・・・・・・・・・・和田真一 **211**
　リハビリテーションスタッフはこう活かす ・・・・・・・・・・・・・・・・・・・・・・・・・・・・・・・・・・・・・ **211**

第Ⅵ部　摂食嚥下障害

第12章　摂食嚥下　基本のみかた ———————————————————— **214**
Step 1　機能と構造 ——————————————————————————————弘中祥司 **214**
Step 2　正常画像 ———————————————————————————————————— **215**
Step 3　摂食嚥下画像のみかた ————————————————————————高橋浩二 **216**
Step 4　病態別読影ポイント ————————————————————————————— **218**

第13章　実際に患者さんの画像をみてみよう 〜摂食嚥下障害〜 —— 木村百合香 **222**
症例1　Wallenberg症候群の摂食嚥下障害 ———————————————— **222**
　医師による画像診断と治療 ・・ **222**
　リハビリテーションスタッフはこう活かす ・・・・・・・・・・・・・・・・・・・・・・・・・・・・・・・・・・・・・ **223**
症例2　封入体筋炎の摂食嚥下障害 ————————————————————— **224**
　医師による画像診断と治療 ・・ **225**
　リハビリテーションスタッフはこう活かす ・・・・・・・・・・・・・・・・・・・・・・・・・・・・・・・・・・・・・ **225**
症例3　がんの術後の摂食嚥下障害 ————————————————————— **226**
　医師による画像診断と治療 ・・ **227**
　リハビリテーションスタッフはこう活かす ・・・・・・・・・・・・・・・・・・・・・・・・・・・・・・・・・・・・・ **227**

索　引 ——————————————————————————————————————— **229**

動画タイトル一覧

動画一覧

- ●動画に関して
  - ・動画には音声は入っておりません．
  - ・各動画の関連頁を（☞○頁）で掲載しています．
  - ・左のQRコードから「動画一覧」にアクセスし，再生動画を選ぶことができます．
- ●動画閲覧上の注意
  - ・本動画の配信期間は，本書第1刷発行日より5年間を目途とします．ただし，予期しない事情により，その期間内でも配信を停止する可能性があります．
  - ・パソコンや端末のOSのバージョン，再生環境，通信回線の状況によっては，動画が再生されないことがあります．
  - ・パソコンや端末のOS，アプリの操作に関しては，南江堂では一切サポートいたしません．
  - ・本動画の閲覧に伴う通信費などはご自身でご負担ください．
  - ・本動画に関する著作権はすべて南江堂にあります．動画の一部または全部を，無断で複製，改変，頒布（無料での配布および有料での販売）することを禁止します．

第3章 症例9 くも膜下出血—破裂脳動脈瘤（池田尚人）
動画1 くも膜下出血（破裂脳動脈瘤）の3D-CTA（☞80頁，図2）

第7章 症例10 変形性膝関節症（佐藤 敦）
動画2 変形性膝関節症の3D-CT画像（両膝）（☞168頁，図4）

第12章 Step 3 摂食嚥下画像のみかた（高橋浩二）
動画3 VF検査動画 側面像（正常像／自由嚥下）①（☞216頁）
動画4 VF検査動画 正面像（正常像／自由嚥下）（☞216頁）
動画5 VF検査動画 側面像（正常像／指示嚥下）（☞216頁）
動画6 VF検査動画 側面像（貯留）（☞216頁）
動画7 VF検査動画 側面像（誤嚥）（☞216頁）

第12章 Step 4 病態別読影ポイント（高橋浩二）
動画8 球麻痺による摂食嚥下障害のVF検査動画 側面像（☞220頁）
動画9 Parkinson病による摂食嚥下障害のVF検査動画 側面像（☞221頁）
動画10 進行性全身性硬化症（強皮症）による摂食嚥下障害のVF（食道造影）検査動画（☞221頁）

第13章 症例1 Wallenberg症候群の摂食嚥下障害（木村百合香）
動画11 Wallenberg症候群による摂食嚥下障害のVF検査動画 側面像（☞222頁，図2）

第13章 症例2 封入体筋炎の摂食嚥下障害（木村百合香）
動画12 封入体筋炎による摂食嚥下障害のVE検査動画（☞224頁，図1）
動画13 封入体筋炎による摂食嚥下障害のVF検査動画 側面像（☞224頁，図2）
動画14 VF検査動画 側面像（正常像／自由嚥下）②（☞224頁，図2）

第13章 症例3 がんの術後の摂食嚥下障害（木村百合香）
動画15 がんの術後における摂食嚥下障害のVF検査動画 正面像・側面像（☞226頁，図3）

※一部の動画は，「道 健一・高橋浩二（監）：ビデオ版 頭頸部腫瘍術後嚥下障害のリハビリテーション 解説書付，医歯薬出版，2000」が初出である．

動画は，医療・教育において対象者が閲覧することのみを目的として撮影されています．したがって，それ以外の目的での閲覧を禁止します．

第Ⅰ部

総　論

第1章 画像診断の基本

第一部
総 論

Point 1 画像をリハビリテーション医療に
活かしてみよう！

1. なぜ画像診断を学ぶのか

リハビリテーションスタッフは，画像診断のスペシャリストではない．したがって，画像診断のスペシャリストになるために，画像診断を学ぶわけではない．もちろん，リハビリテーションスタッフが画像を読影して，その所見を元に疾患や外傷を診断することも通常はしないし，他の医療従事者から画像の読影を求められることはない．では，なぜ私たちは画像診断を学ぶのだろうか．

2. 画像は重要な情報源

医師は，患者の訴えや症状を診察し，得られた症候から医学的推論に基づき患者の病態などを類推していくが，これには限度がある．その推論を実証していくために，検査計画を立てる．その検査計画の一つの手段として単純X線，CT，MRI，エコー（超音波）検査などの画像診断があり，これらは現代の医療の中でなくてはならない補助診断法である．身体の表面からはみることのできない内部の様子を放射線，磁気，エコーなどを使って画像化し，異常部分を可視化できる．その技術の進歩は目覚ましく，細かな部分がより明瞭に画像化できるとともに，立体化や色別化がなされ，よりみやすく，より診断がしやすくなった．同時に，放射線科専門医，診療放射線技師の活躍によって，その診断能力は飛躍的に向上している．

実際に，臨床現場においては，患者には必ず何らかの画像が撮影されている．これらの画像の情報は，医師が患者の疾病や外傷を正しく診断する手助けとなり，治療計画の一助となり，また治療の効果判定や患者の回復経過を判断するための貴重な情報になる．

画像の読影は，主治医や放射線科の画像診断医によって行われ，診療記録に記載されるが，画像の基本的な読み方（読影）や使われる言葉（医療言語）を知らないと，何が患者に起こっているのか，理解できなくなってしまう．たとえば，頭部CT画像の所見で「右被殻に直径3cm大の高吸収域（HDA）を認める」と記載があった場合，「被殻」や「高吸収域」という言葉（医学言語）を知らないと，患者の脳に何が起こっているのか，どの

COLUMN
リハビリテーション医療とチーム医療

リハビリテーション医療は，疾病や外傷から発生する患者のさまざまな障害を少しでも軽減し，患者がたとえ障害を抱える状態になっても，よりよい生活ができるように支援していく医療である．したがって，従来の医師対患者という一対一の関係だけでは対応が不可能であり，多くのメディカルスタッフが参加するチーム医療が求められている．リハビリテーション医療でのチームは，医師，看護師，理学療法士，作業療法士，言語聴覚士，ソーシャルワーカー，義肢装具士などで構成されている．このようにさまざまな専門職が集まり，患者の抱える障害について各専門職の目で評価し，アプローチを行っていくチーム医療を学際的チーム医療と呼んでいる．しかし，構成メンバーのそれぞれがバラバラな目標を立て，バラバラにアプローチを行うのでは患者の利益にならないし，もはやチーム医療ではない．それぞれの専門職が評価した問題点をそれぞれの立場で精査し，カンファレンスなどを通じて他の専門職と情報交換を行い，検討して患者にとって最善の目標を設定し，その目標に向かってそれぞれがアプローチを行っていくことが望まれる．

ような病態なのか理解ができない．また，カンファレンスなどで，この患者の頭部CT
の読影所見の話題が出ても，理解できないためカンファレンスの議論に参加できない状
態になってしまう．画像診断に用いられている医療言語を学んでおくことは，将来チー
ム医療の一員として，共通の理解，共通の解釈をするうえでも大変重要なことである．

3. 隠れた障害を読み解くツール

　リハビリテーションスタッフにとって，もう一つ重要なのは，画像から患者の隠れて
いる障害像を読み取ることである．疾病や外傷から生じる障害は単一ではなく，複数の
障害が重なっていることも多い．それを現症のみで正確に把握することは困難である
が，画像を参考にすることで，障害像の把握が容易になる場合がある．たとえば，脊髄
損傷の場合など，どのレベルまで障害が及んでいるかを判断する場合，患者の状態を診
察して障害高位レベルを判断していくが，画像があるとそれを参考にして，おおよその
障害部位を頭に入れながら，障害高位レベルを診察することができる．また，脳血管障
害の場合においても，左半球の広範な脳梗塞の場合，言語理解や言語の表出が低下して
いることを予測できるし，逆に右半球の障害では左半側空間失認，視床の障害などでは
感覚障害など，患者の障害をあらかじめ予測することも可能である．また，リハビリ
テーション医療の経過中に新たな身体症状が生じた場合なども画像診断によって明らか
になる場合もある．たとえば，くも膜下出血後の患者で，立ち上がりや歩行が可能にな
り順調に回復してきた患者が，ここ数日，立ち上がりが困難になったり，足が出しづら
くなったりした場合，この患者の歩行障害の原因がわからないままである．しかし，頭
部CTを用いて，側脳室が拡大していれば「正常圧水頭症」が原因であることがわかり，
治療が行われ，また元の歩行状態に戻る可能性がある．このように画像診断はリハビリ
テーション医療と大いに関わりがあり，画像をリハビリテーション医療に活かすことが
重要である．

4. 画像診断をリハビリテーション診療に役立てる

　本書では，画像診断の専門家である放射線科医師と日頃から臨床の第一線で活躍され
ている各診療科の専門医にご協力いただき，基本的な画像の読み方を解説していただい

COLUMN
情報と医療言語

　情報交換やカンファレンスで必要とされる能力として，コミュニケーション能力がある．コミュニケーショ
ン能力といっても友人と話をする能力ではなく，自分が評価した患者の問題点を正確に他職種に伝え，自分の
専門領域の考え方を的確に伝達できる能力であり，正確に他職種の情報や意見を聞き取り，自分の専門領域の
考え方を修正できる能力である．そのためには，このコミュニケーション能力の基盤になっている共通言語と
しての医療言語を正確に理解しておかなくてはならない．医療で使用されている医療言語には一般の世間では
使わない特殊な言葉が用いられる場合や医療特有の意味をもつものも多い．たとえば，「端坐」という言葉は，
医療では「ベッドの端に腰掛けること」を意味するが，世間一般では「正座」を意味する．また，世間一般に用
いられている「うちみ」や「くじき」などは，医療では「打撲」や「捻挫あるいは靱帯損傷」という言葉を用いる．
セラピストがよく使用する「痙性」という言葉は，他の医療職では「筋痙縮」という．このように，使用してい
る言葉の意味が職種によって変わってしまうと，誤解を生じる可能性があり，チーム医療自体がうまく作動し
なくなる．私たち医療従事者は，医療で用いられる言葉を共通言語として正確に勉強して，他の医療従事者と
コミュニケーションが取れるようにする必要がある．

た．また同時に，日常診療の中でよくリハビリテーション治療が行われる疾患・外傷について取り上げ，その画像を実際に医師の視点で読んで，画像所見を記載していただいた．医師がどのような言葉を使って画像を読んでいるのかを学び，チーム医療のコミュニケーションツールとして役立てていただければと思っている．また，リハビリテーション科専門医にも協力をお願いし，障害を予測するという視点でも画像を読んでいただいた．

　この教科書を是非ご利用いただき，画像をどのように読み取り，将来，リハビリテーション医療チームの一員として，どのようにリハビリテーション医療に役立てていけばよいか考えるきっかけになればと願っている．

第1章 画像診断の基本

Point 2 単純X線

1. X線画像とは？

X線は1895年にドイツの物理学者であるWilhelm Conrad Röntgen（1845～1923）によって，放電管の実験中に線源と蛍光紙のあいだに手をかざすと手の骨が透けてみえることから発見された．X線は不可視で物質透過性が強く蛍光作用がある．この性質を利用して人体を透過したX線の量を画像化したものがX線画像やコンピューター断層撮影（computed tomography：CT）である．X線は陰極から発生させた高速の電子をターゲット（タングステン）に衝突させることで発生させる．このX線を発生させる装置を管球という．従来はX線に感光したフィルムを現像し画像を作成していたが，現在ではフィルムの代わりに検出器で人体を透過したX線をデジタル信号に変えてモニターで画像を観察するデジタルラジオグラフィーが主流になっている．モニター上では後述する黒化度やコントラストを変化させることができる．

2. X線画像の白黒は何を表しているのだろう

X線画像は人体を透過するX線の減弱の結果を画像にしたものである．物質の原子番号が大きく，密度が高く，厚みが厚いものほどX線の吸収（減弱）は多くなる，すなわちX線を通しにくくなる．こういったX線の吸収の多いものをX線不透過性物質といい，X線の透過が少なくフィルムの感光度が低くなり画像は白くなる．逆にX線の吸収の少ないものをX線透過性物質といい，X線の透過は多く，フィルムの感光度は高くなり画像は黒くなる（図1）．

3. なぜ骨は白く，空気は黒くうつるのだろう

X線画像は人体を透過したX線量により白黒の濃度が決まる．人体を透過したX線がフィルムに密着した増感紙を発光させることにより，フィルムを感光させて黒くしている．多くのX線がフィルム（デジタル画像の場合は検出器）に到達したほうが黒くなる．したがって，骨の実効原子番号は13.8，空気の実効原子番号は7.76で骨のほうが原子番号は高くX線の減弱がより強いので，透過するX線量は少なくなる．そのため増感紙の発光が空気より弱くなり，フィルムは黒くならず白いままとなる．

4. 撮影の実際

胸部単純X線画像 正面像を撮ったことがある人は多いと思うが，そのとき胸をフィルムに密着させ，背中側からX線が照射されて撮影されたのではないだろうか．胸部ではこの撮影法が基本になる．側面像は，通常では体の左側にフィルムを置き，右側からX線を照射して撮影する（図2）．腹部単純X線画像 正面像は仰向けに寝て，背側にフィルムを置いて腹側からX線を照射して撮影するのが基本となる．以上はあくまでも基本であり，症例により撮影法は異なる．頭部や骨軟部の撮影にはさまざまな撮影法があり，また，施設によって撮影方法も異なる．右から左方向あるいはその逆，腹側から背側方向への撮影なのかは画像からではわからないので，撮影時に技師がマークする．

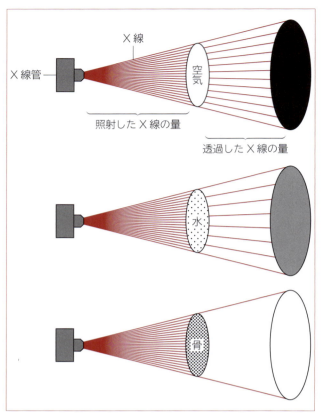

図1　X線の透過性

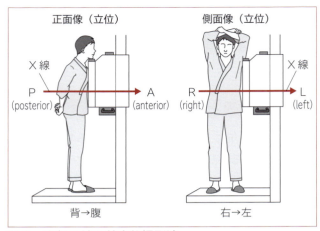

図2　胸部X線の基本的撮影法

画像は断りがない場合には向かって右側が左半身，左側が右半身となる．

5. 単純X線画像と造影X線画像の違い

　単純X線画像は造影剤を使用しないで撮影する画像のことである．単純X線画像ではX線の減弱の差が少なく十分なコントラストが得られず診断できない場合に，バリウムやヨードなどの原子番号の大きい製剤（陽性造影剤）を使用して観察したい部位を白くうつす，あるいは炭酸ガスなどのX線減弱の弱いもの（陰性造影剤）を投与して，X線の透過を増加させ黒くうつす撮影法を造影検査という．

6. 黒化度とコントラスト

　X線画像の画質評価で重要なものに黒化度，コントラストがある．

A. 黒化度 (density)

　X線画像は白黒の濃淡として表示される．この写真の黒さの程度を黒化度という．黒さの程度が高いものを黒化度が強いという．人体のX線の吸収は多い順に骨，筋肉（水），脂肪，肺（空気）となる．人体の各組織の黒化度を図3に示す．実際の単純X線画像の例として胸部単純X線画像 正面像（正常像）（図4）を示す．骨が最も白く，心臓や筋肉などの軟部組織は水濃度の明るい灰色，皮下脂肪などの脂肪組織は暗い灰色，空気である肺は黒くなる．図5は心不全による肺水腫患者の胸部単純X線画像 正面像である．図6には尿路結石患者の腹部単純X線画像 正面臥位像を示す．図7は乳がん患者のマンモグラフィー*である．

*マンモグラフィー
乳房専用のX線検査であり，板状のもので乳房を挟み圧迫し撮影を行う．乳がんに特徴的な微細石灰化などを検出できるため早期診断に有効である．

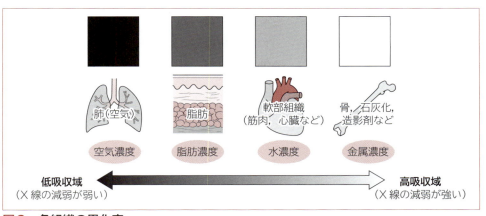

図3　各組織の黒化度

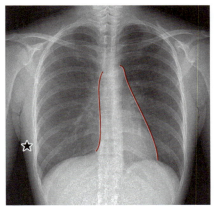

図4　胸部単純Ｘ線画像　正面像（正常像）
肋骨や脊椎は骨の濃度なので白い．——で囲まれた中央陰影は心臓，大動脈などは水濃度なので明るい灰色である．★部分は皮下脂肪なのでやや暗い灰色，肋骨と肋骨のあいだは肺で空気濃度のため黒くなっている．

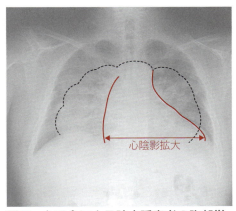

図5　心不全による肺水腫患者の胸部単純Ｘ線画像　正面像
肺胞内に水が貯留しているため肺野に水濃度のやや白い浸潤影が広範に広がっている．図4の正常な肺野の濃度と比較して肺野の中枢側（点線で囲んだ部分）が白くなっている．

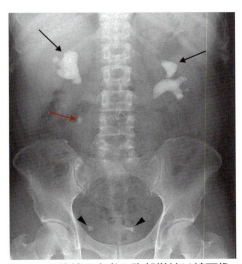

図6　尿路結石患者の腹部単純Ｘ線画像　正面臥位像
腎結石（さんご状結石）（→），尿管結石（→），膀胱結石（▶）は骨と同じカルシウムであるため，白く描出されている．

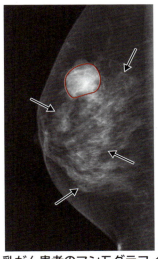

図7　乳がん患者のマンモグラフィー
乳房の外は空気なので黒く，乳房内の脂肪（乳がんと乳腺以外）は暗い灰色となり，水成分である乳がん（——で囲んだ部分）は白く，乳腺（矢印で囲まれた乳がん以外の淡く白い部分）はやや白い．乳がんは密度が高く厚いのでよりＸ線の吸収が多く，乳腺よりさらに白くなっている．

第1章　画像診断の基本　**7**

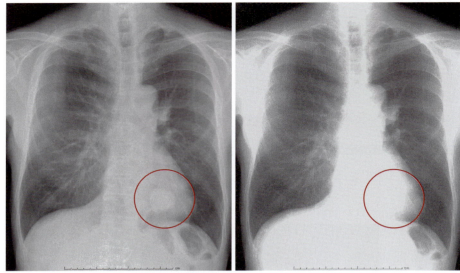

図8 肺がん患者の胸部単純X線画像 正面像
コントラストのよい画像（a）では心臓の後ろに肺がんによる腫瘤（○で囲まれた部分）が白く描出されているが，コントラストが悪い画像（b）だと心臓の後ろの全体が白くなり，腫瘤の存在がわからなくなる．

B. コントラスト（contrast）

　白黒画像では隣接する2点の濃度差が大きいほど区別しやすくなる．この濃度差をコントラストといい，濃度差の大きいものほどコントラストがよいという．図8に肺がん患者の胸部単純X線画像 正面像のコントラストのよい画像（図8a）と悪い画像（図8b）を示す．このようにコントラストは重要で，診断に適したコントラストの画像をつくらないと微細な病変はもとより，図8のように大きな病変でさえ不明瞭になるので適正なコントラストを選ぶことは重要である．

Point 3 CT

1. CTとは？

　コンピューター断層撮影（computed tomography：CT）とは，扇型の広がりをもつX線を出す管球と，その対角線にある検出器が配列されたガントリ（CTの本体部分）内に患者を寝かせ，管球と検出器が患者の周囲を回転し，さらに寝台を頭尾方向に移動させてデータを収集し，得られた生データをコンピューターで計算し，再構成して断層画像を作成する画像検査法である（図1）．

　管球が1回転してから寝台を移動させ，再び管球を回転させて撮影する方法（incremental scan）と管球を回転させながら寝台も移動させて撮影するヘリカルスキャン（helical scan）（図2）がある．頭部ではノンヘリカルで撮影することが多いが，頭部以外の胸部・腹部などではヘリカルスキャンで撮影されることが主流となっている．また，現在では検出器の配列も体軸方向に多列化（多列検出器型CT，multi-detector-row CT：MDCT）（図3）しており，多いものでは320列の機器まである．320列の場合，1回転で16 cm幅の撮影が可能である．MDCTにヘリカルスキャンを組み合わせることにより短時間で広い範囲を撮影することが可能になっている．

　通常，寝台をガントリに垂直に，すなわち体の軸に垂直に360°X線を照射して撮影するが，頭部を前述のincremental scanで撮影する場合には，ガントリを傾けて眼窩中心（外眼角）と外耳孔を結ぶ眼窩耳孔線［orbitomeatal（OM）line］に合わせて撮影することが多い．

　CT画像は断面像で，通常は水平断像（人体の輪切り：スライス）で表示する（図4）．この場合，尾側方向から頭側方向にみた断面で表す．したがって，腹部CTでは体の右側にある肝臓が向かって左側にうつる（図7参照）．撮影スライスをヘリカルスキャンでgapless（スライスとスライスの隙間がないこと）で撮影すると三次元データが得られるので撮影後に冠状断，矢状断を作成することができる．冠状断は前から後ろにみる方向，矢状断は左から右にみる方向が基本となる．

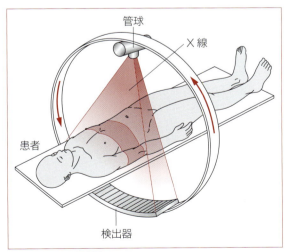

図1　CTの原理
管球と検出器が患者の周囲を回転し，管球から出て患者を透過したX線を測定し，データを収集，画像を測定する．

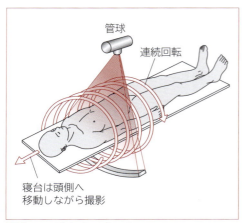

図2　ヘリカルスキャン

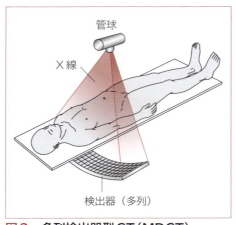

図3　多列検出器型CT（MDCT）

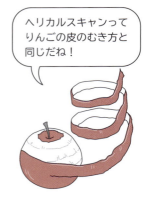

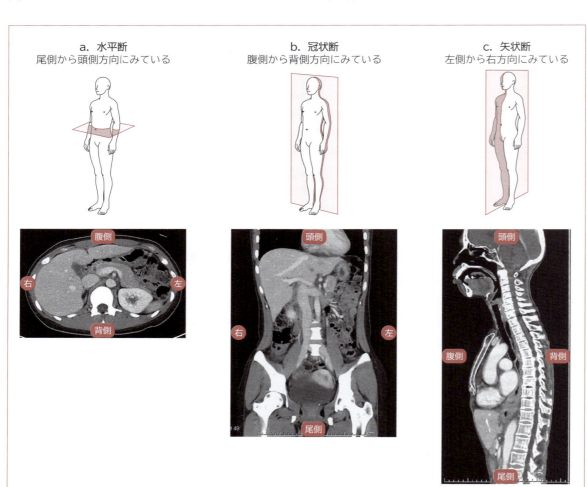

図4　CT画像断面の種類とみかた

2. CT画像の白黒は何を表しているのだろう

　CTの画像は撮影されたデータをコンピューターで計算し，それぞれの部位の平均X線吸収値の大きさを白黒で表して画像表示している．このX線吸収値をCTでは空気を−1,000，水を0とする相対的な値としてCT値と定義している．CT値はCTを開発したGodfrey Hounsfieldの名前からHounsfield Unit（HU）とも呼ばれる.

　実際のCT画像での白黒のうつり方については，造影剤を使用しない単純CTで，肺

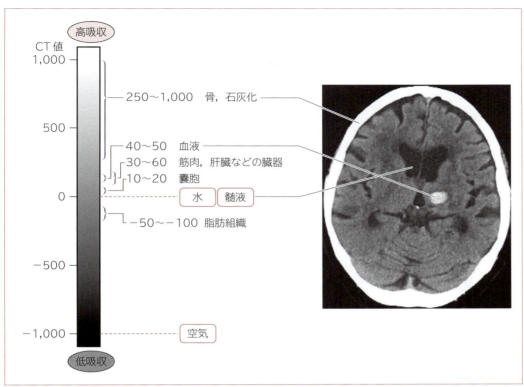

図5　各組織・成分のCT値

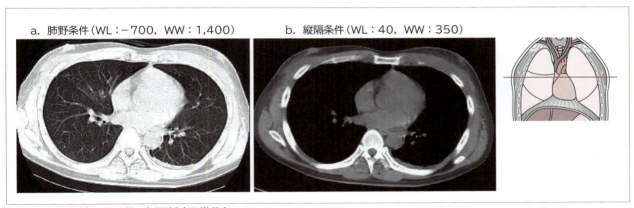

図6　胸部単純CT画像 水平断（正常像）

野は空気なのでCT値が－1,000に近い3桁で黒く，皮下脂肪などの脂肪も－100に近い2桁でやや黒い．嚢胞などの水分は10前後で脂肪より少し白い黒，実質臓器は含まれる水分や脂肪の量，細胞密度などによりさまざまな濃度を呈するが20〜80くらいでやや白く，石灰化や骨は100以上で白い．出血は高吸収となり白くなるが100は超えない（図5）．

　画像表示はウインドウレベル（window level：WL）とウインドウ幅（window width：WW）の2つにより白黒濃淡を変化させて表示する．画像表示のCT値の中心をWL，表示するCT値の幅をWWとしている．観察したい臓器や疾患により適切なWL，WWに設定して診断する．一般に肺野の診断には広いWW，腹部臓器では狭いWWを用いている．スライス厚というのは1枚の断層画像の厚みで，スライス間隔とは1枚1枚の画像の間隔である．スライス厚が薄く，スライス間隔が狭いほど矢状断などの再構成画像の画質が向上する．

第1章　画像診断の基本

図6に同じ部位の胸部CTで肺野条件（WL：-700，WW：1,400）（図6a）と縦隔条件（WL：40，WW：350）（図6b）を示す．WWが広いとコントラストが悪くなり，実質臓器の濃度差はなくなり心臓や食道，大動脈などの臓器の観察はできなくなるが，空気とそれ以外の臓器のコントラストはよくなり肺野の血管影はみやすくなり，肺野の病変の観察に敵する（図6a）．一方，WWが狭いと臓器のコントラストがよくなり，縦隔，胸壁の観察に適するが，肺野内の血管影がみえなくなり，肺野の観察はできなくなる（図6b）．

3. CT画像とX線画像の違い

　CT画像もX線画像も，人体にX線を照射し透過したX線吸収値の違いを画像にしたものであるが，X線画像は一方向からX線を照射し透過したX線の情報すべてを画像化し重ね合わせた画像である．したがって，骨などの高吸収な組織に重なった部分の病変がみえにくくなる．一方，CT画像は体の軸を中心に360°の方向からX線を照射し，得

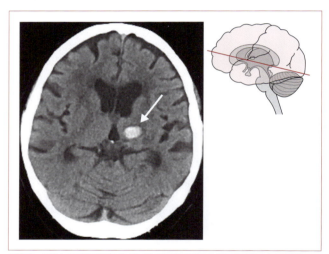

図7　高血圧性脳出血患者の頭部単純CT画像 水平断
左の視床に出血による高吸収域（白；⇨）がみられる．

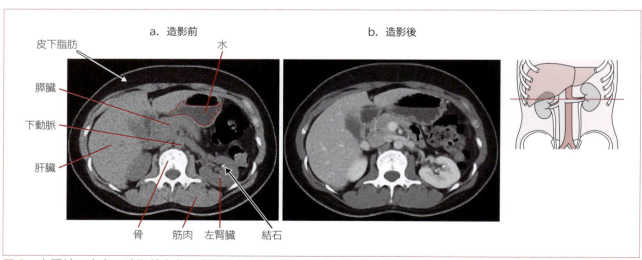

図8　左腎結石患者の造影前（a）と造影後（b）の腹部CT画像 水平断
単純CT画像（a）で皮下脂肪（⇨）はCT値がマイナスでやや黒い．胃の中の水分（○で囲んだ部分）は水であり，CT値は低く黒っぽい灰色．筋肉，下動脈などの血管，実質臓器は水より白い灰色．左腎臓の結石（→）や骨はカルシウムなのでCT値は高く白い．
造影後（b）では下動脈などの血管や実質臓器が造影され，CT値が上昇し，造影前より高吸収（白）となっている．

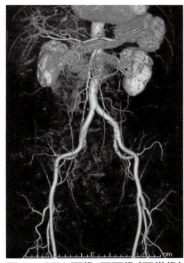
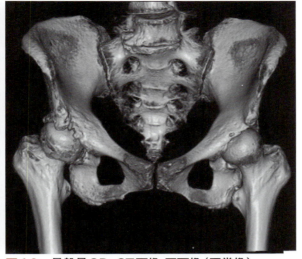

図9　CTA画像 正面像（正常像）　図10　骨盤骨3D-CT画像 正面像（正常像）

られたデータを断層面として表現した画像であり，臓器の重なりはなくなる．図7に高血圧性脳出血患者の頭部単純CT画像 水平断を示す．

4. 造影CTとは？

　造影剤投与後に撮影する造影CTでは，造影剤（通常，ヨード造影剤を使用する）が血管腔内や増加した血管床に貯留あるいは血管外に拡散するなどして，CT値が上昇し高吸収（白く）になる．正常の臓器も造影されるが肝細胞がん，腎がん，乳がんなど血流に富む腫瘍や，正常血管のみならず動脈瘤，動静脈奇形などの血管病変も造影される．図8に左腎結石患者の造影前（図8a）と造影後（図8b）の腹部CT画像 水平断を示す．

A. CT血管造影

　造影CTを動脈相でgaplessで撮影し，強く造影された血管のみを抽出して画像化したものがCT血管造影（CT angiography：CTA）画像（図9）である．
　3D-CT*とは，CTAのように観察したい部位のCT値のみを抽出して立体的にみえる画像にしたものである．造影なしでも気管支を立体画像化したCT bronchography，大腸内腔を立体画像化したCT colonography，骨の3D-CT画像（図10），造影して尿路を描出したCT urographyなど，さまざまな3D-CT画像を作成することができる．

*3D-CT　CTで得られた情報をコンピューター処理した三次元の立体画像．必要な部位を抜き出して，回転させながら確認することができる．

1. MRIとは？

磁気共鳴画像（magnetic resonance imaging：MRI）は，核磁気共鳴現象を利用して，水（と中性脂肪）の水素原子核（陽子：プロトン）から，MRI信号を受信し，画像化する方法である（図1）．そのため，MRI信号強度は，水（と中性脂肪）のプロトンの密度に比例する．これを画像化したものをプロトン密度強調画像という．その他にも，MRIのコントラストを決める因子とその強調画像があり，表1に示す．

2. MRIの白黒は何を表しているのだろう

MRI信号強度が大きいと高信号となり，白く表示される．
MRI信号強度が小さいと低信号となり，黒く表示される．
MRI信号強度とは，水素原子核の分布・運動状態の程度を表したものである．
①T1強調画像：水（脳脊髄液）は低信号（黒い）．白質は灰白質より高信号（白い）．
②T2強調画像：水（脳脊髄液）は高信号（白い）．白質は灰白質より低信号（黒い）．
③FLAIR（fluid attenuated inversion recovery）画像：水（脳脊髄液）を抑制したT2強調画像．水（脳脊髄液）は低信号（黒い）．その他はT2強調画像と同じ．
④T2*（ティーツースター）強調画像：鉄などの磁場をみたす磁化率の大きい物質（血腫には鉄が含まれる）はT2強調画像よりも強い低信号（黒い）．その他はT2強調画

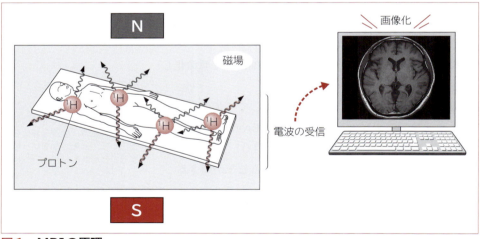

図1　MRIの原理
大きな磁場をもつ部屋で水素原子に一定の周波数の電波（ラジオ波）を当てると水素原子核が共鳴し，当たった周波数と同じ電波（MR信号）を放出する．このMR信号を画像化したのがMRI画像である．

表1　MRIのコントラストを決める因子とその強調画像

プロトン（水素原子核）密度	プロトン（水素原子核）密度強調画像
T1（縦緩和時間）	T1強調画像
T2（横緩和時間）	T2強調画像
T2*（T2スター）（磁化率）	T2*強調画像
拡散	拡散強調画像
流速	MR血管造影（MRA）

表2　各強調画像と高信号・低信号を呈する組織・病変

	特徴	高信号を呈する組織・病変（白）	低信号を呈する組織・病変（黒）
T1強調画像 脳・脊髄の形態が把握しやすい.	● 解剖構造が捉えやすい. ● 亜急性期血腫は高信号で捉えやすい.	● 脂肪 ● 亜急性期血腫（メトヘモグロビン） ● 高蛋白濃度の液体 ● メラニン，マンガン ● 石灰化（海綿状） ● ガドリニウムによる造影効果	● 水（脳脊髄液） ● 脳梗塞などの病変
T2強調画像 脳・脊髄の異常が白くなるので捉えやすい.	● ほとんどの病変が高信号で捉えやすい.	● 水（脳脊髄液） ● 脳梗塞などの病変	● 急性期血腫（デオキシヘモグロビン） ● 慢性期血腫（ヘモジデリン） ● 石灰化，骨皮質 ● 粘稠度の高い液体 ● 線維組織 ● 速い血流
FLAIR画像 脳室内が黒いので，脳室内またはその周囲の異常が捉えやすい.	● 水が黒いので，脳室内や脳溝圧排像の病変が捉えやすい. ● ほとんどの病変が高信号で捉えやすい.	● 脳梗塞などの病変	● 水（脳脊髄液） ● その他はT2強調画像と同じ
T2*強調画像 出血が黒くなるので捉えやすい.	● 磁化率を強調しているため鉄成分，すなわち血液の描出に優れている.	● 脳梗塞などの病変	● 急性期血腫や慢性期血腫で明瞭な低信号 ● その他はT2強調画像と同じ
拡散強調画像 脳梗塞が白くなるので捉えやすい.	● 急性期～亜急性期梗塞，膿瘍が高信号で捉えやすい.	● 急性期～亜急性期の脳梗塞（細胞性浮腫） ● 脳膿瘍（粘稠度の高い液体） ● 高細胞密度の腫瘍（悪性リンパ腫など）	● 水（脳脊髄液）

脳画像において，←は側脳室（水：脳脊髄液），◀は灰白質を示す.
頸椎画像において←は脳脊髄液，◀は脊髄を示す.

像と同じ.

⑤拡散強調画像（diffusion weighted image：DWI）：組織の水分子の拡散を強調した画像. 拡散が低下した組織・病変（急性期～亜急性期の脳梗塞など）は高信号.

第1章　画像診断の基本　15

表3 MRIとCTの比較

	MRI	CT
電磁波	ラジオ波	X線
被曝	なし	ある
撮影時間	長い（数分～数十分）	短い（数秒～数分）
急性期梗塞	同定しやすい	同定がむずかしい
急性期出血	ときに判断に迷う	同定しやすい
腫瘍	同定しやすい	ときに判断に迷う
動脈瘤などの血管病変	造影剤がなくても同定しやすい	造影剤を使用しないと同定がむずかしい

これは，脳梗塞の初期にはNa-Kポンプが停止し，細胞内浮腫が生じて脳細胞内の水の拡散が制限され，拡散が低下するためである．

各強調画像と高信号・低信号を呈する組織・病変を表2に示す．

3. MRIの安全性

MRI装置は常に強い磁場を発生させるので，磁場の影響を受ける体内の電子機器は禁忌となる．また，生体内に磁石に反応する金属（磁性体）があり，動く可能性がある場合も禁忌となる．CTとは異なり，X線被曝はない（表3）．

A. MRIの禁忌

心臓ペースメーカー，人工内耳，除細動器，磁性体による脳動脈瘤クリップの装用者（近年は非磁性体であり，撮影可能），頭蓋内・眼窩内の金属片（脳出血や失明の可能性がある）．

B. 妊娠中の女性

胎児の安全性が確立されていない．特に妊娠期間の最初の1/3は避ける．

C. MRI検査室に持ち込みができないもの

固定されていない磁性金属（ヘアピン，ハサミ，車いす，ストレッチャー，酸素ボンベ），電子機器（時計，携帯電話），磁気カード．

Point 5 MRA

1. MRAとは？

MRA（MR angiography）は，MRIを用いて血管像を描出する方法および画像である．MRIは，生体内の水の水素原子核の分布を画像化する方法である（14頁参照）．プロトンの状態（移動/静止）によって，信号強度が異なってくる．このことを利用して，移動するプロトンだけを高信号（白い）に描出する画像を撮像すれば，血流を画像化できる．これをMRAという．MRAは，一般的に造影剤を使用せず従来の血管造影に相当する画像を得られる．一方，ガドリニウム（Gd）造影剤を静脈に投与すると，ガドリニウムは磁性をもつため血液はT1短縮効果により高信号となる．造影MRAは，この現象を利用して血管を高信号に描出する．このように，MRAは非造影で撮影され，造影MRAは造影剤が使用される．主に脳静脈を描出した場合，MRV（MR venography）ともいう．造影MRAは，撮影タイミングにより動脈・静脈いずれの描出にも用いられる．

2. MRAを実際にみてみよう

MRAは，主に動脈が高信号となる．MRVは，主に静脈が高信号となる．造影MRAは，撮影のタイミングにより動脈，静脈，または両方が高信号となる．頚部MRA画像の断面（水平断）を示す（図1）．MRAは正面像と水平断を基準に複数の角度で提示される．正面像は患者と向かい合うように提示された画像で，水平断は患者の尾側からみるように提示された画像である．頚部MRAと頚動脈の正面像を呈示する（図2）．大動脈弓より，右腕頭動脈，左総頚動脈，左鎖骨下動脈が分岐する．右腕頭動脈から右総頚動脈，右鎖骨下動脈が分岐する．左右の総頚動脈から，各々の内頚動脈，外頚動脈が分岐する．また，左右の鎖骨下動脈から椎骨動脈が分岐する．

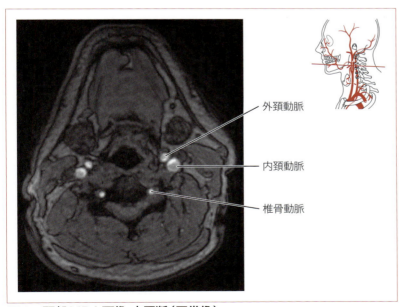

図1　頚部MRA画像 水平断（正常像）

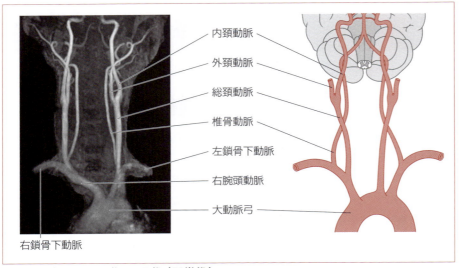

図2 頚部MRA画像 正面像（正常像）

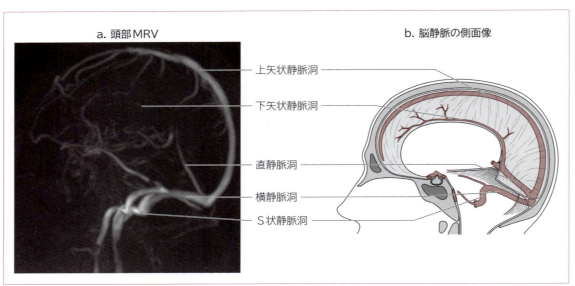

図3 頭部MRV画像 側面像（正常像）

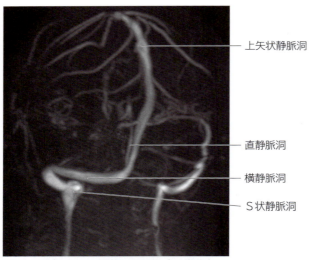

図4 頭部MRV画像 正面像（正常像）

18　第I部　総論

Willis動脈輪は，前交通動脈，前大脳動脈，内頚動脈，後交通動脈，後大脳動脈から形成する輪状の吻合である．Willis動脈輪部を下からみた頭部MRA画像 水平断は42頁 図12，頭部MRA画像 正面像は41頁 図11を参照のこと．

頭部MRVと脳静脈の側面像（図3）および頭部MRV画像 正面像を示す（図4）．

3. MRA・CTA・脳血管造影の比較

MRAはMRIを用いて血管を描出した画像で，一般的に造影剤を用いないで，動脈瘤や閉塞・狭窄した血管をみることができる．CT血管造影（CTA）は，CTを用いて血管を描出した画像である．CTAは造影剤を用いる必要がある．そのため，CTA検査はMRA検査より侵襲的といえる．しかし，CTAはMRAよりも小さな動脈瘤を見つけることができる．脳血管造影は，動脈を穿刺し，カテーテルという管を脳血管まで進めて，直接造影剤を注入して脳血管を描出する検査である．そのため脳血管造影はCTA検査よりも侵襲的である．脳血管造影は動脈瘤などの形態評価に加えて，側副血行路などの血流動態を評価できる．また，塞栓術やステント留置などの血管内治療を行えるという利点がある．

Point 6 核医学検査

1. 核医学検査とは？

　核医学検査とは，体内に投与された放射性医薬品［放射性同位元素（radioisotope：RI）で標識された医薬品］の分布を画像化して臨床診断に利用するもので，放射性同位元素から放出されるガンマ（γ）線を検出に用いる．

　核医学検査により得られる画像には，図1のような種類がある．平面像には静態像と動態像があり，動態像は同一部位を連続的に撮影するもので，臓器の血流，代謝などの機能評価に用いられる．断層像には単一光子放射断層撮影（single photon emission computed tomography：SPECT）と陽電子放射断層撮影（positron emission tomography：PET）がある．

　放射性医薬品は特定の臓器や組織へ取り込まれ，その集積程度から代謝，機能，血流の評価を可能とするのが大きな特徴である．検査目的に応じて使用する放射性医薬品と撮影方法を決め，検査を進めていく．

　体外でγ線を検出して画像化する装置をガンマカメラといい（図2），目的とする臓器にカメラを近接させて撮影する．現在多くの装置には2個のカメラが設置されている．SPECTでは，カメラが被検者の周囲を360°ないし180°回転して多方向から画像を収集し，CTやMRIのような断層像を作成する．PETは陽電子を放射する放射性同位元素を用いる検査で，使用する検出器もリング型が必要である．PETの詳細は後述する．

　核医学検査では臓器の形態も評価できるが，解像力は単純X線，CT，MRIと比較して格段に劣る．またCTに比べて撮影時間が長いのも欠点である．

　核医学検査にはさまざまな検査法が存在するため，使用した放射性医薬品の特性（その集積が意味するもの，正常集積部位など）を十分に理解したうえで画像を読むことが必要である．

　グレイスケール表示では，黒く表示された部分が放射性医薬品が多く分布する部分である．また，SPECT画像では種々のカラースケールも使用されている．

　現在，広く行われている骨シンチグラフィー，脳血流SPECT，心筋血流SPECTに

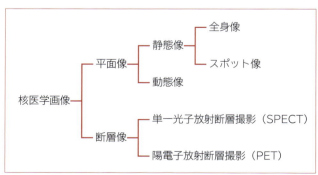

図1　核医学画像の種類

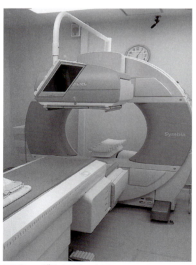

図2　ガンマカメラ

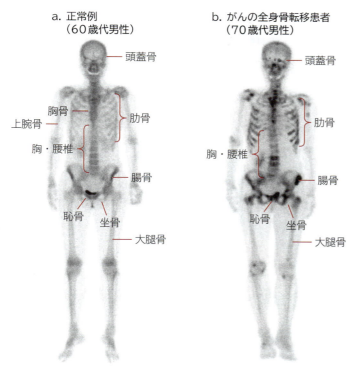

図3 骨シンチグラフィー画像（いずれも全身正面像）
正常例（a）では，全身の骨に均一な集積を認める．放射線医薬品は尿路にて排泄されるため，腎臓や膀胱に集積を認めるのが正常である．がんの全身骨転移例（b）では頭蓋骨，肋骨，脊椎，腸骨，恥骨，坐骨，大腿骨の転移巣に不均一で強い集積を認める．

ついて述べる．

▶ **骨シンチグラフィー（図3）[^{99m}Tc-MDP または ^{99m}Tc-HMDP]**

血流が豊富で，骨代謝が亢進した部位（骨転移を含めた悪性腫瘍，骨髄炎・骨膿瘍，骨折・骨挫傷，変形性関節症など）に集積する．尿路から排泄されるため，腎機能が保たれていれば腎，尿管・膀胱が明瞭に描出される．

▶ **脳血流SPECT（図4）[^{123}I-IMP，^{99m}Tc-ECD，^{99m}Tc-HM-PAO]**

血流に応じて脳実質に集積する．放射性医薬品投与時の動態像から大脳半球全体の血流量の測定が可能である．主に，脳血管障害（脳梗塞，もやもや病など），てんかんなどによる血流変化，認知症や変性疾患の診断・鑑別に用いられている．

▶ **心筋血流SPECT（図5）[^{99m}Tc-tetrofosmin，^{99m}Tc-sestamibi（MIBI），^{201}Tl-chloride]**

血流に応じて心筋に集積する．運動（エルゴメーター，トレッドミルなど）あるいは薬剤（血管拡張薬など）負荷時と安静時の両方の撮影をすることで，強い冠動脈狭窄を生じている場合は，負荷時で安静時よりも血流のより強い低下が認められる．心筋血流SPECTの所見が，治療の適応や予後予測に有用であるという報告が多数みられる．

A. 最新の画像診断技術・臨床応用—近年の撮影機器の進歩

▶ **SPECT-CT**

ガンマカメラとCTを合体した装置で，それぞれ単独での撮影も可能である．利点として，CT画像を用いた画像補正（吸収散乱補正）をすることにより，より正確な核医学画像が得られる．また両者を同時に撮影することにより，より正確な重ね合わせ画像（フュージョン画像）を作成でき，正確な解剖学的位置関係が把握できる．

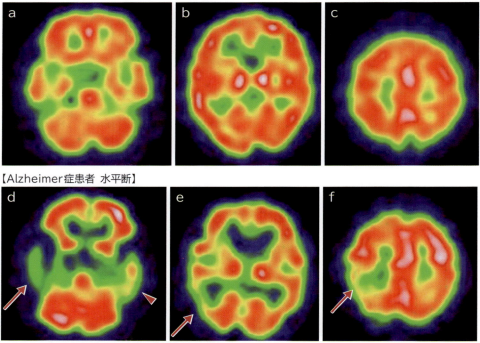

図4　脳血流SPECT画像（^{123}I-IMP）
a〜c：大脳，小脳にほぼ左右対称の集積がみられる．
d〜f：右側の側頭葉から頭頂葉に強い集積低下（→）がみられる．左側の側頭葉下部の集積低下（▶）もみられる．
※カラースケールでは，血流が多い順に白＞赤＞黄＞緑＞青＞黒となる．

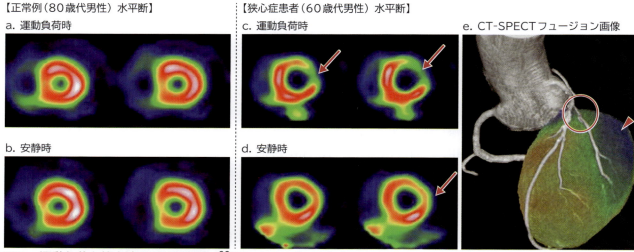

図5　運動負荷心筋血流SPECT画像（^{99m}Tc-tetrofosmin）
a，b：運動負荷時，安静時ともに左室壁全体に均一な集積がみられる．
c〜e：運動負荷時では安静時よりも側壁に強い集積低下（←）がみられる．
冠動脈CTとのフュージョン画像（e）では，左冠動脈回旋枝（c, dの←）の走行と一致する虚血（◀）であることが確認できる．左冠動脈回旋枝の起始部に狭窄がみられる（◯）．

▶半導体型（CZT）ガンマカメラ

感度が非常に高い検出器を使用することで，高解像度撮影および短時間撮影が可能である．空間分解能の改善が期待される．

▶3検出器型ガンマカメラ

通常型の2検出器型ガンマカメラと比較し，構造上コンパクトで，被検者に近接した撮影をするため，脳と心臓領域の検査が対象で，高感度な検査となる．

2. PETとは？
A. 原 理

PETではSPECTと異なり，陽電子放出核種（^{11}C，^{13}N，^{15}O，^{18}Fなど）を用いる．これらの元素は生体内で使われる糖，酸素，神経伝達物質などの類似物質であり，体内での血流，代謝を直接観察できるという利点がある．ただし，物理学的半減期が短いため核種作成から撮影までに多く時間が取れず，現状では^{18}F以外の核種を使用する際には各施設にPET製剤作成のためのサイクロトロンとPET製剤合成装置を設置する必要がある．

陽電子放出核種では，放出された陽電子はすぐ近くにある電子と結合して消滅する．その際，180°方向に一対の511 KeVのエネルギーを有する電磁波（消滅放射線）が放出される．PET装置ではリング型検出器でその一対の消滅放射線を同時計測することにより，放射された位置を計算して陽電子放出核種の体内分布を画像化する（図6）．

PETはCTやMRIと比較すると解剖学的な形態・位置関係の描出能には劣るため，小さな病変の評価はむずかしいことがある．

現在では大部分のPET装置はCT装置との組み合わせ（PET-CT）で開発されており，均一な画像を得ることができ，また，同時に撮影されたPETとCTの重ね合わせ画像（フュージョン画像）はずれの少ない正確な画像が得られるという利点がある．

B. FDG-PETとは？

^{18}F-FDG（フルオロデオキシグルコース，fluorodeoxyglucose）は，ブドウ糖の類似物質であり，ブドウ糖と同様にエネルギー代謝が盛んな組織に取り込まれていく．悪性腫瘍は正常組織よりブドウ糖を多く摂取するため^{18}F-FDGも多く集積するので，その性質を利用し腫瘍の良性・悪性鑑別，悪性腫瘍のステージング，治療効果判定などに用いられる．

悪性腫瘍でも悪性度が低いものやあまりブドウ糖を消費しないものは，^{18}F-FDGの集積も弱い傾向にある．また，炎症性疾患（肉芽腫性疾患自己免疫性疾患，Warthin（ワルチン）腫瘍，大腸ポリープ，甲状腺腫瘍など）では，^{18}F-FDGの強い集積がみられることが多い．

高血糖状態では，筋への集積が亢進し，腫瘍への集積が低下するので注意が必要である．

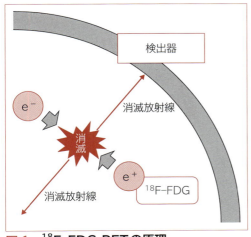

図6　^{18}F-FDG PETの原理
消滅放射線：180°方向に発生する一対の同じエネルギー（511 KeV）のγ線

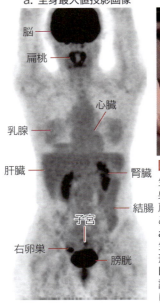
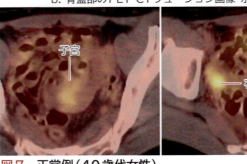

図7 正常例（40歳代女性）

生理的集積部位：脳，扁桃，心臓，乳腺，肝臓，腎臓，膀胱，右卵巣，子宮，結腸．
扁桃と乳腺はみられないこともある．右卵巣，子宮，結腸は，ときにみられる．
a：核種の集積が多い部分ほど黒く，少ない部分は白く描出される．生理的集積部位以外の集積は異常．また生理的集積部位でも不均一や形態変化を認めた場合は，異常を疑う．
b：強く黄色を示した部分がFDG-PETの集積が多い部分である．色調表示はさまざまあり，集積が多い部位は色調が強く表示されるようになっている．

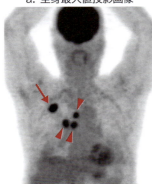
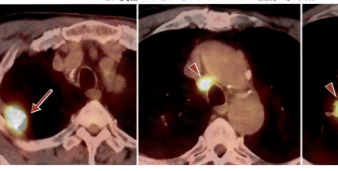

図8 肺がん患者（60歳代男性）
右上葉肺腫瘍への強い集積が認められる（←）．同側縦隔リンパ節の転移が3個認められる（◄）．

　通常，ブドウ糖を摂取する組織には，正常でも集積する（生理的集積）．生理的集積部位は図7で示すようにさまざまな臓器にみられ，これらの臓器に異常が存在する場合は，指摘困難なことがある．たとえば胃を含めた腸管への生理的集積は検査ごとに部位，度合いともにさまざまにみられる．また，妊娠可能年齢の女性では乳腺，卵巣，子宮内腔に生理的集積が存在する．これらを悪性腫瘍と間違えてはいけないが，悪性腫瘍が存在する場合もあるので，CTやMRIと併せて評価する必要がある．

　生理的集積でない部位の集積は悪性腫瘍の疑いがあり，図8ではCTと併せて原発巣と転移巣が明瞭に描出されている．また図9では，生理的集積でない部位に多発する集積が認められており，ブドウ糖代謝が亢進した病変が全身の骨に発生していることが確認できる．

　悪性腫瘍以外でもFDGが取り込まれる病変があり，図10ではIgG4関連疾患の病変に強い集積が認められる．これらの病変分布の把握が診断を助け，また生検部位の決定にも関与する．

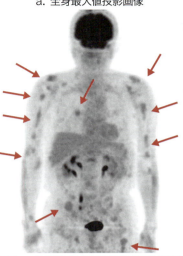
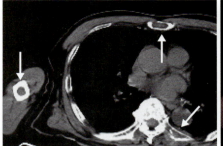
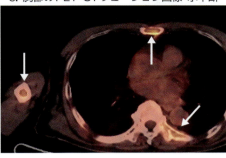

a. 全身最大値投影画像　　b. 胸部単純CT画像 水平断　　c. 胸部のPET-CTフュージョン画像 水平断

図9　多発性骨髄腫患者（70歳代男性）
a：全身の骨に多発する腫瘍へ^{18}F-FDGの集積が認められる（←）．
b, c：bでは病変部である軽度溶骨性変化のみの描出だが（⇐），cでは異常集積が描出されている（⇐）．

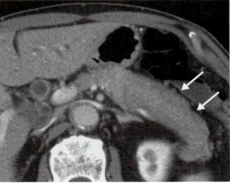
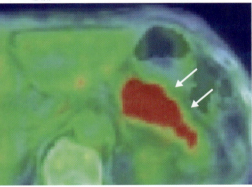

a. 全身最大値投影画像　　b. 造影CT画像 水平断　　c. 腹部のPET-CTフュージョン画像 水平断

図10　IgG4関連疾患患者（60歳代男性）
a：両側顎下腺，縦隔リンパ節，膵臓の体尾部に多発する異常集積を認める（←）．
b, c：bでは膵臓の体尾部の辺縁部に低吸収域を認める（⇐）．cでは病変部の範囲が明瞭に描出されている（⇐）．

C. 最新の画像診断技術・臨床応用

▶ ^{18}N-アンモニアPET

心筋の血流評価をSPECTよりも詳細かつ短時間に行うことが可能である．血流の予備能評価も可能である．

▶ アミロイドPET・タウPET

Alzheimer病（アルツハイマー）をはじめとする脳変性疾患の診断に用いる．症状が出現する前に検出された場合，予防的治療が有効である可能性がある．また，もう一つの重要な脳内蓄積物質であるタウ蛋白の検出も期待されており，タウ蛋白に結合するPET製剤が開発されている．

▶PET-MRI
近年開発されたPET装置とMRI装置とが組み合わされた装置．低被曝での検査施行が可能で，MRI画像とのフュージョン画像の作成が容易である．

▶TOF (time of flight)-PET
一対の消滅放射線が検出器に衝突する時間差（TOF）を計測し，位置情報確認に利用することで，よりノイズの少ない明瞭な画像収集が可能になった．

COLUMN
機能画像としての核医学検査―Parkinson病症例

Parkinson病とその関連疾患の診断において，核医学検査が大きな役割を果たしている．わが国では2種類の検査が行われている［心筋交感神経シンチグラフィーとドパミントランスポーター（DAT）受容体シンチグラフィー］．Parkinson病およびLewy小体型認知症などでは，心筋末梢交感神経終末の機能が低下するため，心筋交感神経シンチグラフィー画像（図11）では左室壁への集積が低下する．ドパミントランスポーター受容体シンチグラフィー画像（図12）では黒質線条体ドパミン神経終末部のドパミントランスポーターの分布を反映するため，Parkinson病や種々の関連疾患で集積が低下する．どちらの検査も病気があっても結果が正常となることがあるため，臨床所見や他の画像検査などと併せて評価することも必要である．

【正常例（80歳代女性）】　【Parkinson病患者（80歳代女性）】

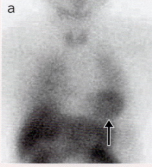 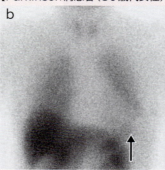 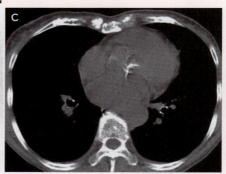

図11　心筋交感神経シンチグラフィー画像（^{123}I-MIBG）
a：心筋交感神経への核種の取り込みにより，左心室が明瞭に描出されている（←）．
b, c：高度な集積低下をきたしており（←），高度な交感神経機能低下が存在することがわかる．cの単純CT画像 水平断では形態の異常は認められていない．

【正常例（80歳代女性）】　【Parkinson病患者（80歳代女性）】

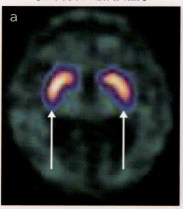 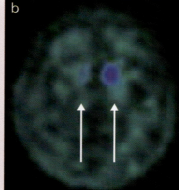 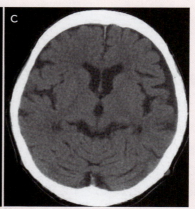

図12　ドパミントランスポーター受容体シンチグラフィー画像（^{123}I-Ioflupane）
a：両側線条体（被殻，尾状核）に左右対称の良好な集積が認められる（←）．
b, c：両側線状体の左右差がある高度な集積低下が認められ（←），神経終末でのドパミントランスポーターの脱落や変性を示唆している．cの単純CT画像 水平断では，形態の異常は認められていない．

第1章 画像診断の基本

Point 7 **エコー（超音波）**

1. エコーはX線とどう違うのだろう

　画像検査として最も多く使用されるのはX線であるが，エコー（超音波）との違いは被曝性とリアルタイム性，そして軟部組織までみえるかである．X線は被曝という大きな問題があるが，現時点で検査に使用されるエコーには被曝はなく，人体に及ぼす害はほぼゼロといってもよい．またX線は，透視下（被曝が大きい）以外ではリアルタイム性がないのに対し，エコー検査はその場でいろいろな角度から観察しながら動態確認できるのが大きな利点となる．もう一つの特徴として，エコー検査では軟部組織まで判断できることがあげられる．エコー検査は運動器のほぼ全身部位（関節，筋肉，腱，神経，血管など）において利用されている．欠点は骨や空気の奥には到達しにくいため，骨や空気の奥にある組織の検査ができないことである．実際に，ほぼ全身の運動器において使用され，対象となるのは関節の位置異常や内部状態，神経・筋・腱・靱帯の状況把握，その他軟部腫瘍などである．医師や技師が身体にプローブを当てて操作するので，基本的な操作方法を確認する必要がある．

2. エコーとは？
A. エコーの定義

　"エコーとは人が聞くことを目的としない音"と定義されている．人が聞こえる音は20〜2万Hz（Hzは周波数の単位＝1秒間に振動する回数）とされているが，エコー検査に使用される周波数は2〜20 MHz，（1 MHz＝100万Hz）が主である．

B. 物質中の音波速度

　生体中の音波の伝達速度は組織によって異なり，筋肉内は1,585 m/秒，肝臓は1,550 m/秒と速いのに対して水中は1,480 m/秒，脂肪は1,450 m/秒と遅い．エコー検査機の中では人体中の音波の伝達平均速度は1,530 m/秒として計算されている．

C. エコーの原理

　現在一般に使用されるのは，Bモード画像という（Bはbrightnessの頭文字）白黒にて描出されるものである．Bモードとは性質の異なる物体境界面にエコーが入る際，進入するエコーの一部は反射し，残りは透過するというものである．この反射音波を測定し，反射音波の強いものを白で表現し，跳ね返ってくるのに要する時間から距離を計算し，内部の様子を画像化するものである．音波の反射が強い状態は真っ白にうつされ，高輝度と表現する．一方，反射の弱い状態は薄い白色としてうつされ，低輝度と表現し，音波がすべて透過してしまい真っ黒にうつされるものは無輝度（ア・エコー）と表現する．

3. エコーの操作法
A. プローブ（探触子）

　検査するため身体に当てる部分のことで，エコーを送受信し，画像に転換する装置である．

第1章　画像診断の基本　**27**

表1 周波数による分解能と透過力の違い

周波数	分解能	透過力
高い	高い（細部がわかる画像）	低い（深部がわかりにくい）
低い	低い（粗い画像となる）	高い（深部に到達する）

B. フリーズ

フリーズとは動いている画像を静止画像とする操作で，通常フリーズスイッチといわれるものを指で押すが，整形外科領域においては片手でプローブ，反対の手で被験体を動かしたり，固定したりして観察することが多いため，足で静止画を作成するためのフットスイッチを使用することが多い．

C. 分解能と透過力

分解能とは近くにある2つの物体を2つとして認識できる能力のことをいい，その2点間の距離が短い状態を分解能が高いという．分解能には距離分解能と方位分解能があり，前者はエコーの進行方向における物体間の認識能であり，後者はエコーの進行方向に対し垂直な方向における認識能である．分解能はエコーの周波数が高いほど高くなる．

一方，透過力とは音波が届く力をいい，エコーを発してから遠くになるほど音波は吸収，散乱することで減弱する．すなわち遠距離における感度の低下が起こる．周波数が高いものほど遠方に達する音波は減少し，透過力は低下する．

これら周波数による分解能や透過力の違いを表1に示す．

言い換えれば"表層は詳細がわかる"か"粗いが深部までわかる"かの違いである．

D. ドプラ

プローブに対してターゲットが動いていたとき，発した音波の周波数に対してターゲットからの反射音波の周波数が変化することをドプラ効果という．救急車が近づくときの音（高く感じる）と遠ざかるときの音（低く感じる）の違いと同じ効果である．これを利用したのが，血管描出に際し，血液がプローブの方向に向かってくるものを赤，遠ざかるものを青とカラー表示する方法である．

E. アーチファクト

エコーの性質による虚像で，ないはずのものが画像上に現れることを総称してアーチファクトと呼ぶ．それらは屈折による歪み（図1a），ラテラルシャドウ（図1b），反射による鏡面現象，減衰による後方陰影欠損現象（エコーの当たる部位より後方において陰影が消失する現象：図1c），増強による後方陰影増強（あるターゲットより後方の組織が本来の陰影より高輝度にみえる状態：図1d），何度も反射を繰り返すことによる多重反射（図1e），コメットサイン，サイドローブなどである．これらのアーチファクトは邪魔な存在のこともあるが，この現象を利用しターゲットの性質を見きわめることもできる．たとえば後方陰影欠損がみられれば，そのターゲットが骨や石灰化した組織であること，また後方陰影増強が存在すれば，そのプローブ側の組織は水またはガングリオン内容物のような組織であることを意味する．

F. エラストグラフィー

エコー検査でしこりの硬さを画像化する．力を加えたときに柔らかいものであれば大

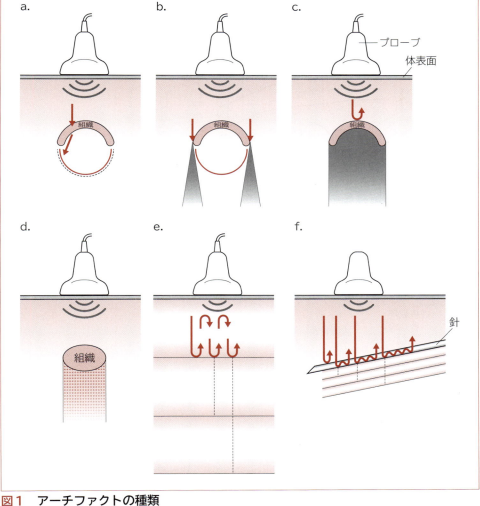

図1 アーチファクトの種類
a：屈折による画像の歪み
b：屈折によるラテラルシャドウの発生（部分的に陰影が消失する）
c：完全反射による後方陰影の欠損（骨などの組織の後方でまったく画像が消失した状態となる）
d：エコーのエネルギーが周りの組織より特に減衰しないため，その後方において陰影増強（そのすぐ横の画像に比較して像が濃くうつされる）が生じる
e，f：エコーが組織間（この像ではプローブとの間）で何度も反射を繰り返すことで発生する多重反射（fは針の後方に針の中で多重が生じて針の下に何本もの線が描出される仕組み．その実画像を図3に示す）

きな変形を生じるが，硬いものではほとんど変形しない．その変形の程度を色で表したものがエラストグラフィーであり，周囲よりも硬い部分は青く，柔らかい部分は赤く表示される．

4. エコー画像をみてみよう

エコー検査の撮像に際し，以下のポイントを押さえておけば慣れない部位の読影も容易になると考える．

① 左右を対称的に描出（2画面で両側を描出する）
② 骨の形態を指標として，左右同じ場所を描出（図2では左右の股関節を比較する）
③ 骨の線が高輝度になった（エコーが骨に垂直に当たることを意味する）場所を選ぶ
④ 片手でプローブを操作し反対の手で被写体を動かし，フットスイッチを使用して画像を止めることで筋・腱の動きも観察しながら描出できる．部位の確認は血管や筋・腱の位置から判断する．特に拍動する動脈が位置を明確にする．常に解剖

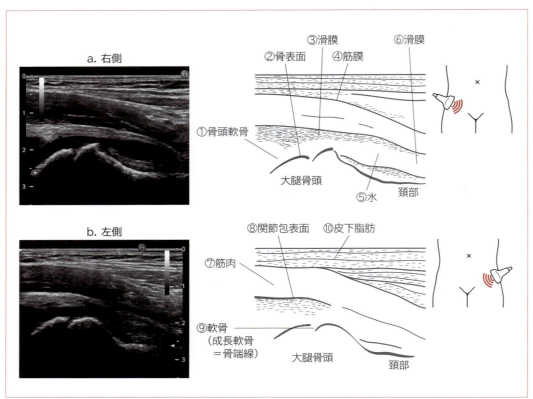

図2　小児の股関節炎患者のエコー画像

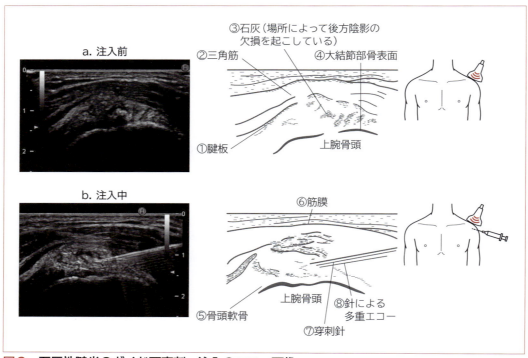

図3　石灰性腱炎のガイド下穿刺・注入のエコー画像

　図を頭に描きながら，動かした物体と血管などを位置確認して，みたい組織を確認のうえ，それらの状態を判断する．

5. エコー画像の白黒は何を表しているのだろう

　白黒にうつされる画像についての判断は，組織によって反射の程度が異なることを理解していればわかりやすくなる．反射状況別に組織を分けると，

① ほとんど反射する組織（真っ白に描出＝高輝度，後方の組織は陰影欠損＝描出されない）：骨，石灰化物，異物（図2-②，図3-③④⑦）

② 一部透過して一部反射する組織（一部白くまたは薄い白色に描出＝低輝度，後方組織も描出される）：筋，腱，靱帯，神経，筋膜，関節包（図2-③④⑥⑦⑧⑩，図3-①②⑥）

③ ほとんど透過する組織（真っ黒になる＝無輝度）：軟骨，水，血管内（血液）（図2-①⑤⑨，図3-⑤）

の大きく3つに分けられる．

　以上のことが理解でき，解剖図が頭に入っていると画像の読影が比較的容易である．図2は単純性股関節炎，図3は肩関節石灰性腱炎の画像であるが，この中の骨・筋・筋膜・関節包・滑膜・軟骨・水腫，そして針がどのようにみえるかを参考にすること．

第一部

総論

第1章　画像診断の基本　**31**

第Ⅱ部

脳

Step 1 機能と構造

1. 脳神経系の構造

脳には大脳，間脳，脳幹，小脳があり，大脳は大脳皮質（前頭葉，頭頂葉，側頭葉，後頭葉），大脳基底核（尾状核，被殻，淡蒼球，など），大脳白質，大脳辺縁系（海馬，扁桃体，帯状回など），間脳（視床，視床下部）を含み，脳幹は中脳，橋，延髄から構成される（図1，図2）．

大脳皮質は裂，溝により，大きく前頭葉，頭頂葉，側頭葉，後頭葉に分けることができる．一方，発生学的な立場からは，新皮質，中間皮質，旧皮質，原皮質に分類され

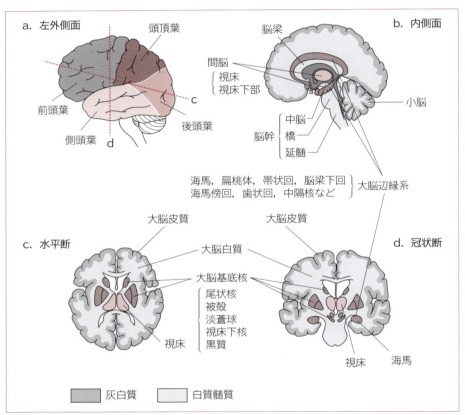

図1　脳の構造
脳の外側面（a），内側面（b），基底核レベルの水平断（c）および冠状断（d）を示す．a～cに示す大脳において，色の濃い部分（■）が灰白質，薄い部分（□）が白質として示している．

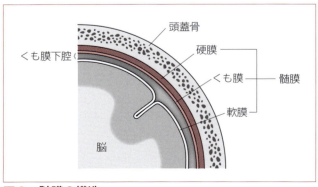

図2　髄膜の構造

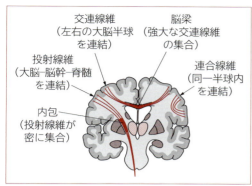

図3 大脳の連結

る．また，Korbinian Brodmannは細胞構築の特徴から，1〜52野に分類している．

白質の神経線維は各部位をつなぐ投射線維，連合線維，交連線維からなり，交連線維からなる脳梁などにより左右の大脳半球は連絡している（図3）．

2. 脳神経系の機能

大脳皮質の各部位には機能局在があり（図4），局所の病変により特有の障害が出現する．

大脳皮質以外の部位にも機能局在があるが，各部位同士の連絡により多様な機能的システムを形成している．

神経系の出力系（運動系）システムとしては錐体路系（随意運動の主経路），錐体外路系（不随意運動に関する系），前庭小脳系（平衡機能に関する系），自律神経系が，入力系（感覚系）システムとしては体性感覚系，視覚系，聴覚系，味覚系，嗅覚系，内臓感覚系があり，またこれらを統合する大脳皮質連合野，上行性網様体賦活系がある．

リハビリテーション医療と密接に関係する運動機能は錐体路だけでなく，他の出力系も深く関与しているほか，入力系も運動機能に関与しており，なかでも深部感覚である関節位置覚は運動の遂行に重要である（図5）．

ここでは，リハビリテーション医療の対象や適応に関与が大きい出力系である錐体路系，錐体外路系，前庭小脳系，入力系である体性感覚系，視覚系，これらを統合する大脳皮質連合野，上行性網様体賦活系について解説する．

A. 錐体路系（図6，図7）

随意運動を司る錐体路（皮質脊髄路ともいう）は，主として大脳皮質の中心前回にある一次運動野（Brodmann 4野）の神経細胞から始まるが，一次運動野では身体の各部に対応した体部位局在を有する．

錐体路はその後，半卵円中心，放線冠，内包後脚，中脳（大脳脚），橋（底部），延髄（錐体）を経て対側に交差する．内包の障害では典型的な対側の片麻痺を呈するが，一次運動野の限局性障害など，病変部位によってはさまざまな障害分布を呈する．

B. 錐体外路系（図1）

線条体（尾状核，被殻），淡蒼球，視床下核，黒質といった構造は大脳基底核と呼ばれ，機能的には錐体外路系*を形成している．錐体外路系は運動の計画，開始，制御に関与し，骨格筋の緊張と運動を反射的，不随意的に支配する働きをし，随意運動を支配する錐体路と協調して働いている．錐体外路系が障害を受けると，不随意運動が出現す

/脳血管障害における運動麻痺　脳血管障害では片麻痺を呈することが多いが，病変の部位や広がりによっては，上肢あるいは下肢優位の片麻痺，単麻痺や限局性の麻痺を呈するほか，四肢麻痺，対麻痺，交代性麻痺を呈する場合もある．

*錐体外路系　単一の解剖学的脳部位を指すものではなく，複数の脳部位，主に大脳の基底核という部位で調整されているシステムであり，反射やバランスといった不随意運動（自分で意識しなくても勝手に行われる運動）に関わっている．

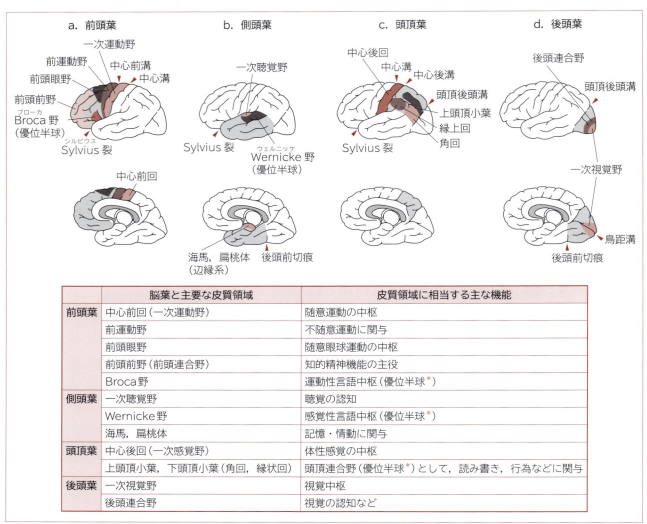

図4 大脳皮質の主要な構造と機能
*優位半球：大脳半球の働きには左右差があり，言語的・論理的思考を司る側を優位半球，その反対側を劣位半球という．言語中枢は右利きの99％，非右利きの60〜70％が左大脳半球にあるとされる．
前頭葉（a），側頭葉（b），頭頂葉（c），後頭葉（d）について，それぞれの外側面を上段に，内側面を下段に示し，主要な脳溝，皮質の主要な領域の名称を示す．各領域に対応する機能については表に示す．

るほか，随意運動もうまくできなくなる．本システムの障害による代表的な疾患にはParkinson病がある．

C. 前庭小脳系

　小脳は運動を円滑かつ正確に行い，身体の筋の動きを調整，保持する役割をもち，前庭，大脳，脊髄などと複雑な関係をもちながら機能している．その障害により運動失調をきたす．

D. 体性感覚系（図6，図7）

　各種体性感覚は視床を経由し，頭頂葉の中心後回にある一次感覚野（Brodmann 3, 1, 2野）に到達する．この経路のいずれかが障害されると感覚障害を呈する．一次感覚野は一次運動野と同様に体部位局在を有する．

　視床を含む障害では対側半身の感覚障害を呈することが多いが，一次感覚野の限局性障害など，病変部位によってはさまざまな障害分布を呈する（図8）．

障害部位によっては全感覚の障害を呈する一方，表在感覚と深部感覚の障害に解離を呈することがある．また，脳幹の病変では交叉性の感覚障害を呈することがある．深部感覚の障害が高度な場合には感覚性運動失調を呈し，リハビリテーション治療の大きな障壁となる．

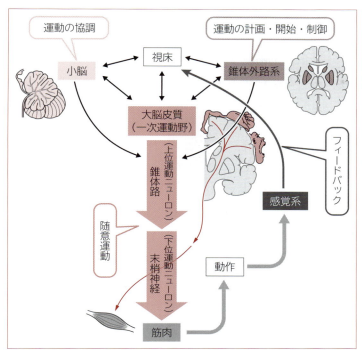

図5　運動系のシステム
運動系のシステムには主に一次運動野から始まる錐体路（上位運動ニューロン），そして末梢神経（下位運動ニューロン）から筋肉に至る随意運動（自身の意思あるいは意図に基づく運動のこと）がある．一方，自身の意思によらない，あるいは無関係な運動（不随意運動あるいは反射運動と呼ばれる）には，錐体外路系，前庭小脳系が関与するほか，感覚系も運動系に関与している．

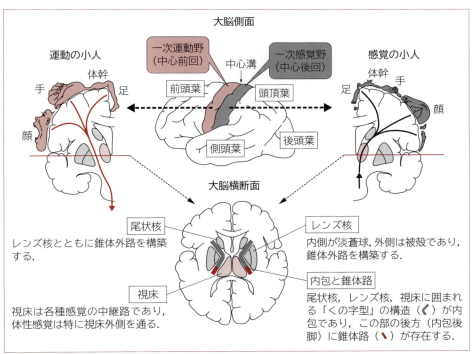

図6　錐体路と体性感覚路
随意運動の主要経路である錐体路は主に前頭葉皮質にある一次運動野に始まり，内包を経由して延髄の錐体対側に交差する．一次運動野では各身体部位に対応する領域があり，体部位局在をもっている（Penfieldの運動の小人）．感覚経路は末梢からの入力が視床を経由し，頭頂葉皮質にある一次感覚野に到達する．一次感覚野では各身体部位に対応する領域があり，体部位局在をもっている（Penfieldの感覚の小人）．

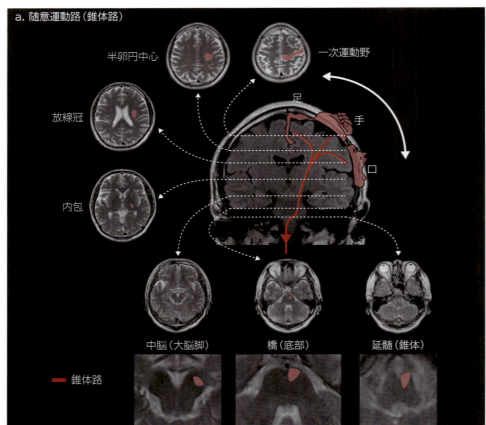
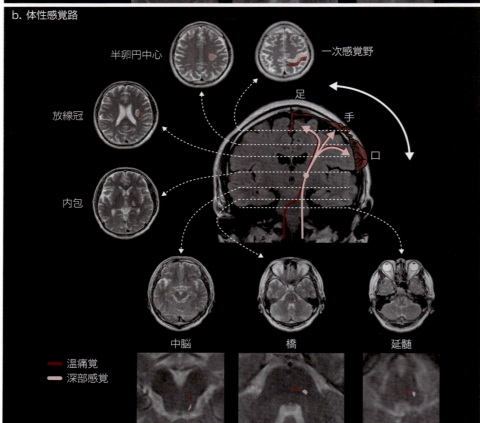

図7 脳画像における錐体路と体性感覚路の走行

脳MRI FLAIR画像 冠状断に一次運動野における運動の小人と運動路(a)，一次感覚野における感覚の小人と感覚路(b)を上書きした図と，点線で示すレベルに相当する脳MRI T2強調画像 水平断に各経路の通過部位を色づけして示している．体性感覚路は末梢からの入力が視床を経由し，頭頂葉皮質にある一次感覚野に到達する．末梢からの感覚情報は脳幹（感覚要素により通過部位は若干異なる），延髄，橋，中脳，そして視床で中継され，放線冠，半卵円中心，頭頂葉皮質にある末梢神経一次感覚野に到達する．

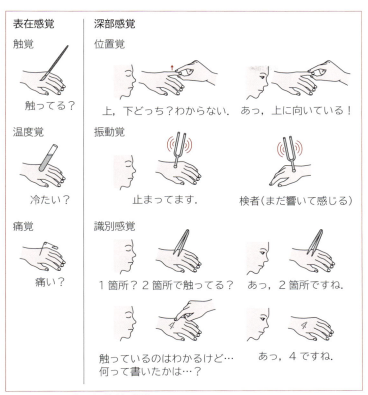

図8　さまざまな体性感覚
(市川博雄：症状・経過観察に役立つ脳卒中の画像のみかた，医学書院，東京，2014より引用)

E. 視覚系 (図9)

　左右の視神経は鼻側半分が視交叉で交差するため，右視野の情報は左脳へ，左視野の情報は右脳へ伝わる．その途中，視覚情報は大部分が外側膝状体に入り，その後は視放線となって，一次視覚野である後頭葉（Brodmann 17野）に伝わる（図1）．このため，脳卒中でみる視野障害の多くは半盲あるいは四分盲となる．

F. 大脳皮質連合野

　大脳皮質の運動野と感覚野の間に介在する脳部位で，前頭連合野，後頭連合野，頭頂連合野，側頭連合野があり，認知，判断，記憶，言語，緻密な運動など，高度な機能を統合する領域である．その障害により，さまざまな高次脳機能障害が起こる．

G. 上行性網様体賦活系 (図10)

　身体の各部からの感覚入力は，脳幹を上行しながら大脳皮質に向かう主経路のほかに，一部は脳幹網様体に伝えられる．網様体は視床に神経線維を送り，さらに視床から大脳皮質に広く感覚刺激を伝える．これらによって大脳皮質は末梢から絶えず刺激を受けることとなり，大脳皮質の活動性を高め，覚醒を維持することができる．このシステムの障害により意識障害が起こる．

3. 脳の血管と支配領域 (図11〜13)

　脳神経が正常に機能するためには，多くの酸素とブドウ糖が必要であり，これらの供給のために脳血管は十分な脳血流を維持するよう特有な構築を有している．

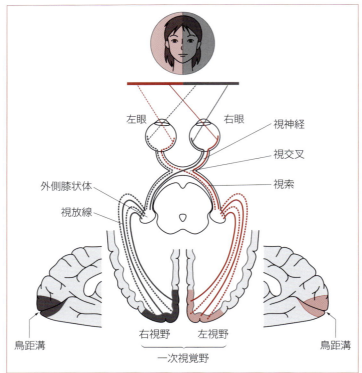

図9　視覚路
視覚情報は後頭葉の鳥距溝周囲にある一次視覚野（■または■の部位）に伝わる．右視野の経路は灰色（——）で，左視野の経路はオレンジ色（——）で示している．

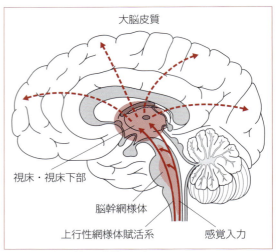

図10　上行性網様体賦活系
感覚入力は脳幹を上行しながら大脳皮質に向かう主経路に加え，一部は脳幹網様体そして視床に伝わる（←）．さらに，視床から大脳皮質に広く感覚刺激が伝わる（←）．

　脳動脈は脳の前方を支配する前方循環系と，後方を支配する後方循環系とがある．前方循環系である内頚動脈は後方循環系である椎骨動脈とともに脳に分布する主要な動脈で，脳の2/3を灌流している．

A. 前方循環系（図11，図13）

　前方循環系には内頚動脈と，これから分岐する前大脳動脈，中大脳動脈，およびこれらからの分枝が含まれ，脳は部位ごとに支配血管が異なっている．

B. 後方循環系（図11，図13）

　後方循環系は椎骨動脈と，これが合流した脳底動脈，および小脳動脈を含む分枝からなり，脳は部位ごとに支配血管が異なっている．

C. Willis動脈輪（図12）

　前方循環系と後方循環系は後交通動脈で連結している．また，左右の前大脳動脈は前交通動脈で連結している．このようにして，前交通動脈，前大脳動脈，内頚動脈，後交通動脈，後大脳動脈でWillis動脈輪という環状の連絡路を形成しており，側副血行路*としての役割を果たしている．

＊側副血行路　側副血行路とは，脳へ血液を送る動脈が閉塞あるいは狭窄した場合，不足する脳の血流を補うための迂回路となる血管が発達した状態を示している．

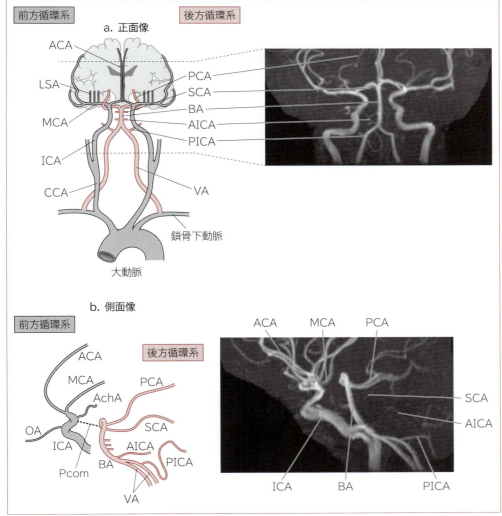

図11 脳血管の前方循環系と後方循環系
a, bにて灰色で示す血管（▨）は前方循環系，オレンジ色で示す血管（▨）は後方循環系に属する．a, bともに右側は実際のMRA画像であるが，脳血管にはバリエーションが多く，細い血管である眼動脈（OA），前脈絡叢動脈（AchA），後交通動脈（Pcom）などは図に示すMRAでは確認しにくい．
ACA（anterior cerebral artery）：前大脳動脈，AchA（anterior choroidal artery）：前脈絡叢動脈，AICA（anterior inferior cerebellar artery）：前下小脳動脈，BA（basilar artery）：脳底動脈，CCA（common carotid artery）：総頸動脈，ICA（internal carotid artery）：内頸動脈，LSA（lateral striate arteries）：外側線条体動脈，MCA（middle cerebral artery）：中大脳動脈，OA（occipital artery）：眼動脈，PCA（posterior cerebral artery）：後大脳動脈，Pcom（posterior communicating artery）：後交通動脈，PICA（posterior inferior cerebellar artery）：後下小脳動脈，SCA（superior cerebellar artery）：上小脳動脈，VA（vertebral artery）：椎骨動脈

第2章 脳画像 基本のみかた 41

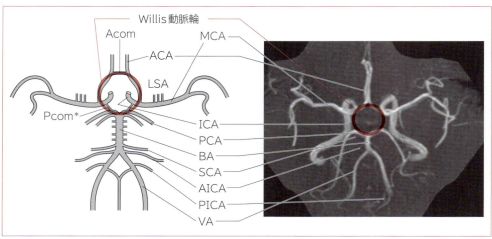

図12 脳血管とWillis動脈輪
前交通動脈（anterior communicating artery：Acom），前大脳動脈（ACA），内頚動脈（ICA），後交通動脈（Pcom），後大脳動脈（PCA）の一部は，脳底部でWillis動脈輪という環状の連絡路（〇で囲んだ部分）を形成している．脳血管にはバリエーションが多く，特に細い血管はMRAで観察しにくいことがある（*で示す血管は描出されていない）．
AICA：前下小脳動脈，MCA：中大脳動脈，外側線条体動脈（LSA），脳底動脈（BA），上小脳動脈（SCA），後下小脳動脈（PICA），椎骨動脈（VA）

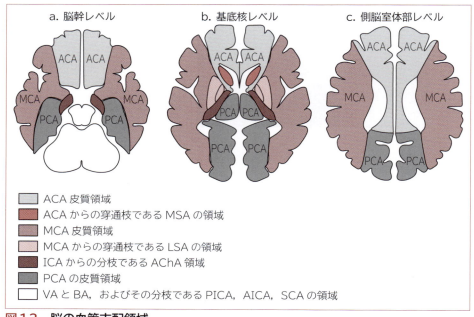

図13 脳の血管支配領域
水平断のシェーマであり，血管支配領域を色分けして示している．
ACA：前大脳動脈，AChA：前脈絡叢動脈，AICA：前下小脳動脈，ICA：内頚動脈，LSA：外側線条体動脈，MCA：中大脳動脈，MSA：内側線条体動脈，PCA：後大脳動脈，PICA：後下小脳動脈，SCA：上小脳動脈，脳底動脈（BA），椎骨動脈（VA）

Step 2 正常画像

脳の解剖学的構造を観察できる形態画像には，CTのほかMRIが汎用されている．最初に，脳単純CTにおける水平断の下部から上部（スライス1〜20）までの例を提示する（図1）．なお，CTの一つのスライス画像は一定の厚みをもった三次元構造を二次元の平面写真にしたものである．ここでは，図1のうち四角（□）で囲む水平断のイメージをまずは押さえておきたい．解剖学的知識をすべて列挙することはできないので，図1のうち代表的なスライスとして3，5，7，8，9，12，16，17を用い，イラストとともに一部MRI画像を交えながら基本的な正常画像と解剖学的知識について解説する．

脳MRIに関しては，さまざまな撮像法（T1強調画像，T2強調画像，拡散強調画像，T2*強調画像，FLAIR画像など）を水平断のみならず，冠状断，矢状断で撮像可能である（図2）．本項では主にCTを提示しながら解説するが，MRIにおいてもこれから解説する基本を応用すればよい．CTとMRIでは白黒の色調は異なるが，基本となる水平断における脳部位のみかたに大きな違いはない．

なお，脳の形態画像をみる際，正常画像であっても年齢とともに生理的な脳萎縮が加わるほか，生理的石灰化*がみられることなどがあるため，年齢的な変化も念頭に置く必要がある（図3）．

*生理的石灰化　生理的石灰化をきたす部位としては，脳硬膜（大脳鎌，小脳テントなど），くも膜，くも膜顆粒，脈絡叢，松果体，基底核（特に淡蒼球），小脳歯状核，脳血管などがある．

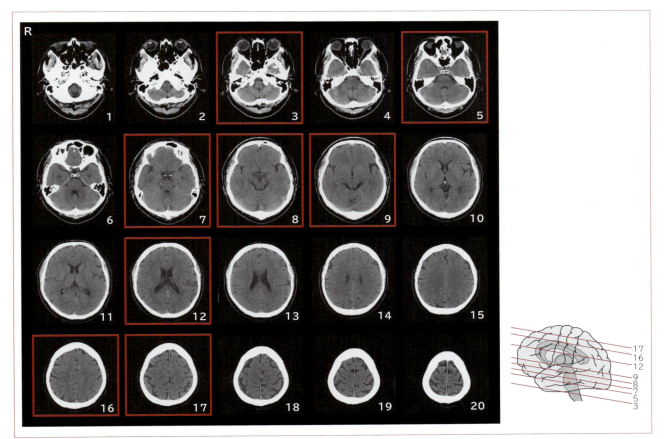

図1　脳単純CT画像 水平断（正常像）
左上（1）を最下段のスライスとし，右下（20）まで，頭部の下方から上方に向かって水平断像を並べている．シェーマに示す脳の側面像に各スライスの高さを示す．

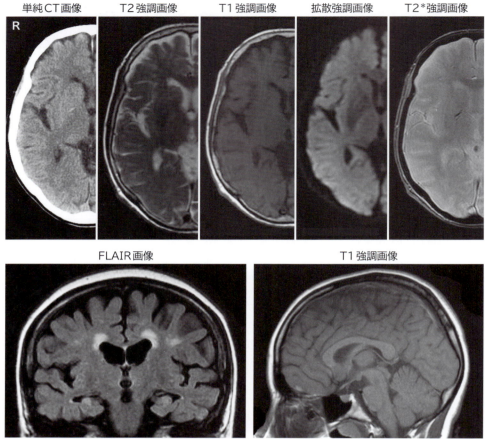

図2　脳単純CT画像と脳MRI画像（正常像）
単純CT画像のほか，各種撮像法によるMRI画像を示す．上段は水平断，下段左は冠状断，下段右は矢状断である．

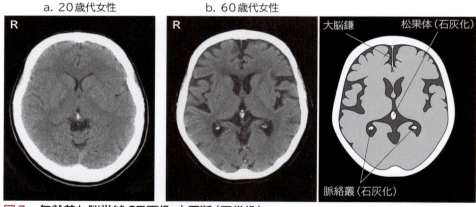

図3　年齢差と脳単純CT画像 水平断（正常像）
aは20歳代女性，bは60歳代女性のもの．bの画像のほうが脳溝の開きが目立っており，加齢による生理的な脳萎縮を示している．また，加齢に伴い，構造の一部に生理的な石灰化がみられることが少なくない．bの右図はCT画像をシェーマにしたものだが，大脳鎌，松果体，脈絡叢は生理的な石灰化をきたしやすい部位である．

1. 側脳室前角がみえる基底核レベル（図4，図5）

　側脳室前角が目印となるこの水平断像には重要な構造が多く含まれているため，まずはこのスライスのイメージに十分慣れておきたい．

　この断面には，前頭葉，側頭葉，頭頂葉，後頭葉の皮質および白質が含まれ，深部にも重要な構造が存在する．

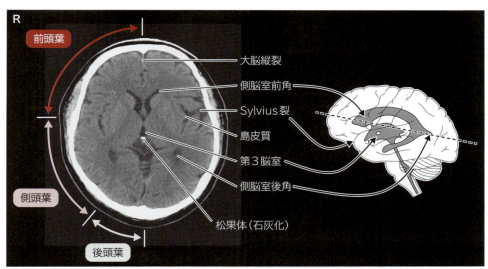

図4 側脳室前角がみえる基底核レベルの脳単純CT画像 水平断（正常像）
左は右のシェーマに点線で示すレベルの水平断である．脳溝，脳室，脳葉の主要な名称を示す．

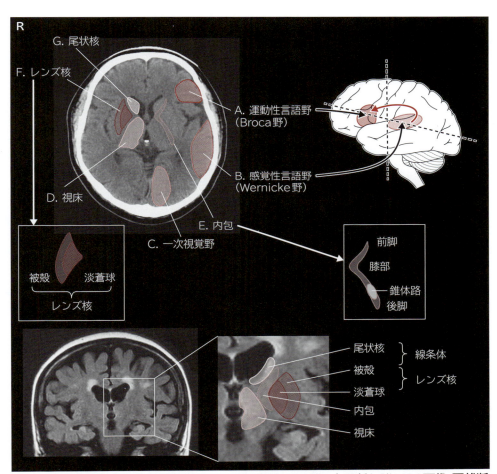

図5 側脳室前角がみえる基底核レベルの脳単純CT画像 水平断と脳MRI画像 冠状断（いずれも正常像）
左上は脳単純CT画像であり，右上のシェーマに斜めの点線で示すレベルの水平断である．重要な脳皮質領域と内部構造の主要な名称を示す．下段には右上のシェーマに縦の点線で示す部位の脳MRI FLAIR画像 冠状断における内部構造を示す．

　　前頭葉と側頭葉を分けているのがSylvius（シルビウス）裂であり，この周囲の皮質には言語野がある．皮質においては，Sylvius裂前方の前頭葉に運動性言語野（Broca（ブローカ）野），後方の側頭葉に感覚性言語野（Wernicke（ウェルニッケ）野）があり，後頭葉には一次視覚野がある．皮質下深部に

は尾状核，被殻，淡蒼球，視床，内包などの重要な構造がある．

A. 運動性言語野（Broca野）

優位半球の前頭葉に存在し，この部位を含む障害により運動性失語をきたすが，障害の広がりによっては種々の失語症像を呈する．中大脳動脈からの皮質枝の灌流域[*1]である．

B. 感覚性言語野（Wernicke野）

優位半球の側頭葉に存在し，この部位の障害により感覚性失語をきたす．主に中大脳動脈からの皮質枝の灌流域である．

C. 一次視覚野

後頭葉の内側にあり，その障害で半盲を呈する．後大脳動脈の灌流域である．

D. 視　床

感覚の中継路であるほか，意識の維持，睡眠・覚醒のリズムに重要な役割をもつ．視床外側の片側障害より半身の感覚障害を呈しやすい．主に後大脳動脈からの穿通枝の灌流域である．

E. 内　包

尾状核，レンズ核，視床に囲まれた部位が内包である．内包の後部には随意運動の主要経路となる錐体路が通っており，その障害により典型的な片麻痺をきたす．線条体動脈群や前脈絡叢動脈の灌流域である．

F. レンズ核

内側にある淡蒼球と外側にある被殻からなり，大脳基底核[*2]に属する．主に中大脳動脈から分岐する外側線条体動脈群の灌流域である．淡蒼球はしばしば石灰化を伴うことがある．

G. 尾状核

大脳基底核に属する．レンズ核とともに錐体外路系を担っている．主に前大脳動脈から分岐する内側線条体動脈群の灌流域である．

2. 側脳室体部がみえる放線冠レベル（図6）

脳室体部が目印となるこの水平断像には，内部に放線冠と呼ばれる部位が，皮質領域には頭頂連合野がある．

A. 放線冠

運動線維を含む錐体路や感覚線維が通るため，片麻痺や半身の感覚障害などを呈する．中大脳動脈や前大脳動脈からの皮質枝，線条体動脈群などの灌流域であり，しばしば脳梗塞が起こる部位でもある．

B. 頭頂連合野

下頭頂小葉（角回，縁上回），上頭頂小葉などを含む領域であり，各種感覚を統合処

[*1]**灌流域**　特定の血管に栄養支配される脳領域を意味し，血管支配領域ともいう．

[*2]**大脳基底核**　前述した淡蒼球，被殻とを合わせレンズ核と呼び，尾状核と被殻と合わせて線条体と呼ぶ．これらの被殻，尾状核，淡蒼球のほか，視床下核，黒質といった構造は大脳基底核と呼ばれ，機能的には錐体外路系を形成している（35頁参照）．脳血管障害を含め，その障害により不随意運動を呈することがある．大脳基底核，錐体外路系の代表的疾患にはParkinson病がある．

46　第Ⅱ部　脳

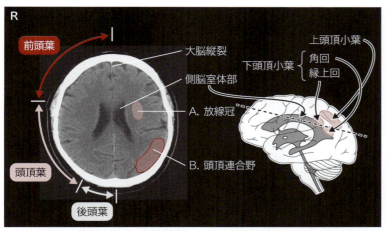

図6 側脳室体部がみえる放線冠レベルの脳単純CT画像 水平断（正常像）

左は右のシェーマに点線で示すレベルの水平断である．脳溝，脳室，脳葉，内部構造の主要な名称を主に示す．

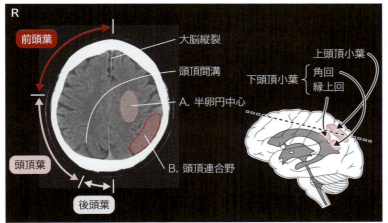

図7 側脳室体部がみえなくなる半卵円中心レベルの脳単純CT画像 水平断（正常像）

左は右のシェーマに点線で示すレベルの水平断である．脳溝，脳室，脳葉，内部構造の主要な名称を主に示す．

理する役割を担っており，大脳皮質連合野*の一つである．この部位の障害により，失行，失認，失読・失書などさまざまな高次脳機能障害を呈する．主に中大脳動脈からの皮質枝の灌流域である．

3. 側脳室体部がみえなくなる半卵円中心レベル（図7）

前スライスの少し上で，側脳室がみえなくなる水平断像には，内部に半卵円中心と呼ばれる部位が，皮質領域には頭頂連合野がある．

A. 半卵円中心

運動線維を含む錐体路や感覚線維が通るため，片麻痺や半身の感覚障害などを呈する．主に前大脳動脈や中大脳動脈からの皮質動脈の灌流域である．

B. 頭頂連合野

前述のとおり．

---

*大脳皮質連合野　大脳皮質の運動野と感覚野の間に介在する脳部位で，前頭連合野，後頭連合野，頭頂連合野，側頭連合野があり，認知，判断，記憶，言語，緻密な運動など，高度な機能を統合する領域である．その障害により，さまざまな高次脳機能障害が起こる（39頁参照）．

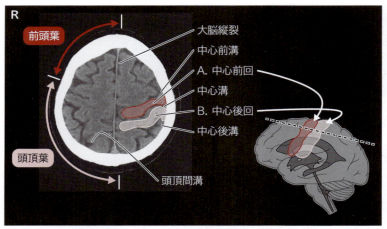

図8 頭頂部の脳溝が目立つレベルの脳単純CT画像 水平断（正常像）
左は右のシェーマに点線で示すレベルの水平断である．脳溝，脳室，脳葉，内部構造の主要な名称を主に示す．

4. 頭頂部の脳溝が目立つレベル（図8）

前スライスの少し上で，頭頂部の脳溝が目立つ水平断像には，一次運動野である中心前回，一次感覚野である中心後回が存在する．

A. 中心前回（一次運動野）

前頭葉に位置し，中心溝と中心前溝に挟まれた部位である．随意運動を司る錐体路は，主に一次運動野の神経細胞から始まる．一次運動野には，身体の各部に対応した体部位局在がある（Penfieldの運動の小人）．主に中大脳動脈からの皮質枝の灌流域だが，下肢の領域にあたる半球の円蓋部〜内側にかけては前大脳動脈からの皮質枝の灌流域となる．

B. 中心後回（一次感覚野）

頭頂葉に位置し，中心溝と中心後溝に挟まれた部位である．末梢からの体性感覚の入力は，すべて視床を経由し一次感覚野に到達する．一次感覚野には，身体の各部に対応した体部位局在がある（Penfieldの感覚の小人）．血管支配は中心前回と同様である．

5. 側脳室下角がみえる脳幹レベル（図9）

側脳室下角がみえる水平断像では，脳幹の中脳がみえるとともに，前頭葉，側頭葉の下部がみえ，側脳室下角に接する側頭葉内側には海馬がある．
中脳下部前方には五角形にみえる脳底槽がある．このあたりはWillis動脈輪が存在するところであり，中大脳動脈や脳底動脈といった血管もしばしば観察される．脳動脈瘤破裂による，くも膜下出血の好発部位である．

A. 側脳室下角

水頭症の際には早期に拡大するので，脳卒中急性期や脳内の占拠性病変では注意して観察すべき部位である．また，認知症の代表であるAlzheimer病では，海馬の萎縮を反映し側脳室下角が拡大してくる．

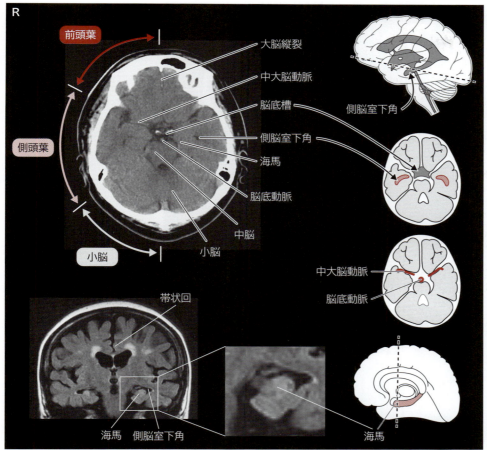

図9 側脳室下角がみえる脳幹レベルの脳単純CT画像 水平断と脳MRI画像 冠状断（いずれも正常像）

左上は，右上のシェーマに点線で示すレベルの水平断である．脳溝，脳室，脳葉，内部構造の主要な名称を主に示す．右中央には同レベルのシェーマを示す．▲で示す五角形にみえる部位は脳底槽，⌒⌒で示す部位は側脳室下角，〜〜で示すのは中大脳動脈および脳底動脈である．左下の脳MRI FLAIR画像 冠状断には海馬の位置を示している．右下は大脳半球内側面からみた海馬（赤色）のシェーマを示すが，左下は縦の点線で示すレベルに相当する．

B. 海馬

側脳室の内側には記憶と関連の深い海馬がある．Alzheimer病では海馬が萎縮する．

C. 脳底槽

Willis動脈輪が存在する部位であり，動脈瘤，くも膜下出血の好発部位として重要である．

6. その他の脳幹部レベル（図10）

小脳（図10中央）を含む上下の水平断像には，生命維持に重要な脳幹（延髄，橋，中脳）がある．

橋，小脳は高血圧性脳出血の好発部位である．

脳幹における運動路（錐体路）は腹側を通り，感覚路は中央から背外側を通る．脳幹からは脳神経が出るが，脳神経核は脳幹の背側に位置する．

脳幹には眼球運動に関する諸核が存在するため，この部位の病変ではさまざまな眼球運動障害が起こる．

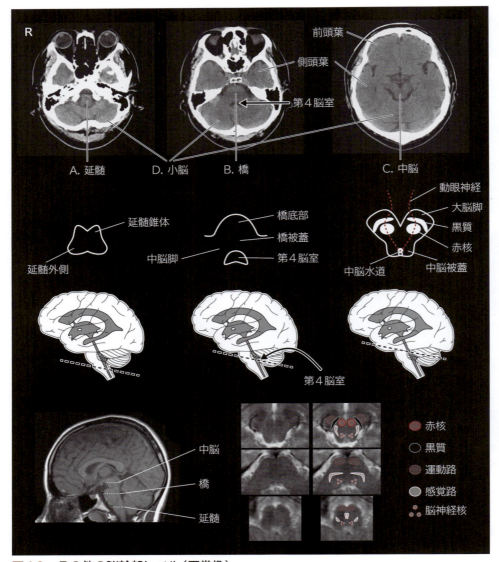

図10 その他の脳幹部レベル（正常像）
最上段は脳単純CT画像 水平断であり，左から延髄，橋，中脳のレベルであり，脳溝，脳室，脳葉，内部構造の主要な名称を主に示している．2段目は最上段の各画像における延髄，橋，中脳のシェーマである．最上段の各画像は3段目にあるシェーマに点線で示すレベルの水平断にあたる．最下段は脳MRI画像であり，左はT1強調画像 矢状断，右は中脳，橋，延髄を中心としたT2強調画像とともに，およその内部構造を示したものである．

　脳幹の病変では，頭部と四肢で麻痺側が左右交代する現象をみることがある（交代性片麻痺）．

A. 延髄

　延髄腹側の延髄錐体には錐体路が通っており，同部の障害では運動麻痺が出現する．延髄外側の障害では延髄外側症候群（Wallenberg症候群）がよく知られている．

B. 橋

　腹側は橋底部，背側は橋被蓋である．橋底部には錐体路が通っており，同部の障害では運動麻痺が出現する．橋の背側には第4脳室があり，第4脳室の閉塞による水頭症は臨床的に重要である．

C. 中　脳

　腹側には大脳脚があり，背側には中脳被蓋がある．大脳脚には錐体路が通っており，同部の障害では運動麻痺が出現する．動眼神経が中脳背側から起始しており，鉤ヘルニアによる動眼神経麻痺は臨床的に重要である．

D. 小　脳

　小脳は運動の協調に関与しており，その障害により運動失調を呈する．

Step 3 脳画像のみかた

画像にはさまざまな撮影方法が存在するが、ここでは一般的な撮影方法に沿って疾患の鑑別に有用な読みかた、読影手順をあげていく.

1. CT (図1)

CTは石灰化や高吸収域の描出に優れており、脳画像では特に頭蓋内出血、硬膜外・硬膜下血腫、くも膜下出血など出血の検出が得意である。白黒画像で放射線被曝はあるものの、撮影の簡便さからしてもまず最初に撮影される脳画像検査といえる.

基本的には、以下の①〜⑤のような流れで画像を読影する.

① 左右の頭蓋内構造の違いをみる.
② ミッドラインシフト(midline shift)*や脳室・脳槽の圧排・変形などを確認する.
③ 頭蓋骨の外周に骨折がないかなどを確認する(骨折線と縫合線を見間違わないように).
④ 硬膜外や硬膜下に血液や水(ともに白)がないかを探す.
⑤ 脳実質のCT値(黒なら梗塞、白なら出血)を確認する.

頭部外傷症例では、頭蓋底の空気(黒)や頭蓋外の皮下組織にも忘れずに注目する.

*ミッドラインシフト 浮腫んだ脳実質が脳の正中線を越えている状態(52頁 図1, 66頁 図1, 78頁 図1, 88頁 図1参照).

2. MRI

各撮影方法により強調される対象が違うため、どの方法で撮影が行われたかを確認して読影を進めていく。基本的にはCT画像と同様に左右対称性の確認から始め、疑っている部位・疾患、そして病態を念頭に読み進めていく.

A. 拡散強調画像 (diffusion weighted image：DWI)(図2)

発症早期から虚血性脳血管障害の描出が可能なことから、拡散強調画像は現在ほとん

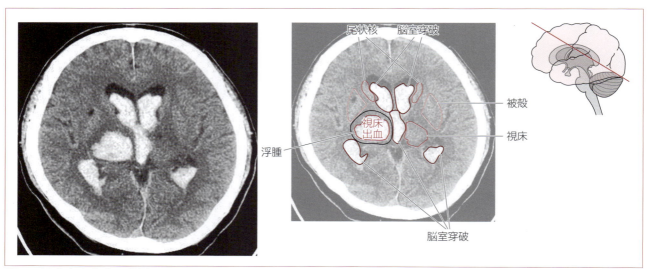

図1 視床出血患者の単純CT画像 水平断
①左右の脳半球の違い：右寄りの中心に出血、②正中線が少し左にずれている(軽いミッドラインシフト)、脳室内に出血→脳室穿破、③骨に異常はない、④硬膜下・外にも異常なし、⑤脳実質に高吸収域あり、解剖学的に視床→視床出血と判断.

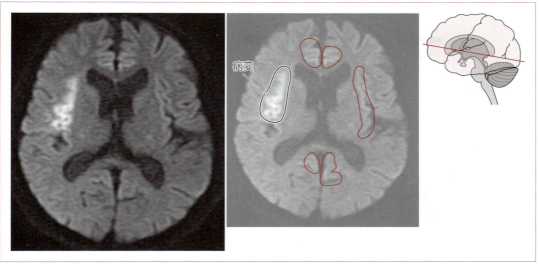

図2 急性期脳梗塞患者の右島皮質のMRI拡散強調画像(DWI)水平断
○：アーチファクト(虚像)の出現しやすいところ．注意深く観察し，本物の高信号と見間違えないように．
○：高信号を呈している．ここのADCは低下しており細胞性浮腫を起こしている急性期脳梗塞と診断できる．解剖学的には右島皮質とされる．

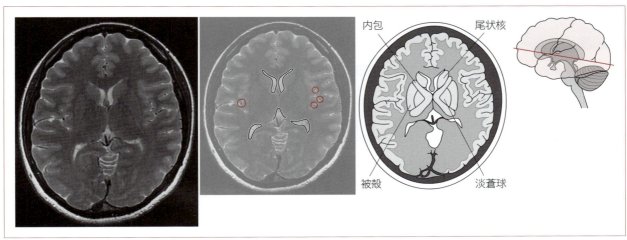

図3 MRI T2強調画像 水平断(正常像)
○：水分すなわち脳脊髄液がみられる．
○：血管内に血液が流れており，黒く抜けてみえる．これは正常でありflow voidという．
左右を見比べて，特に異常な信号はみられない．

どのMRI画像検査に組み込まれている．著明なDWIの高信号は急性期〜亜急性期脳梗塞，脳腫瘍以外の疾患でも起こることを知っておく．またDWIが高信号であってもT2 shine through現象[*1]があるため，必ずADC(apparent diffusion coefficient, みかけの拡散係数)mapが低下(黒)しているのを確認してから，DWI信号の高低を判断する(表1)．鼻腔，耳腔や後頭葉にアーチファクト[*2]が出現しやすいので注意する．

B. T2強調画像(図3)

T2値が長いものとして，脳脊髄液などの水分，軟骨，粘液などがあげられる．多くの病変が水分含有量を反映して高信号(白)を呈するため，スクリーニングには向いている(表1)．しかし，それだけでは鑑別疾患候補が無数にあげられるため，他の撮影方法と組み合わせて判断する．

[*1] T2 shine through現象 T2強調画像に高信号が起こるとDWIも高信号になってしまうこと．亜急性期(7日〜)に入るとT2延長が起こり，DWIはT2強調画像からつくられるため，急性期をすぎてもDWIが高信号になってしまう．

[*2] アーチファクト(虚像) 信号の強度が複雑で紛らわしい所見が出てしまうこと．有名なのは歯科器具(義歯など)や手術後のコイル・クリップで起こるものがある．また小脳や側頭葉下部はよくみられることがある．

表1 脳梗塞におけるMRI信号の変化

病期	病態	DWI	ADC	T2強調
超急性期	代償期	→	→	→
	細胞性浮腫	↑	↓	→
急性期	血管性浮腫	↑	↓	↑
亜急性期	浮腫軽減	↑〜↓ (T2 shine through)	↓〜↑	↑
慢性期	グリア化萎縮	↓	↑	↑

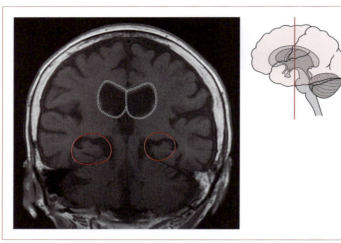

図4 Alzhehimer型認知症患者のMRI T1強調画像 冠状断
海馬などの解剖がわかりやすい．
◯：脳室の拡大や縮小がわかりやすくみえる．正常圧水頭症などの診断に有用である．
◯：海馬の萎縮などがわかりやすくみえる．Alzhehimer型認知症などによる海馬を含めた形態変化を確認することができる．脳全体の萎縮もみやすい撮影方法である．

C. T1強調画像（図4）

T1強調画像の高信号としてみられるものに，脂肪，出血，高蛋白液，下垂体，石灰化などがあげられる．脂肪・出血・蛋白液の鑑別は，さらに脂肪抑制法（short TI inversion recovery：STIR）＊にかけると簡便にわかりやすくなる．T1強調画像の特徴としてコントラストがはっきりしていることがあげられ，脳内の大脳・脳幹・小脳の解剖学的な構造がわかりやすく，萎縮などが確認しやすい．そのため疾患によっては，水平断・矢状断・冠状断が撮影されることがある．

＊脂肪抑制法（STIR） MRIの撮影法の一種で，水と脂肪の周波数の差を利用し，より明瞭な組織の画像が得られる（脊髄・関節など）．

D. FLAIR（fluid attenuated inversion recovery）画像（図5）

脳脊髄液の信号を制御したT2強調画像である．T2強調画像でみられた脳脊髄液と区別しにくい高信号や，くも膜下出血，病変と脳室との境界の判別に有効とされている．脳梗塞急性期では閉塞血管が早期から高信号にみえることがあり，DWIよりも早期に出現するともいわれている．急性期脳梗塞はFLAIR画像で6時間以内ではほぼ高信号になるため，DWIとFLAIRを比較すると脳梗塞の発症時刻が推定できることがある．また大脳白質の血管周囲腔とラクナ梗塞の鑑別にも有用であり，ラクナ梗塞はFLAIR画像もしくはT2強調画像にて病巣周囲が高信号になるが，血管周囲腔は周囲に高信号を伴うことはない．

E. T2＊（ティーツースター）画像

磁場の不均一性に敏感なT2強調画像の一種である．急性期の微小出血の検出に優れ

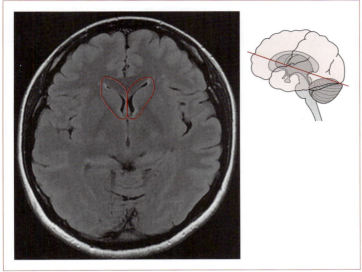

図5　MRI FLAIR画像 水平断（正常像）
T2強調画像と比較して，脳室近傍の状態が把握しやすい．
◯：T2強調画像に比べ水分，すなわち脳脊髄液が黒く抑制されており，これにより脳室付近の画像が鮮明にみえる．

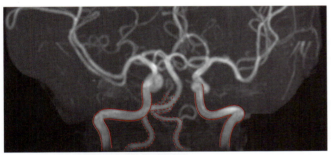

図6　MRA画像 正面像（正常像）
脳血管を立体的に描出しており，三次元的にスクロールすることも可能である．
──：左右の頚動脈がそのまま中大脳動脈，前大脳動脈を十分に栄養しているのが確認できる．途中に大きな狭窄や閉塞はみられない．
‥‥‥：左右の椎骨動脈から1本の脳底動脈になり，後大脳動脈など後方の脳を栄養している．人により派生が多く「破格」と呼ばれる正常な奇形もよくみられる．

ており，空間分解能も高い．出血には鉄成分が含まれているので，微小な出血でも低信号（黒）として描出することができる．脳出血のリスク評価や海綿状血管腫，脳アミロイドアンギオパチー（cerebral amyloid angiopathy：CAA）の診断に有用である．

F. MRA（magnetic resonance angiography）画像（図6）

　MRIの原理を応用し，血管を空間的に描出している．脳内の主幹動脈の狭窄や蛇行を画像化することができ，脳動脈瘤や脳動静脈奇形（arteriovenous malformation：AVM）の検出も可能である．原画像を元に立体構成化された画像のため，二次元（原画像は通常の水平断像）でも三次元でも病変を評価することが可能である．左右対称に血管を主幹部から追っていき途絶や狭窄などがないかを確認する．動脈瘤などは分岐部に出現しやすいことに注目する．極端に血流が遅い部位や狭窄の強い箇所は，過大/過小評価してしまい正確性に欠けることもあるが，カテーテルによる脳血管造影（DSA*）より侵襲性が低く，最近は脳ドックなどでも頻繁に撮影されている．

*DSA　digital subtraction angiographyの略で，デジタル差分血管造影法を意味する．血管造影後の画像から造影前の画像を差し引いて，不要な部分の像を消し，血管像のみを映した画像（68頁参照）．

Step 4 疾患別読影ポイント

1. 脳梗塞

　脳梗塞は虚血性，つまり脳を灌流する血管の閉塞により生じる脳血管障害である．血管の閉塞によりその灌流域が担っている機能が障害され，突発的にさまざまな症状が出現する．典型的には身体半分の麻痺（片麻痺）や感覚障害，視野障害など局所症状が主であるが，障害部位によっては意識障害や行動異常などで発症することもある．

　脳梗塞は，主に「アテローム血栓性脳梗塞」，「ラクナ梗塞」，「心原性脳塞栓症」に分類される．アテローム血栓性脳梗塞は生活習慣病によって生じた脳血管や頸部血管の動脈硬化が原因である．ラクナ梗塞は細い脳血管（穿通動脈）の閉塞であり，高血圧による血管の壊死が主な原因である．心原性脳塞栓症は心臓で生じた塞栓子の脳血管への飛散が原因である．塞栓子が生じる原因としては心房細動によるものが多い．

A. 治　療

　脳梗塞の急性期，特に発症間もない時期には，閉塞した血管を再開通させる治療が行われる（再開通療法）．再開通療法には血栓を溶解する薬剤を点滴する経静脈的血栓溶解療法と，カテーテルを用いる血管内治療がある．アテローム血栓性脳梗塞やラクナ梗塞の治療には血小板の凝集を抑える抗血小板薬が，心原性脳塞栓症の治療には赤血球の凝集を抑える抗凝固薬が主に用いられる．

B. 画像のみかた

　発症直後は太い脳血管の閉塞でも画像変化がみられない．虚血の程度にもよるが，発症からおよそ1～6時間後にはMRI拡散強調画像で高信号に描出される（図1a）．一方，CTでは低吸収域として描出されるが（図1b），MRIのほうがより早期に，より鮮明に

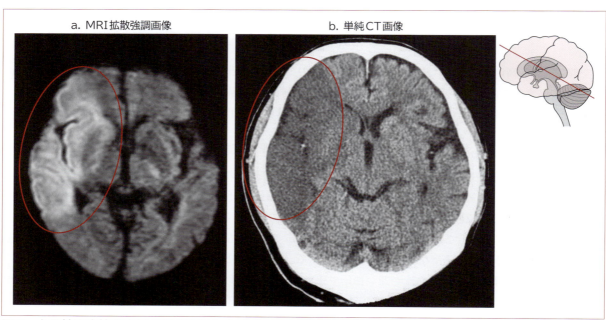

図1　心原性脳塞栓症患者（63歳男性）水平断
aでは早期に梗塞巣への描出が可能である．bでも早期虚血変化（皮髄境界，脳溝の不明瞭化）を認める．

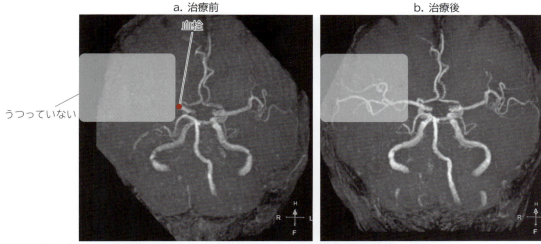

図2　右中大脳動脈閉塞による心原性脳塞栓症患者（87歳男性）のMRA画像
a：右中大脳動脈は起始部から途絶している．
b：血管内治療により再開通が得られ，右中大脳動脈が描出されている．

描出されるため，脳梗塞の診断にはMRIのほうが優れている．MRAでは閉塞した脳血管を確認することができる（図2）．

2. 脳出血

　脳出血は出血性脳血管障害の一つであり，脳実質内への出血の総称である．主な原因は高血圧により壊死した穿通動脈の破綻である．高齢者ではアミロイドが沈着した小動脈の破綻が原因となることも多い．その他，脳動静脈奇形やもやもや病，脳動脈瘤の破裂でも脳出血をきたすことがある．

　症状は突発的に生じ，脳梗塞同様，出血部位やその周囲の障害により局所症状を呈するが，血腫の大きさによっては頭痛や嘔吐，意識障害など，頭蓋内圧亢進＊や水頭症に伴う症状もみられる．

　高血圧による脳出血は被殻や視床，皮質下，橋，小脳に生じやすい．一方，アミロイド沈着に起因する脳出血の多くは脳表に接した脳葉型の出血である．

A. 治療

　急性期，慢性期とも降圧治療が基本となる．近年では収縮期血圧140 mmHg未満を目指して降圧する．脳出血の手術適応は明確ではないが，一般的に，被殻，皮質下，小脳の脳出血で血腫による圧排が生命に関わる場合は血腫除去術の対象となる．

B. 画像のみかた

　脳出血の検出にはCTが有用であり，発症直後より明瞭な高吸収域として描出される（図3a）．その後1ヵ月以上の経過で徐々に吸収され低吸収域となる．MRI拡散強調画像では，周囲が低信号，内部が高信号として描出される（図3b）．脳出血はCTのほうがわかりやすく，血腫の量も推定しやすい（血腫の量の推定法は78頁，図1参照）T2＊強調画像では慢性期まで明瞭な低信号域として描出されるため，特に微細な出血の検出や古い脳梗塞との鑑別に有用である（図4）．

　出血とは，血管が破れて血液が血管外に破れることをいう．血腫は，出血した血液が組織内に貯留した状態をいう．

＊頭蓋内圧亢進　頭蓋骨内に生じた血腫・腫瘍などの占拠性病変によって，脳が圧排されて頭蓋骨内の圧力が高まること．放置すると脳が他の部分に飛び出し（脳ヘルニア）死亡する．脳ヘルニアになりかかった状態をヘルニア切迫状態という．

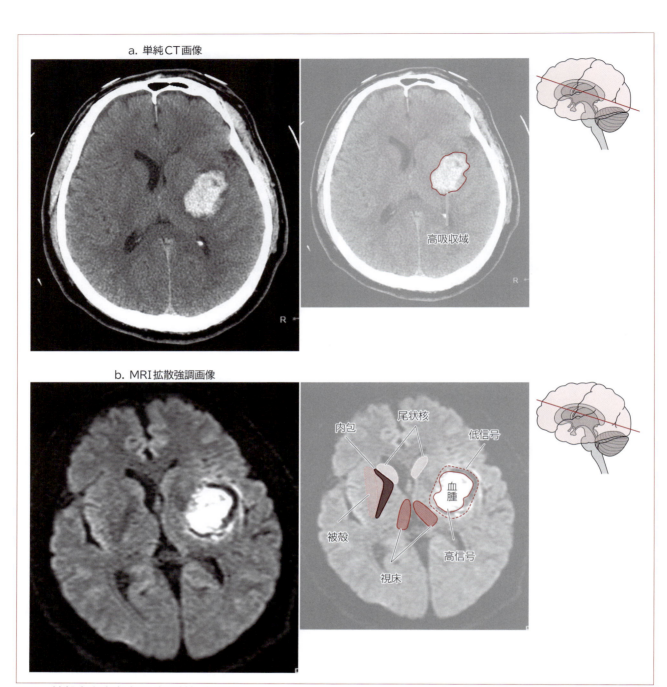

図3　被殻出血患者（53歳男性）水平断
a：左被殻に高吸収域を認める．
b：同領域は周囲が低信号，内部が高信号域として描出されている．

3. くも膜下出血

　くも膜下出血は出血性脳血管障害の一つであり，くも膜下腔内に生じた出血の総称である．主な原因は頭蓋内の脳動脈に生じた脳動脈瘤の破裂である．女性，高齢者に多い．その他，脳動脈解離，脳動静脈奇形などが原因となるが，原因が同定できないくも膜下出血も10～20％程度みられる．

　症状は突発的で，典型的にはこれまで経験したことのないほどの，ハンマーで殴られたような強い頭痛がみられる．重症例も多く，約半数に意識障害がみられる．発症数日後から2週間程度はくも膜下腔内の出血により脳血管攣縮*が生じ，局所虚血症状を呈することがある．また，急性期には血腫による圧排や閉塞により，慢性期は髄液の吸収

＊脳血管攣縮　くも膜下出血後に，脳血管が一時的に収縮し細くなる現象で，約30％に生じるといわれている．二次的な脳梗塞の原因となる．

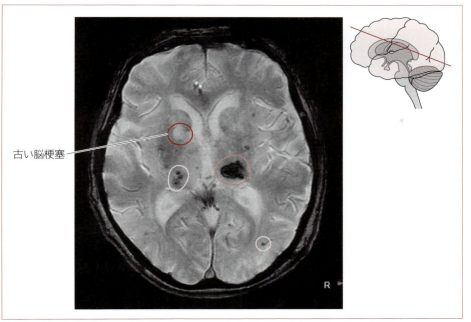

図4 陳旧性左視床出血患者（78歳女性）のMRI T2*強調画像 水平断
左視床に低信号域を認める（○）．その他，皮質下，基底核に多数の微小出血（micro bleeds）がみられる（○）．

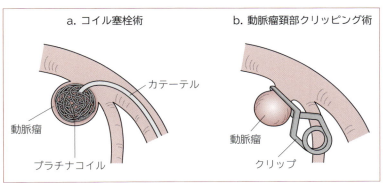

図5 動脈瘤の治療

障害により水頭症をきたすことがある．
　予後は不良であり，約1/3が死亡し，生存者の約1/3に後遺症が生じる．

A. 治療

　動脈瘤の再破裂（再出血）は予後をさらに悪化させるため，早期に再破裂予防の治療を行うのが原則となる．治療は開頭による手術療法（主に動脈瘤頚部クリッピング術）あるいは血管内治療（主にコイル塞栓術）があり，患者と動脈瘤の所見を総合して選択される（図5）．再破裂予防治療後は前述の脳血管攣縮予防に努め，攣縮の進行時は血管内治療により血管拡張術を行う．慢性期の水頭症にはシャント術が行われる．

B. 画像のみかた

　くも膜下出血の検出にはCTが有用であり，脳槽や脳溝（脳のしわ）に沿ってくも膜下腔に高吸収域（白い血腫）を認める（図6a）．しかし，1週間以上経過すると検出が困難となる．MRI FLAIR画像は高信号として描出され（図6b），CTでは検出困難となる亜急性期以降の時期でも検出が可能であり，急性期もCTと同程度の検出率をもつためきわめて有用である．また脳出血と同様T2*強調画像もくも膜下出血の検出に有用であ

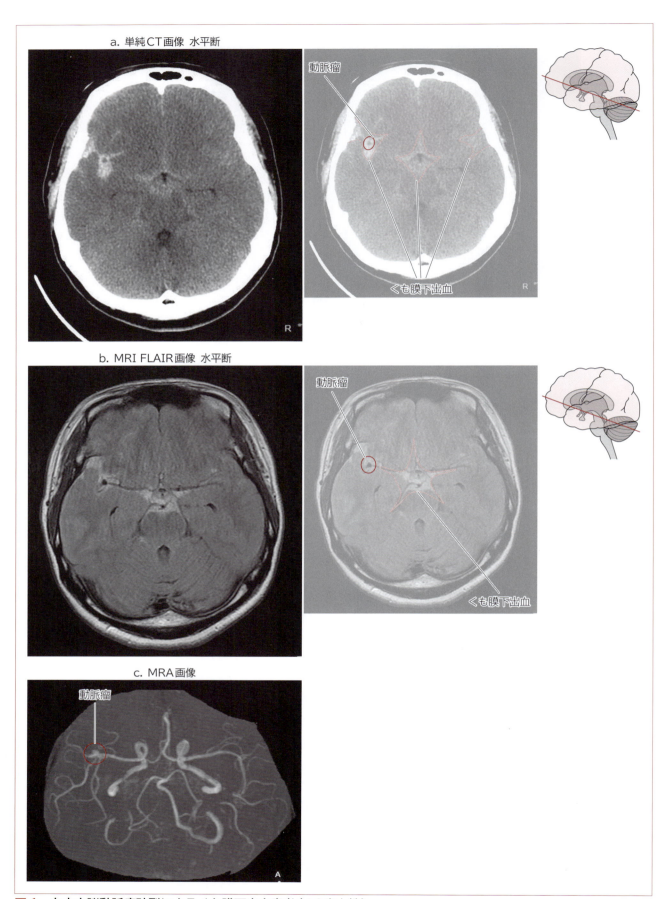

図6 右中大脳動脈瘤破裂によるくも膜下出血患者（46歳女性）
a：右Sylvius裂を中心にくも膜下腔に高吸収域を認める．内部には動脈瘤の本体と思われる低吸収域がみられる．
b：出血は高信号，動脈瘤は低信号として描出されている．
c：右中大脳動脈分岐部に動脈瘤を認める．

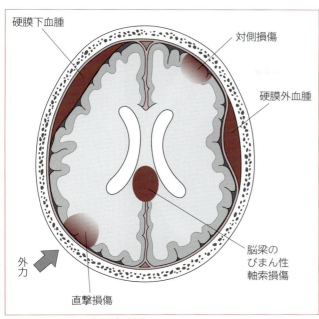

図7 いろいろな頭部外傷

り，脳表や脳溝に沿って低信号が認められる．脳動脈瘤はMRAやCTAで検出できる（図6c）．脳動脈瘤は前交通動脈，内頚動脈，後交通動脈分岐部，中大脳動脈に多く，動脈解離は椎骨動脈に多い．

4. 脳外傷

脳外傷には脳実質内の損傷である脳挫傷やびまん性軸索損傷，脳実質外の硬膜下，硬膜外血腫，（外傷性）くも膜下出血などが含まれる（図7）．

脳挫傷は衝撃による直撃損傷（coup injury）と，慣性力によって外傷部位より離れた部位に生じる対側損傷（contrecoup injury）がある．前頭葉の下面，側頭葉の前部に多い．びまん性軸索損傷は頭部に回転加速が加わることにより神経軸索や血管が断裂，破綻することにより生じる．大脳の皮髄境界や脳梁，脳幹に生じやすい．

急性硬膜外血腫は頭蓋骨と硬膜との間の血腫で，原因は骨折などに伴う中硬膜動脈の破綻によるものが多い．意識障害をきたすまでに間があることがある．血腫は急速に増大し，適切な処置が行われないときわめて予後不良である．硬膜下血腫はくも膜と硬膜の間の血腫で，多くは架橋静脈の破綻によって生じる．急性硬膜下血腫では脳挫傷や脳浮腫を伴うこともよくある．一方，慢性硬膜下血腫は，軽微な外傷の受傷後3週間以上経過ののちに血腫を形成したもので，血腫は外膜と内膜に包まれている．血腫は経時的に増大し，液性・固形性の血液が混在する．

A. 治療

脳実質内の損傷は，損傷による浮腫や血腫により周囲への圧排が強い場合，手術で挫傷した脳や血腫の除去を行う．急性硬膜外血腫は手術の対象となる．急性硬膜下血腫も血腫の大きさや症状によって手術の適応となるが，脳実質の障害を伴っている場合には予後不良である．慢性硬膜下血腫は認知機能低下，歩行障害，片麻痺などの症状がみられる場合は手術の適応となり，血腫の除去により速やかに症状の改善を認めることも多い．

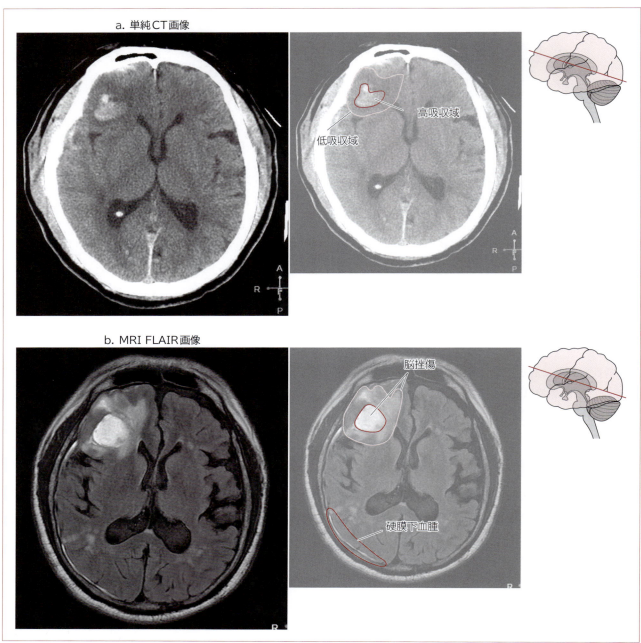

図8　脳挫傷，急性硬膜下血腫患者（54歳男性）水平断
a：右前頭葉，内部に高吸収域を伴う低吸収域の脳挫傷を認める．
b：異常はより鮮明であり，aでは識別困難であった右後頭部の硬膜下血腫も高信号として描出されている．

B. 画像のみかた

　脳挫傷はCTでは皮質を中心に，壊死や浮腫を示す低吸収域内に出血による点状の高吸収域を呈する（図8a）．MRI FLAIR画像では高信号域として捉えやすい（図8b）．T2*強調画像では内部の出血を検出しやすく慢性期にも有用である．びまん性軸索損傷はCTでは検出できないことも多いが，MRI T2強調画像，FLAIR画像では円状の高信号として描出される．急性硬膜外血腫は，CTでは骨直下の凸レンズ型の高吸収域を呈する（図9）．急性硬膜下血腫は三日月型の血腫を認める．MRIでは合併する脳挫傷や浮腫を観察することができる（図8b）．慢性硬膜下血腫は新旧の出血が混在するため多彩な所見となる．ときに両側で生じることもあり，その場合，CTでは時期によって検出が困難なこともある．その際には，MRI T1強調画像，FLAIR画像が有用である（図10a, b）．

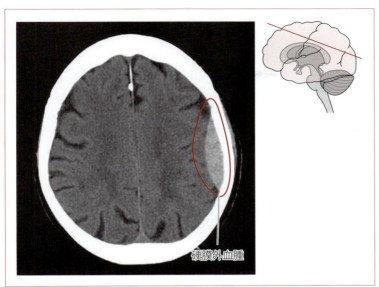

図9　急性硬膜外血腫患者（79歳女性）の単純CT画像 水平断
左頭頂部の骨直下に凸レンズ型の高吸収域を認める．

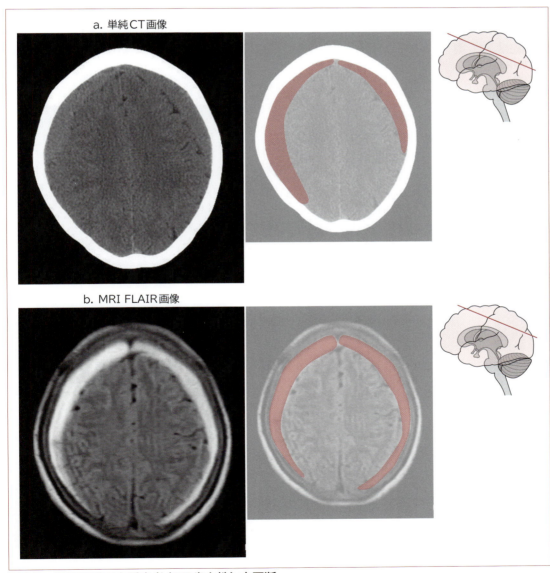

図10　慢性硬膜下血腫患者（77歳女性）水平断
a：両側前頭部から頭頂部の骨直下に三日月型の等吸収域を認める．
b：同部位の異常が高信号として明瞭に描出されている．

第2章　脳画像　基本のみかた　**63**

症例1 脳梗塞① 放線冠梗塞

80歳男性．自転車に乗ろうとしたところ転倒．その後，自転車を押して歩いていたが，左に寄って真っ直ぐ歩けなかった．帰宅後には呂律不良も自覚した．翌朝も症状の改善なく左下肢の脱力を自覚したため，救急要請し病院に搬送された．

MRI

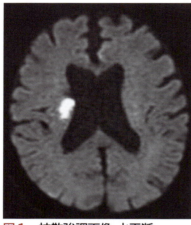
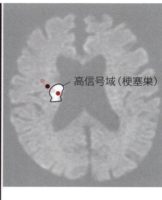
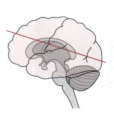

高信号域（梗塞巣）

図1 拡散強調画像 水平断
錐体路の線維走行を示す（●：下肢　○：体幹　●：上肢　●：顔）

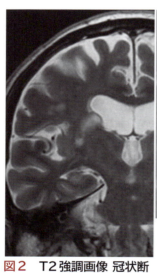
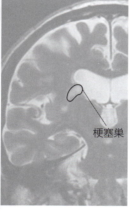
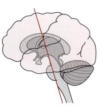

梗塞巣

図2 T2強調画像 冠状断

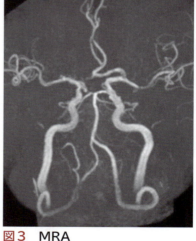

図3 MRA
頭蓋内血管に動脈壁の不整や狭窄は認めない．
（正常像：42頁，図12参照）

医師による画像診断と治療

診 断

▶MRI画像所見

拡散強調画像（図1）では中大脳動脈の穿通枝（レンズ核線条体動脈）領域に長径1.5 cm以上の梗塞巣を認める．また，T2強調画像（図2）では，右放線冠に上下方向に伸びる梗塞巣を認める．MRA（図3）では中大脳動脈に高度狭窄や閉塞を認めない．以上より，レンズ核線条体動脈の分枝粥腫病（branch atheromatous disease：BAD）と診断した．

治 療

BADの治療として抗血小板薬内服，抗凝固薬点滴，血漿増量薬点滴，脳保護薬点滴を開始した．

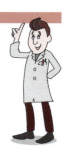

リハビリテーションスタッフはこう活かす

画像の読みかた

図1でも図2でも，右放線冠に高信号域の領域を認めるため，急性期〜亜急性期の右放線冠脳梗塞と考えられる．大きさは長径が1.5 cmあり，周辺に脳浮腫などは認めない．図1，図2でみられる右放線冠部分の白い領域は脳の虚血を意味する．放線冠は錐体路（運動神経）の通り道であり麻痺が出現する．

画像から読み取れる症状・障害

放線冠は大脳皮質運動野から出る運動神経線維が集まって内包に至る通過点であり，図1のような錐体路が走行しているので，大きさによって顔面を含む運動障害（左片麻痺），構音障害，嚥下障害などが生じる可能性がある．また，感覚神経なども近くを通って大脳皮質感覚野に至ることから，左半身の感覚障害（表在感覚・深部感覚）が生じる可能性がある．梗塞としては限局しており，麻痺が回復する可能性は十分にある．しかし，脳の障害（上位運動ニューロン）であり痙性麻痺（痙縮を伴った麻痺）が生じるため痙縮（上位運動ニューロンの障害によって速度依存性に生じる筋緊張が亢進した状態）の出現に十分に注意すべきである．高齢のため，廃用症候群や認知症などの合併症を生じさせないよう早期のリハビリテーション治療が必要と考えられる．

評価（確認しておくべき情報）

- Brunnstrom stage や SIAS（Stroke Impairment Assessment Set）などの機能評価
- 触覚，温度覚，痛覚，深部感覚などの感覚評価
- 痙縮評価
- 構音評価，嚥下評価
- 認知症評価

リハビリテーション治療上の注意

早期のリハビリテーション治療が必要な患者である．十分にバイタルサインのチェックをし，意識や麻痺の変化，また痙縮，認知症の出現などに注意して行う．

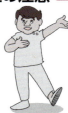

症例2 脳梗塞② 脳塞栓症・中大脳動脈域梗塞

94歳女性．以前より心房細動を指摘されていたが，加療をしていなかった．ある日突然，家族の前で右片麻痺と意識障害を呈し，救急搬送された．

CT

a. 発症時
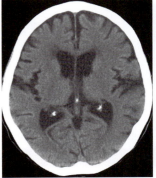

b. 24時間後
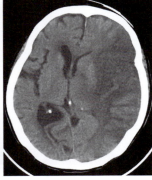

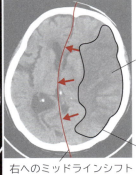
脳溝の消失
脳室の圧排
→ 著明な脳浮腫
低吸収域
右へのミッドラインシフト

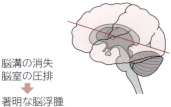

図1 単純CT画像 水平断
a：ほぼ正常であり，本画像から急性期脳梗塞を疑うことは困難である．
b：左中大脳動脈域に広範な低吸収域（○）を認め，左半球全体に浮腫があり，脳溝の消失，脳室の圧排を認める．頭蓋内圧の亢進が想像できる．

MRI

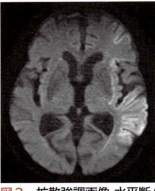

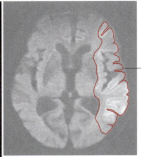
皮質を中心とした高信号

図2 拡散強調画像 水平断（発症時）
すでに左半球全体に淡く高信号（白）が出現し始めており，急性期細胞浮腫が読み取れる．

血管造影

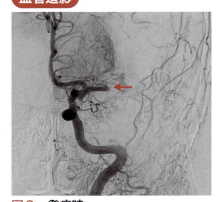

図3 発症時
脳血管造影でも左中大脳動脈域の主幹部以降で造影されない（←）．

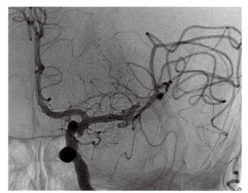

図4 治療後
血管内治療後は左中大脳動脈が末梢まで造影され，再開通が確認された．

医師による画像診断と治療

診　断

▶CT画像所見

　大脳半球および基底核にはまだ急性期画像変化（吸収低下：黒）は出現していないが（図1a），24時間後には明らかな大脳半球全体に及ぶ広範な梗塞を認める（図1b）．

▶MRI画像所見

　拡散強調画像（図2）では，確実に細胞性浮腫を示す高信号（白）がみられる．

▶血管造影画像所見

　図3より，中大脳動脈は起始部から途絶しており，末梢までまったく造影されない．内頚動脈および主幹動脈に明らかな狭窄や壁の不整はみられず，塞栓性の急性期中大脳動脈域の脳梗塞を疑う．

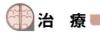
治　療

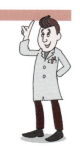

　急性期静脈的血栓溶解療法の適応時間内であり血栓溶解薬を投与したものの，明らかな神経症状の改善はなく，脳血管内治療にて血栓回収を試みた．無事に血行再建が行われ，閉塞部の再開通が得られた（図4）．心房細動を伴っていたため，予防治療として抗凝固療法が開始された．

リハビリテーションスタッフはこう活かす

画像の読み方

　図3より左中大脳動脈の起始部が閉塞しており，末梢の血管描出を認めないことから，左脳の血流が著しく低下していることがわかる．中大脳動脈の支配領域は42頁の図13のとおりであり，この領域に注目してCT，MRIを読むことが重要である．脳への血流が途絶えると脳の組織が壊死に陥り，その周辺に浮腫が生じ，周辺組織を圧排するため，大脳皮質の脳溝が消失（脳表面のしわがなくなる）したり，脳室が圧排（脳室の黒い部分が小さくなる）されたりする．また重度になると，脳の反対側を圧排するためミッドラインシフトが生じたり，脳ヘルニアを起こす場合もある．

画像から読み取れる症状・障害

　図1bでは左脳に広範に低吸収域が認められ，左内包の障害などから錐体路障害が生じる可能性があり，身体症状としては右片麻痺（痙性麻痺），麻痺性構音障害，摂食嚥下障害が認められる可能性がある．側頭葉や前頭葉の大脳皮質の障害によって失語症などの言語障害や右半側空間無視や注意障害，失行，失認などの高次脳機能障害の出現や，尿失禁・便失禁などの排泄障害などの出現も予想される．

　また予後は，広範な脳梗塞の場合，機能回復が遷延し，重度の後遺障害を残す可能性が強く，長下肢装具や短下肢装具などの補装具や杖，車いすなどの補助具を利用して移動手段を得る症例や，日常生活活動（activities of daily living：ADL）に介助が必要となる症例も多い．

評価（確認しておくべき情報）

- Brunnstrom stageやSIASなどの機能評価
- 触覚，温度覚，痛覚，深部感覚などの感覚評価
- 痙縮評価（Modified Ashworth Scale：MAS）
- 構音評価，嚥下評価
- 認知症評価［改訂長谷川式簡易知能評価スケール（Hasegawa Dementia Scale-Revised：HDS-R），ミニメンタルステート検査（Mini Mental State Examination：MMSE）など］
- 失語症評価［標準失語症検査（Standard Language Test of Aphasia：SLTA），Western Aphasia Battery（WAB）など］
- 各種高次脳機能障害検査

リハビリテーション治療上の注意

　心房細動は血栓を生じやすく，それが脳に飛び，脳の血管（本症例では中大脳動脈）に詰まって脳梗塞を生じる．脈の変動（頻脈），血圧の変動に注意することが重要である．脳梗塞は重度の麻痺を伴いやすく，麻痺側下肢の深部静脈血栓症，肩関節亜脱臼や肩手症候群の発生に注意する．抗凝固薬治療でワルファリンを服用している場合，出血に注意する必要がある．

症例3　脳梗塞③　延髄外側梗塞

38歳男性．高血圧を指摘されていたが未加療であった．そのほかに健康上の問題点はなかった．日中突然，回転性めまい，右半身の感覚の鈍さ，ふらつきが出現し救急受診した．

MRI

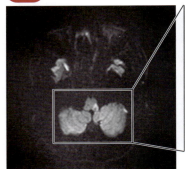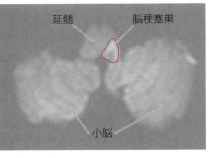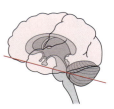

図1　拡散強調画像 水平断（受診時）

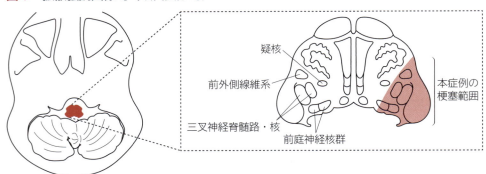

図2　延髄横断面

血管造影

a. 患側

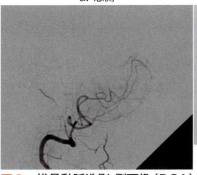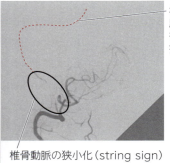

b. 健側

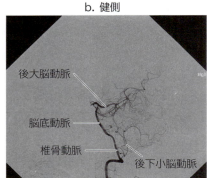

図3　椎骨動脈造影 側面像（DSA）

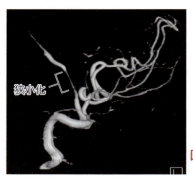

図4　椎骨動脈造影 側面像（3D-DSA）

医師による画像診断と治療

診　断

▶MRI画像所見

拡散強調画像（図1）で延髄左側の背外側に高信号域が認められ，脳梗塞と考えられる（図2）．

▶血管造影画像所見

椎骨動脈造影（図3a）で左椎骨動脈の部分的な狭小化を認め，遠位や脳底動脈や後大脳動脈の描出が不良である．血管の拡張は認めず，その他の血管に異常はない．左椎骨動脈解離とそれによる延髄外側梗塞（Wallenberg症候群）と診断した．

治　療

脳梗塞治療として神経保護薬の投与を開始した．また，脳動脈解離の進展を抑えるため厳重な血圧管理を行った．血管造影画像（図3，図4）で動脈瘤の形成がないことを確認し，抗血小板療法を開始した．

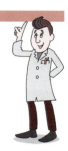

リハビリテーションスタッフはこう活かす

画像の読みかた

図1で延髄外側部に高信号域の領域（白い部分）を認め，図3aでは左椎骨動脈の狭小化（細くなっている），脳底動脈が認められない（描出不良）．

画像から読み取れる症状・障害

脳幹部は大脳からの神経線維が集まると同時に，脳神経が出る部位でもあるため，小さな病変によってさまざまな症状が出現する可能性がある．延髄外側部の梗塞では，一般的に，左側の顔面しびれ感，疼痛などの感覚障害，左上下肢・体幹失調，左側Horner症候群（眼瞼下垂，縮瞳，眼球陥凹），左側球麻痺による嚥下障害，構音障害，嗄声，右側上下肢の温痛覚障害などが認められる．嚥下障害の回復状況次第で，経鼻経管栄養や胃瘻造設などによる栄養管理が必要となる場合も多い．誤嚥性肺炎などにも注意を要する．

評価（確認しておくべき情報）

- SIASなどの機能評価
- 触覚，温度覚，痛覚，深部感覚などの感覚評価
- 小脳失調検査
- 構音評価，嚥下評価

リハビリテーション治療上の注意

リハビリテーション治療施行時には十分なバイタルサインのチェックをし，意識や麻痺の変化に注意する．

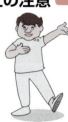

症例4　脳出血① 被殻出血

71歳女性．自宅にて意識障害，左片麻痺で発見され救急搬送された．搬送前の2日間，家族とも連絡がとれない状態であった．

CT

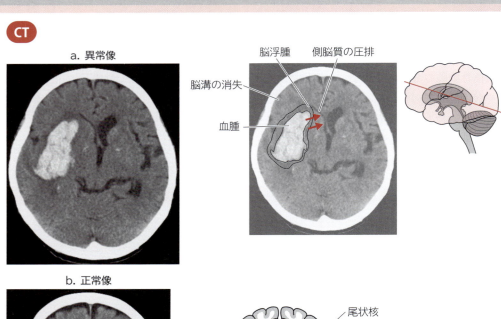

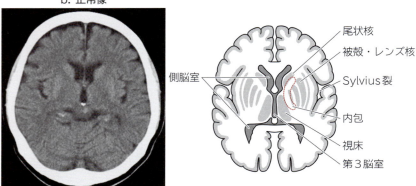

図1　単純CT画像 水平断
a：脳溝の描出不良および右側脳室の圧排を認め，頭蓋内圧の亢進を生じている可能性がある．

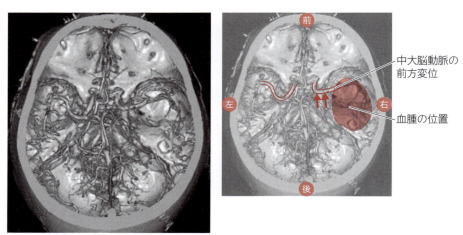

図2　3D-CTA 水平断
頭蓋内血管に動脈硬化を認める．被殻出血の原因となるレンズ核線条体動脈の描出は3D-CTAでは困難である．

医師による画像診断と治療

診　断

▶ CT画像所見

　右の大脳被殻に最大径5cmの高吸収域（血腫）が認められる．血腫の周囲には脳浮腫を示す低吸収域が認められる．右側脳室に圧排が認められる．右大脳半球の脳溝は，左と比較すると描出が不良となっている（図1a）．

　3D-CTA（図2）では頭蓋内に明らかな動脈瘤，血管奇形は認めないが，右中大脳動脈は血腫による圧排のため前方に変位している．

治　療

　意識障害も重度であり，脳圧排所見も強いため，救命目的で緊急開頭血腫除去術を行った．術後は血圧コントロールを行い，術後早期よりリハビリテーション治療を開始した．

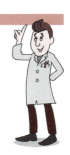

リハビリテーションスタッフはこう活かす

画像の読みかた

　CT画像にて右被殻部にみられる最大径5cm大の楕円形の白色部分（高吸収域）が血腫であり，周囲の黒っぽい部分（低吸収域）が脳浮腫である．また内側の右側脳室（黒い部分）や外側の大脳皮質（脳表面）が圧排されている（図1a）．

　3D-CTAは脳の血管を立体的にみることができるが，本症例では血腫（楕円形のオレンジ色部分）によって前方に圧排されている（図2）．

画像から読み取れる症状・障害

　本症例の場合，血腫が大きく脳室や大脳皮質の圧排などもみられる．血腫がさらに増大する場合，脳を圧排するため脳ヘルニアを生じ，意識障害の悪化や生死に関わる事態を引き起こす可能性がある．

　被殻は内側には内包（錐体路）や視床（感覚神経の中継），脳室などがあり，また外側には大脳皮質があるため，出血が起こると多彩な症状を呈する．運動麻痺（痙性麻痺），感覚障害のほか，仮性球麻痺による構音障害や嚥下障害に加え，失語症，失認・失行などの高次脳機能障害などの出現が起こりうる．また，神経因性膀胱による排尿障害（失禁）などの出現も考慮する．意識障害が遷延する場合もある．

評価（確認しておくべき情報）

- Brunnstrom stage，SIASなどの機能評価
- 触覚，温度覚，痛覚，深部感覚などの感覚評価
- 構音評価，嚥下評価，痙縮評価（MAS）
- 認知症評価（HDS-R，MMSEなど）
- 失語症評価（SLTA，WABなど）
- 各種高次脳機能障害検査．

リハビリテーション治療上の注意

　開頭血腫除去術が行われるような脳ヘルニア切迫状態になった場合，意識障害が遷延する可能性がある．意識障害のある患者に対しても，早期にリハビリテーション治療を開始する必要がある．バイタルサインをモニタリングしながら，ベッドサイドにて開始する．被殻出血は被殻周囲にさまざまな機能を有する部位があるため，血腫の大きさによって多彩な障害が生じる可能性があり，それを見逃さないように注意すべきである．

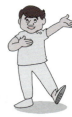

症例5 脳出血② 視床出血

79歳女性．突然の右上下肢の脱力が発症．来院時，重度の右片麻痺を認めた．

CT

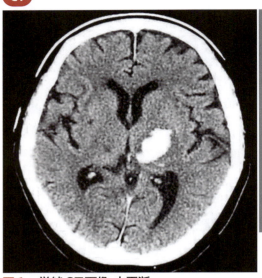
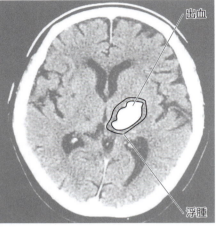
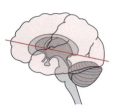

図1 単純CT画像 水平断
（正常像：45頁，図4参照）

MRI

a. 中脳レベルのFAマップ*

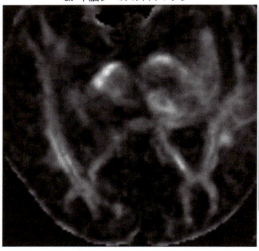
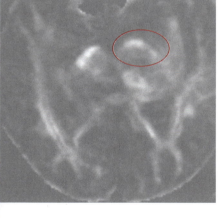

b. トラクトグラフィー

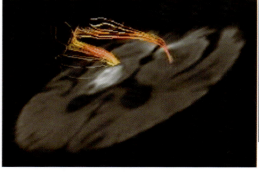
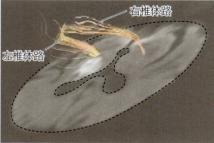

図2 拡散テンソル画像

*FA（fractional anisotrophy）マップ：プロトンの異方性拡散（神経の軸索方向に沿ったプロトンの拡散）を捉えて画像化したもので，脳白質神経線維の走行がうつし出される．
発症後の亜急性期（16日後）に6方向からのMRI拡散強調画像を撮像し，拡散テンソル画像を作成した．
a：錐体路の走行する患側大脳脚の輝度が，健側に比べるとやや低下していた（○）．
b：錐体路が血腫により外側前方に圧排されている所見が認められる．
[國井紀彦ほか：脳出血患者における錐体路のテンソルイメージ．CI研究 27（1）：23-32，2005より引用]

医師による画像診断と治療

診　断

▶ CT画像所見

左視床付近に最大径約2.5 cmの楕円形の高吸収域を認め，左視床出血と診断できる（図1）.

▶ MRI画像所見

脳出血のトラクトグラフィー（神経線維の走行を三次元的に構築した画像で，神経の走行が線状になって立体的に描出される）（図2b）では一般に血腫の圧排による錐体路の偏位が観察され，健側に比べて患側の中脳大脳脚のFA値の低下が認められる（図2a）. FA値は拡散テンソル画像［diffusion tensor image (DTI)］のことで，MRIの拡散強調画像を応用して脳白質線維の構造を可視化できるようにしたもの］の異方性を表現する指標であり，神経線維の保全性を反映している. FA値の低下は局所における異方性の低下を意味し，神経線維のWaller変性を早期に反映するものとされている. 本症例の患側大脳脚は健側に比べてFA値低下が中等度であり，神経線維は多少保全されていると推測され，麻痺の改善がある程度期待される.

治　療

血腫量がそれほど多くなく，意識状態もよかったため血圧管理と脳浮腫治療薬による保存療法を行った.

入院時のBrunnstrom stageはⅠ-Ⅰ-Ⅰで上下肢とも重度の麻痺であったが，リハビリテーション治療の後，現在はBrunnstrom stageⅣ-Ⅳ-Ⅳで，麻痺の程度は中等度までの改善を認めている.

リハビリテーションスタッフはこう活かす

画像の読みかた

図1にて左視床付近に楕円形の高吸収域（白い部分）を認め，第3脳室をやや圧排している. CTでは血腫は白くうつるため，脳出血と考えられる. その周辺は少し黒い領域で囲まれており，これは脳浮腫を示す. 本症例ではMRI拡散テンソル画像（図2）が撮影されているが，テンソル画像では錐体路を通っている運動神経の圧排や変性などが目でわかるようになり，障害の程度が客観的に評価ができるため，麻痺の改善予測がある程度可能である. しかし，すべての医療機関で可能な検査ではない. 本症例では出血側の神経線維は外側前方に圧排されているが，線維は比較的保たれており，麻痺の回復も期待できる.

画像から読み取れる症状・障害

本症例の場合，出血量はそれほど多くなく，周辺への圧排も少ない. 視床出血の場合，脳室に出血が漏出すること（脳室穿破と呼ぶ）があり，その場合には意識障害が遷延する可能性がある. また，視床の外側には内包（錐体路）があるため運動障害（痙性麻痺）が起こったり，視床が多くの神経線維（特に感覚神経）の中継点であることや近くには小脳や脳幹があることから，感覚障害をはじめ，触覚過敏，運動失調（深部感覚障害・小脳性），不随意運動などの障害，視床手，視床痛などが出現したりする可能性がある. 視野障害・眼球運動障害，精神症状（意識変容，情動障害），言語障害（視床性失語）などが出現する場合もある.

評価（確認しておくべき情報）

- Brunnstrom stage，SIASなどの機能評価
- 触覚，温度覚，痛覚，深部感覚などの感覚評価
- 構音評価，嚥下評価
- 痙縮評価（MAS），不随意運動（アテトーゼなど）の評価
- 認知症評価（HDS-R，MMSEなど）
- 失語症評価（SLTA，WABなど）
- 各種高次脳機能障害検査

リハビリテーション治療上の注意

視床出血においても血腫が増大し脳ヘルニア切迫状態になった場合，意識障害が遷延する可能性がある. 意識障害のある患者に対しても早期にリハビリテーション治療を開始する必要があり，バイタルサインをモニタリングしながらベッドサイドにて開始する. 視床出血は周囲にさまざまな機能を有する部位があるため，血腫の大きさによって多彩な障害が生じる可能性があり，見逃さないように注意すべきである.

第3章 実際に患者さんの画像をみてみよう 〜脳〜

症例6　脳出血③　橋出血

71歳男性．高血圧で外来受診し，治療を受けていたが，突然の意識障害をきたし救急搬送された．

CT

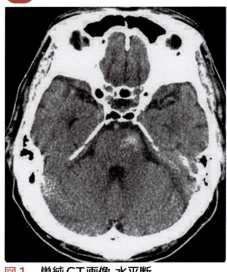
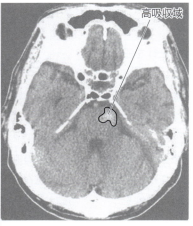
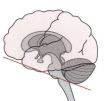

高吸収域

図1　単純CT画像　水平断

他症例・CT

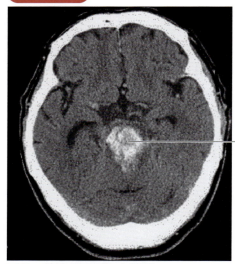

橋出血

図2　単純CT画像　水平断

医師による画像診断と治療

診　断

▶CT画像所見

　橋の左前方に小さな高吸収域（HDA）を認める．出血巣周辺には低〜中吸収域を認め，脳浮腫と思われる（図1）．

治　療

　血圧のコントロールなど全身管理を行い，保存的加療を行った．

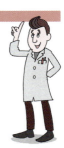

リハビリテーションスタッフはこう活かす

画像の読みかた

　橋の左前方に高吸収域を認める橋出血である（図1）．周辺に低吸収域を認め脳の圧排による浮腫と考えられるが大きくはない．第4脳室も保たれている．

画像から読み取れる症状・障害

　橋は上方の中脳，下方の延髄の間に挟まれており，脳幹を形成している．橋の背側には第4脳室があり，小脳につながっている．また，中央には脊髄からの感覚を伝える内側毛帯を形成し，腹側部と背部に分かれる．脳皮質からの運動出力を橋核，中小脳脚を経由して小脳へと伝える経路のほか，三叉神経，外転神経，顔面神経，聴覚神経など多くの脳神経核が存在する．そのため，意識障害，四肢麻痺などのほか，多彩な脳神経症状（縮瞳，嚥下障害，構音障害など）をきたす．血腫量が5 mL未満は予後良好といわれており，血腫量が20 mL以上のものは予後不良といわれている．本症例の場合，左前方の小さな出血であるので，右側を中心とした不全麻痺，構音障害，嚥下障害などの出現が予想される．

評価（確認しておくべき情報）

- Brunnstrom stage，SIASなどの機能評価
- 感覚機能評価
- 小脳失調検査
- 嚥下機能
- 構音機能などの検査．

リハビリテーション治療上の注意

　早期のリハビリテーション治療が必要であるが，血圧などのコントロールによっては再出血，血腫増大も生じる可能性があるので注意する．広汎な橋出血（図2）では，脳幹網様体賦活系の障害によって意識障害が生じ，生命予後が不良となる．

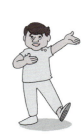

症例7 脳出血④ 小脳出血

48歳男性．既往歴に高血圧，脂質異常あり．指摘されるもいずれも放置していた．入浴後，着替えているときにめまいを感じ，大声を上げて座り込んだ．その後，意識障害となり，救急搬送された．

a.

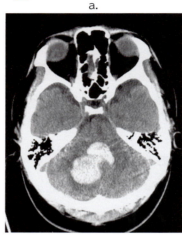
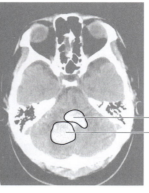

第4脳室内穿破 ⎫
歯状核の血腫 ⎭ 高吸収域

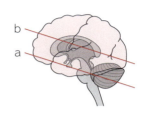

b.

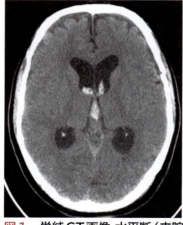
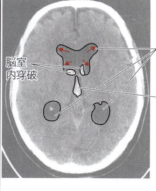

側脳室（左）拡大
脳室内穿破
第3脳室内穿破

図1　単純CT画像　水平断（来院時）

右小脳歯状核から第4脳室にかけて高吸収域の病変を認める．急性期出血病変と考える．また，小脳出血のために脳幹（橋）が後方から圧排されている．

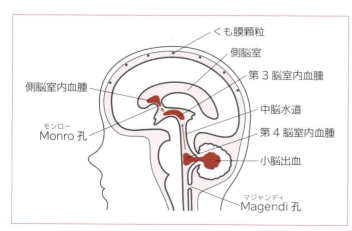

くも膜顆粒
側脳室
第3脳室内血腫
側脳室内血腫
中脳水道
モンロー Monro孔
第4脳室内血腫
小脳出血
マジャンディ Magendi孔

図2　小脳出血脳室穿破による急性水頭症模式図

髄液の流れは側脳室内脈絡叢で大部分がつくられ，Monro孔をとおり，第3脳室，中脳水道，第4脳室，Luschka孔・Magendi孔を抜けて，脳表のくも膜下腔に達する．最終的には硬膜静脈洞にあるくも膜顆粒より吸収される．本症例では小脳出血が大きく，第4脳室に穿破したため，逆行性に第3脳室，側脳室へと血腫が流れている．水頭症は原因不明の特発性と二次性とに分けられ，さらに髄液経路の観点から交通性・非交通性に分類される．本症例は二次性であり，非交通性水頭症である．

医師による画像診断と治療

診 断

▶CT画像所見

　右小脳歯状核から出血が起こり，第4脳室に穿破している．血腫により，後方から圧排された脳幹（橋）が観察される（図1a）．第4脳室から中脳水道へ血腫が流れ，第3脳室内にも高吸収域の血腫が確認できる．さらにMonro孔（モンロー）を超えて左右の側脳室前角にも血腫がみられる．また，脳室内を血腫が占拠したことにより，脳室拡大を認める（図1b）．このため急速な閉塞性水頭症が起こっていると判断できる（図2）．

治 療

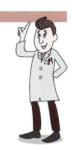

　血管造影画像（図示なし）により出血性血管病変がなかったため，高血圧性小脳出血と判断した．昏睡状態である患者のCT画像から閉塞性水頭症および脳幹圧排が観察された．切迫脳ヘルニアを改善するため可及的速やかに後頭下開頭血腫除去術と脳室ドレナージ術を施行した．

リハビリテーションスタッフはこう活かす

画像の読みかた

　図1にて，右小脳半球に白い部分（高吸収域）があり，小脳出血と考えられる．その周辺を黒っぽい部分（低吸収域）が取り囲んでいることから，脳浮腫と考えられる．白い部分は第4脳室にもみられ，脳室内に血液が流れ込み，脳室穿破を生じており，脳幹部への圧排も認める．また脳室は全体的に拡大しており，脳室内の髄液の流れが悪くなり，髄液が脳室内に溜まって急速な閉塞性水頭症の合併が生じたと思われる．

　手術後，第4脳室内の血腫は除去されたが，第3脳室内の血腫は残存している．これは時間経過とともに吸収されていくものと考えられる．

画像から読み取れる症状・障害

　小脳出血は血腫増大や脳室内穿破によって第4脳室を圧排し，閉塞性水頭症を併発する可能性がある．また，脳幹部や小脳の圧排によって切迫脳ヘルニアを生じる可能性があり，後頭下開頭血腫除去術・脳室ドレナージ術などが必要な場合がある．また回転性めまい，悪心・嘔吐が続く場合もある．小脳虫部の障害で体幹失調，小脳半球の障害によって四肢失調などのほか，脳幹部の障害で眼球運動障害や構音障害，嚥下障害などが生じる可能性がある．

評価（確認しておくべき情報）

- Brunnstrom stage，SIASなどの機能評価
- 触覚，温度覚，痛覚，深部感覚などの感覚評価
- 小脳失調検査
- 構音評価
- 嚥下評価

リハビリテーション治療上の注意

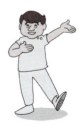

　小脳出血においても血腫増大や脳室穿破によって，脳ヘルニア切迫状態や水頭症などの併発があるため，症状の変化を確認しながら早期リハビリテーション治療を行う必要がある．早期のリハビリテーション治療に際しては上記に加え，回転性のめまいなどによって悪心・嘔吐が続くことがあり注意を要する．体幹・四肢失調症状に対するリハビリテーション治療が中心となる．

第3章　実際に患者さんの画像をみてみよう〜脳〜

症例8 脳出血⑤ 皮質下出血

80歳女性．昼まで洗濯をしていた．夕方，帰宅した息子に居間で倒れているところを発見され，救急要請．意識障害，右片麻痺を認め，運動性失語を認めた．

CT

a. 水平断

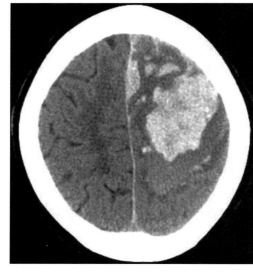
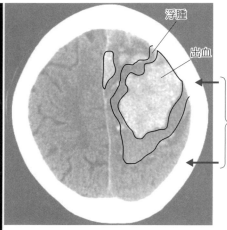
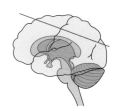

b. 冠状断

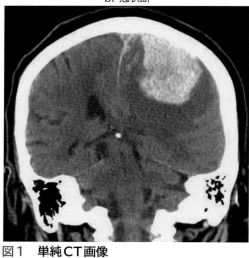
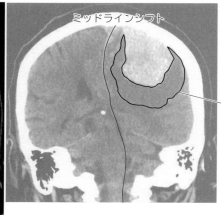

図1 単純CT画像
左前頭葉から頭頂葉にかけて広範な高吸収域を認める．出血の占拠効果による脳室の圧排，ミッドラインシフトを認める．出血量*は約30 mL．

*CT画像から出血量を推定する方法：血腫量の推定値（mL）は，一番大きく血腫がうつっている画像の縦径（cm）×横径（cm）×血腫がうつっているCT画像のスライス枚数×スライス厚（cm）÷2で求める．

医師による画像診断と治療

診　断

▶CT画像所見

　左前頭葉から頭頂葉の皮質下に高吸収域を認めるため，皮質下出血と診断．左前頭葉から頭頂葉においては出血周囲への圧排による大脳皮質の脳溝の消失と，血腫周囲の低吸収域を認めており，出血周囲に脳浮腫を呈している（図1）．出血により，右へのミッドラインシフト（正中線が右に偏位）を認め，帯状回ヘルニア（図2）を呈している．

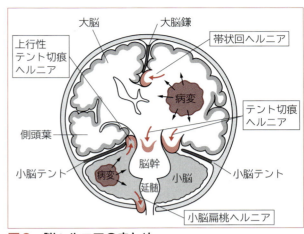

図2　脳ヘルニアのまとめ

治　療

　来院時の高血圧に対し，血圧管理（点滴による降圧管理）を行った．抗脳浮腫薬を投与してもなお徐々に意識障害が進行したため，緊急手術（開頭血腫除去術）を施行した．

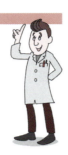

リハビリテーションスタッフはこう活かす

画像の読みかた

　図1にて左前頭葉から頭頂葉の皮質下に大きな白い部分（高吸収域）を認め，その周辺は黒く帯状（低吸収域）になっている．また圧排により周囲の大脳皮質の脳溝（みぞ）がなくなり，中心線が右側に圧排されている（右へのミッドラインシフト）．皮質下出血の所見である．

画像から読み取れる症状・障害

　皮質下出血も血腫増大による切迫脳ヘルニアを生じる可能性があり，開頭血腫除去術の対象となる場合がある．皮質下出血は出血部位によって出現する症状は異なる（表1）．本症例の場合，左前頭葉〜頭頂葉にかけての出血であり，右片麻痺や失語症（運動性失語），注意障害などの高次脳機能障害が出現する可能性がある．

表1　出血部位別の症状

出血部位	出血部位で起こる症状
前頭葉	高次脳機能障害，運動性失語，麻痺
側頭葉	感覚性失語，聴覚障害
頭頂葉	優位半球/劣位半球：Gerstmann（ゲルストマン）症候群/半側空間無視
後頭葉	視野障害など

評価（確認しておくべき情報）

- Brunnstrom stage，SIASなどの機能評価
- 触覚，温度覚，痛覚，深部感覚などの感覚評価
- 小脳失調検査
- 構音評価，嚥下評価
- 認知症評価（HDS-R，MMSEなど）
- 失語症評価（SLTA，WABなど）
- 各種高次脳機能障害検査

リハビリテーション治療上の注意

　脳動静脈奇形（AVM）や脳アミロイドアンギオパチー（CAA；髄膜，脳内の血管壁にアミロイド異常蛋白が沈着し，血管壁がもろくなる病態．脳出血を繰り返す場合がある）からの出血が多く，高齢者に多い傾向がある．早期のリハビリテーション治療開始が重要だが，バイタルサインのチェックなどが必要である．出血部位によって障害は多彩であるため，症状の見落としに注意すべきである．

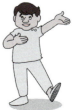

症例9 くも膜下出血—破裂脳動脈瘤

62歳男性．昼食後，仕事中に突然の激しい頭痛が出現，しばらくして嘔吐あり．頭痛の改善なく意識障害が出現したため，救急車で搬送された．

CT

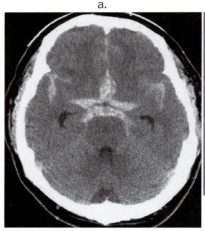
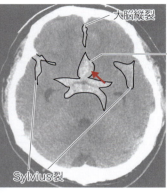
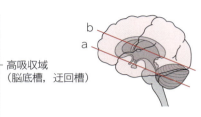

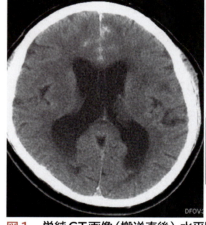
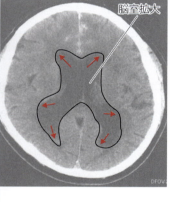

図1 単純CT画像（搬送直後）水平断
両側Sylvius裂，大脳縦裂，脳底槽（交叉槽，脚間槽，橋槽），迂回槽に高吸収域を認める．また脳室拡大を認め急性水頭症を考える．
（正常像：aは49頁 図9，bは47頁 図6参照．また34頁 図2も参照）

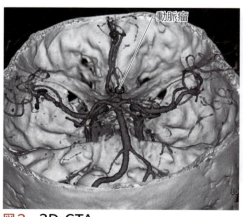
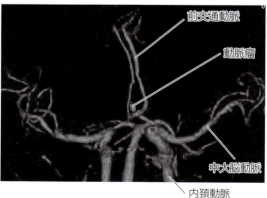

動画1
くも膜下出血（破裂脳動脈瘤）の3D-CTA

図2 3D-CTA
前交通動脈に動脈瘤を認める．

医師による画像診断と治療

診 断

▶ CT画像所見

CT画像（図1）では，くも膜下腔に高吸収域を認め，症状からくも膜下出血を考える．大脳縦裂の深部に血腫（図1矢印）と思われる高吸収域が認められる．

3D-CTA（図2）で認められた前交通動脈の脳動脈瘤の破裂が原因であることを推論させる．頭痛は出血による髄膜刺激症状が原因．また，出血と急性水頭症（合併症）による頭蓋内圧亢進症状として，嘔吐や意識障害が出現したと考える．

急性水頭症の原因は，くも膜下腔・脳室への出血による急性の髄液循環障害である．

治 療

くも膜下出血の原因である前交通動脈の動脈瘤に対し，開頭クリッピング術を行った．一般的な術後管理に加え，くも膜下出血後の脳血管攣縮に対する予防的治療を行い，水頭症に対しては後日，脳室腹腔シャント術を施行した．

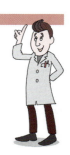

リハビリテーションスタッフはこう活かす

画像の読みかた

CT画像では水は黒く，血液は白くうつる．図1aではSylvius裂や大脳縦裂が白くなっており，くも膜下腔に血液が貯留していると考えられる．またWillis動脈輪のある脳底槽がヒトデの形に白くなっており，出血源が近傍にあることを疑わせる．図2で前交通動脈に瘤が認められることから，同部位の破裂によるくも膜下出血と判断する．側脳室は白くなっていないが拡大しているため，急性水頭症を続発しておりドレナージ（管の挿入による排液）が必要である（図1b）．術後は適正な頭蓋内圧維持と，約2週間前後の脳血管攣縮予防管理が必要になる．脳血管攣縮の確定診断は脳血管造影によって行われるが，侵襲を避けるために経頭蓋的ドプラ検査やMRA，MRI拡散強調画像，3D-CTA，SPECTなどが利用されるので，これらの検査が行われていたら，医師に確認する．

画像から読み取れる症状・障害

ドレーンからの排液が滞り，急性水頭症になれば頭蓋内圧亢進が起こり，頭痛，嘔吐，複視，血圧上昇，徐脈，意識障害などが起こる．脳血管攣縮が起これば，攣縮を起こした脳主幹動脈の領域に合わせた脳虚血症状が出現してくる．すなわち片麻痺や呂律障害，失語症や半側空間無視などの高次脳機能障害が出現したら要注意である．本症例は前交通動脈瘤であるので，両側の前大脳動脈領域の脳血管攣縮が生じると，下肢に強い両側片麻痺が起こりうる．この場合は脊髄障害の際の対麻痺に類似した症状であり，注意を要する．二次的に正常圧水頭症を起こすことも多いので，歩行障害，認知障害，尿失禁が生じたら医師に相談する．

評価（確認しておくべき情報）

- 血圧，脈拍，体温，経皮的動脈血酸素飽和度などのバイタルサイン．その他脳槽ドレナージによる頭蓋内圧の変化など．
- 意識レベル［Japan Coma Scale（JCS），Glasgow Coma Scale（GCS）］，失語症評価（SLTA，WAB），脳神経系診察，Brunnstrom stage（脳卒中機能回復評価），痙縮評価（MAS）など．
- 各種高次脳機能障害検査．

リハビリテーション治療上の注意

リハビリテーション治療開始時には，脳槽ドレーンが入っていることが多い．ヘッドアップに関しては医師の確認が必要であるとともに，ドレーンの抜去事故，ドレーン感染に注意する．脳血管攣縮は看護師やセラピストからの病状変化の報告により早期に発見することができるので，神経症状の観察をしっかり行う．

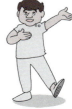

症例10 正常圧水頭症

75歳男性．転倒して受診．ここ数ヵ月，足がもつれるようになり，徐々に悪化していた．2週間前も転倒した．また最近，物忘れが目立つようになったが本人の自覚はない．ここ数日，尿失禁が増えた．

CT

a. 水平断

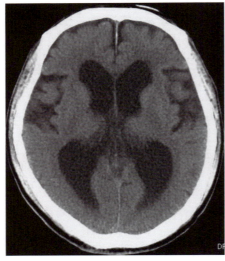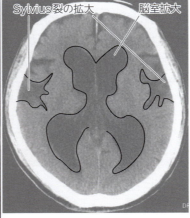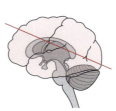

b. 冠状断

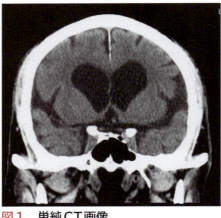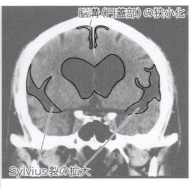

図1　単純CT画像
脳室拡大（Evans index：0.39）およびSylvius裂の拡大，高位円蓋部の狭小化が認められる．これは髄液の不均一な分布が原因となるくも膜下腔の不均一な拡大を伴う水頭症（DESH）と呼ばれ，特発性正常圧水頭症（iNPH）に特徴的な所見である．

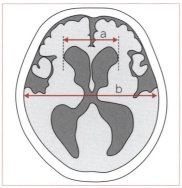

図2　本症例のエバンスインデックス（Evans index）
a/b＞0.3のときは冠状断の評価が必要

医師による画像診断と治療

 ### 診　断

▶CT画像所見

　CT画像（図1）では，脳室拡大（Evans index：0.39）（図2）およびくも膜下腔の不均一な拡大を伴う水頭症（disproportionately enlarged subarachnoid-space hydrocephalus：DESH）が認められる．また歩行障害は入院中に行った髄液排出試験（タップテスト）により改善を認めたことで特発性正常圧水頭症（idiopathic normal pressure hydrocephalus：iNPH）の診断となった．本症の病態は，髄液の循環障害，吸収障害が原因で髄液量が増加し，くも膜下腔（脳槽，脳溝）および脳室を拡大させ発症・進行する．

 ### 治　療

　脊髄腹腔シャント術または脳室腹腔シャント術を行う．本症例は変形性腰椎症を認めたため，脳室腹腔シャント術を行った．

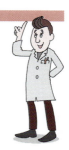

リハビリテーションスタッフはこう活かす

 ### 画像の読みかた

　正常圧水頭症（normal pressure hydrocephalus：NPH）は，先行疾患が明らかでない特発性NPH（iNPH）と，くも膜下出血後によくみられる二次性NPH（secondary NPH：sNPH）とに分けられ，本症例はiNPHである．

　図1で明らかな脳室の拡大を認める．頭蓋内腔の幅に対する側脳室前角の幅の比較をEvans index（図2）といい，0.3よりも大きい場合（本症例は0.39）はMRIで冠状断（本症例はCTで代用している）を確認する．その冠状断で，大脳表面の上方や大脳縦裂（左右大脳半球の間）の脳溝（脳のしわ）が狭くなり，前頭葉と側頭葉の間にあるSylvius裂が拡大しているのがiNPHの特徴である．これらは，左右のSylvius裂は空いているのに，上方の大脳の脳溝は凝集しているということであり，"くも膜下腔の不均一な拡大を伴う水頭症"（DESH）と呼んでいる．本症例も同様の所見を示している．

 ### 画像から読み取れる症状・障害

　iNPHの主な症状は，歩行障害，認知障害，尿失禁の3つである．具体的には，足が上がらず，すり足気味で，足先が開いた小刻み歩行を呈する．歩き始めがすくんでしまい，なかなか一歩目が出ず，また，つまづいて転倒しやすい．物忘れが多くなり，好きだったものに興味がなくなり，意欲が低下して表情が乏しくなる．尿意が我慢できず，失禁してしまうなどである．本症例も易転倒性ともの忘れ，下着が汚れるなど三主徴がそろっている．これらがみられたら，背中から注射針で髄液を約30 mLほど抜くタップテストという検査を行う．タップテストで髄液を抜いたことで，歩き方や顔の表情，尿意の状態が1〜2日程度で軽くなる場合，手術が考慮される．本症例もタップテストにより歩行障害の改善が認められ，手術に至った．

 ### 評価（確認しておくべき情報）

- 歩行評価［10 m歩行テスト，Timed Up & Go Test（TUG）などをビデオ撮影して行う］
- 認知評価（HDS-RやMMSE検査などを行う．これらはタップテストの前後で比較するとよい）

リハビリテーション治療上の注意

　セラピストが小刻み歩行の認知症患者に出会う頻度は高い．本疾患は，一般高齢者の0.5〜2.9％に存在する可能性が指摘されており，標準的な手術で治すことができることから，見逃さず診断することが重要である．疑わしい患者をみたら精査を勧めてほしい．

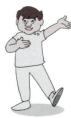

症例11　脳動静脈奇形（AVM）

42歳女性，けいれん発作を認め搬送された．

MRI

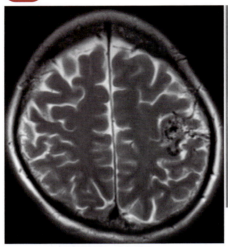
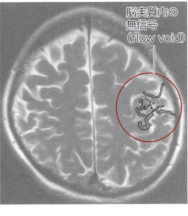
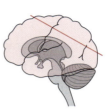

脳実質内の無信号（flow void）

図1　T2強調画像 水平断
左頭頂葉中心後回に血流があるため無信号（flow void）＝異常血管（ナイダス，nidus）を認める．

血管造影

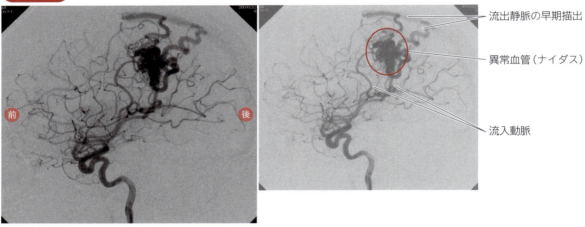

流出静脈の早期描出
異常血管（ナイダス）
流入動脈

図2　側面像
左内頚動脈撮影における動脈相にて流入動脈，異常血管（ナイダス），流出静脈が描出される．

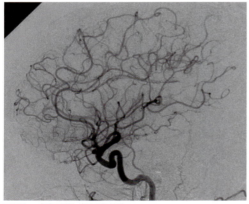

図3　側面像（正常像）
異常血管は描出されず，静脈も早期には描出されない．

医師による画像診断と治療

診 断

▶MRI画像所見

中心後回を中心に，T2強調画像で無信号（flow void）となる異常血管（nidus，ナイダス）を認める（図1）．脳動静脈奇形（AVM）は，脳血管の動脈と静脈が先天的に短絡している疾病で，流入する動脈（流入動脈）の圧力によって静脈が拡張したものをナイダスと呼んでいる．

▶血管造影画像所見

左内頸動脈撮影にて中大脳動脈から流入動脈をもち，脳表から矢状静脈洞へ流出静脈をもつ異常血管（ナイダス）を認める（図2）．

治 療

抗てんかん薬を服薬開始．精査後，開頭AVM摘出術を施行した．

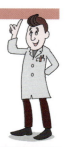

リハビリテーションスタッフはこう活かす

画像の読みかた

図1で，中心後回に異常血管（ナイダス）が認められている．MRIは静止した組織の水素原子の動きをみているので，血流が速い組織ではその動きを捉えることができずに無信号となる．特にT2強調画像ではその傾向が強く，AVMは黒く抜けてみえ，これをflow voidという．動脈血は，枝分かれした脈管から毛細血管に移行して組織を還流したあと，静脈へと集まっていく．そのため脳血管造影では，動脈に造影剤を注入した場合，静脈が描出されるまでにタイムラグがあるので，通常，動脈と静脈が同時に造影されることはない（図3）．本症例はナイダスと呼ばれる異常血管の塊により，動脈血が毛細血管を経由せず，直接静脈に流れ込むために動静脈が同じ画面にうつっている（図2）．病変部では，動脈の強い圧力が弱い異常血管に加わるため，血管が破けて，くも膜下出血や脳内出血が起こりやすい．またナイダスは脳内の腫瘤であるため，脳の電位に影響を及ぼし，てんかん発作の原因になりうる．

画像から読み取れる症状・障害

本症例は，計画的に異常血管の処置（開頭AVM摘出術）ができたため，出血を未然に防ぐことができたが，AVMがある患者は1年間に2〜4％が出血するとされている．中心後回は知覚（感覚野）を，隣の中心前回は運動（運動野）を司どっているため（37頁，図6参照），もし出血が起きれば反対側の右半身に感覚障害を伴った運動麻痺が出現する．出血源が大脳皮質であるため，失行や失認が生じ，出血の大きさによっては失語症が加わる．出血を起こしていなくとも，てんかん発作を引き起こすことがあり，本疾患の発見につながるため，てんかん発作をみたら原因の検索が必須といえる．

評価（確認しておくべき情報）

- 開頭AVM摘出術後であれば，病変が大脳皮質にあったため，高次脳機能障害のスクリーニングをしておきたい．
- HDS-RやMMSE，コース立方体組み合わせテスト，Trail Making Test（TMT）A・B，三宅式記銘力検査，かな拾いテストなどを行い，問題があれば精密な評価を行う．

リハビリテーション治療上の注意

AVMが発見されず，脳出血を起こしてはじめて診断がつくことも珍しくない．この場合，脳出血患者のリハビリテーション治療に準じる．処置は開頭摘出以外に，血管内治療として異常血管の塞栓術や，ガンマーナイフなどの放射線治療もある．リハビリテーション治療の必要性は評価結果による．

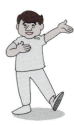

症例12 もやもや病

第3章 実際に患者さんの画像をみてみよう 〜脳〜

9歳女児．音楽の授業にて笛の演奏中，右上肢脱力を数分認め，搬送となった．

MRI

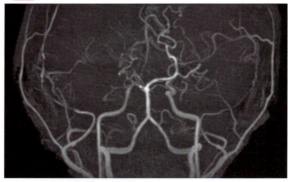
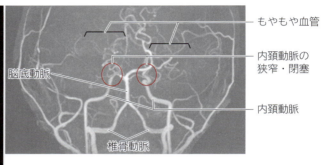

図1　MRA画像 正面像
（正常像：41頁，図11参照）

血管造影

a. 側面像

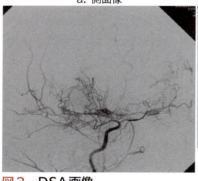

b. 正面像

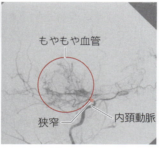
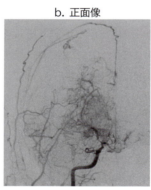
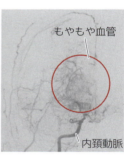

図2　DSA画像
内頸動脈末梢で血管が狭窄し，その先に異常血管（もやもや血管）を形成．術後，バイパス血管からの血流を認める．

a. 側面像　　　　　　　　　　　　　b. 正面像

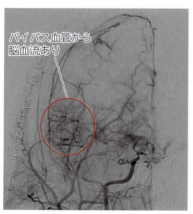
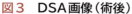
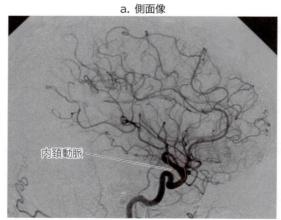
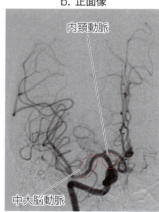

図3　DSA画像（術後）　　図4　DSA画像（正常像）

医師による画像診断と治療

診　断

▶MRI画像所見

MRA画像（図1）にて両側内頚動脈の狭窄・閉塞を認め，その末梢の前大脳動脈および中大脳動脈は描出不良である．

▶血管造影画像所見

内頚動脈の閉塞を認め，末梢中大脳動脈領域に異常血管（もやもや血管）の形成を認める（図2）．

治　療

右大脳半球の一過性脳虚血症状を呈する状態であり，直接および間接的血行再建術を施行した（図3）．

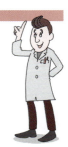

リハビリテーションスタッフはこう活かす

画像の読みかた

もやもや病は，5～10歳と30～50歳の2つの年齢層に多い．本症例は9歳女児が笛の演奏中に脱力したという典型的な発症パターンであり（過換気による脳血管の収縮が引き金になっている），MRA画像で診断がつく．本疾患はWillis動脈輪（42頁，図12参照）閉塞症とも呼ばれており，図1では両側の内頚動脈が途絶え，前大脳動脈および中大脳動脈がうつっていない．治療方針を検討するために，脳の血管を直接X線でうつす脳血管造影を追加しているが（図2），本来，木の幹のようにみえるはずの前大脳動脈および中大脳動脈（図4）の代わりに，煙が昇るような微細血管の網（もやもやとした細い血管群）がみてとれる．これは主要血管の閉塞により悪くなった脳血流に対する自然の防衛策として，側副血管と呼ばれる脳血流を補うための新しい血管がつくられたものである．このままでは，大きな呼吸をするたびに麻痺症状が出現してしまい，脳梗塞を引き起こすこともあるため，血行再建手術が行われた（図3）．

画像から読み取れる症状・障害

もやもや病の本態は，原因不明のWillis動脈輪閉塞であり，もやもや血管は代償的に発達した新たな血液供給ルートである．過換気状態になると動脈血の二酸化炭素分圧の低下をもたらし，脳血管収縮をきたすため，頭痛，失神発作，脱力発作，けいれん発作などが繰り返し起こる．成人では約半数が脳出血で発症し，残り半数は，小児と同じような虚血症状を起こす．脳出血は，壁が弱いもやもや血管が破けて，突然に頭痛や意識障害，麻痺などを示し，緊急の対応が必要である．

評価（確認しておくべき情報）

- 症状進行が速い小児では，重い神経障害や知能障害を残す場合があり，WISC（児童向けWechsler式知能検査）-Ⅳを評価する．
- 成人での脳出血発症例は，通常の脳出血と同様に麻痺，失語，高次脳機能障害評価を行う．

リハビリテーション治療上の注意

リハビリテーション治療が必要となるのは，脳出血を発症した成人例である．その場合，脳出血患者のリハビリテーション治療に準じるが，再出血の可能性が18～40％あり，血圧管理を厳重にすべきである．

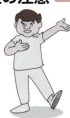

症例13 脳外傷—慢性硬膜下血腫

84歳女性．バスから降りる際，転倒して頭部を打撲した．受傷1ヵ月後より左上下肢の不全麻痺が出現し来院した．

CT

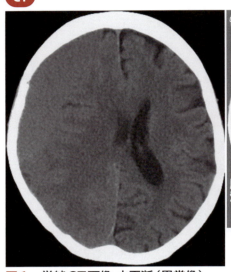
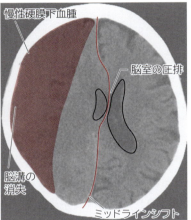
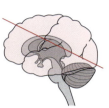

図1　単純CT画像 水平断（異常像）
右硬膜下に等吸収の血腫を認める．

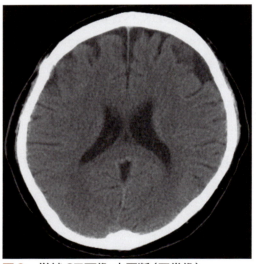
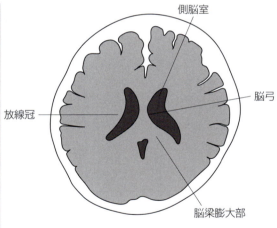

図2　単純CT画像 水平断（正常像）

医師による画像診断と治療

 診　断

▶CT画像所見

右前頭葉を圧排する等吸収（isodense）の慢性硬膜下血腫を認め，脳溝の消失，脳室の圧排，ミッドラインの左方へのシフトを認める（図1）．

 治　療

右慢性硬膜下血腫の治療として，穿頭血腫洗浄ドレナージ術を施行した．

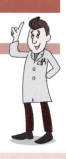

リハビリテーションスタッフはこう活かす

画像の読みかた

　発症の原因は硬膜とくも膜の間の出血であるが，出血した時点では症状を呈するほどの量には達しない．その後，被膜（外膜，内膜）が形成されて被膜内の血球破壊産物を含んだ血液と髄液の混合した液状物質が増量し，受傷3週から数ヵ月を経て，脳を圧排するにまで増大する（図1）．

　CTが普及した現在，本症を疑うことができれば診断は容易といえる．血腫の存在が証明できればよいので，CT画像が撮影できればよく，MRI画像まで撮影する必要はないだろう．成人において，通常は片側性に発生するが，10％程度は両側に発生するといわれている．

　本症例のように受傷1ヵ月後の場合，脳とほぼ等吸収の血腫を示すことが多い．画像を見慣れていないと，脳実質に何か起こったのではないかと考えてしまうかもしれない．血腫は頭蓋骨の内面に接して，三日月状の形状を示す．

画像から読み取れる症状・障害

　本症例は，血腫が右側脳実質を圧排している．特に放線冠など，運動線維が集まっている部位を圧排している（図2）と推定されるため，左上下肢の不全麻痺（左不全片麻痺）を呈したと考えられる．脳梗塞のような神経細胞の壊死ではなく，血腫による脳圧排なので，麻痺は軽度な場合が多く，本症例も不全麻痺を呈するに留まっている．

　高齢者の場合，初発症状が物忘れや性格変化などの認知機能低下を示す場合がある．本症例については明らかではないが，少なくとも高次脳機能評価はスクリーニングで精査するとよい．

　成人では進行性の頭痛や嘔吐などの頭蓋内圧亢進症状を呈する場合がある．高齢者では脳萎縮があり，頭蓋内圧が元々低いことが多いので起こりにくいため，本症例では頭痛や嘔吐を訴えていないと考えられる．

評価（確認しておくべき情報）

- 外傷の既往の有無（軽微な打撲も含む）
- 進行性の頭痛や嘔吐などの頭蓋内圧亢進症状
- 高次脳機能評価（スクリーニングでよい）
- 神経学的評価や運動機能評価は脳血管障害に準ずる

リハビリテーション治療上の注意

　診断が確定すれば，脳神経外科医による穿頭血腫除去術が行われる．手術が終了し，頭部ドレーンが抜去されれば，離床が許可される．初回および術前評価から，症状にどのような変化を示しているか確認しながら，麻痺改善，ADL改善（症例によっては高次脳機能改善），社会復帰を目指していく．

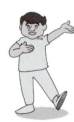

COLUMN
頭部外傷

　頭部外傷による頭蓋内出血には，急性硬膜下出血，急性硬膜外出血，慢性硬膜下出血などがある（61頁，図7参照）．
　急性硬膜下出血は，頭部外傷によって架橋静脈や静脈洞から硬膜下に出血し，頭部CT画像で三日月型の高吸収域を呈する．脳挫傷を伴うことが多く，予後不良で死亡率は50〜60％である．
　急性硬膜外出血は外傷による中硬膜動脈の破断で頭蓋骨と硬膜の間に出血し，頭部CT画像で凸レンズ型の高吸収域を呈する．受傷直後の意識消失から回復し，数時間の意識清明期があり再び意識障害が生じるlucid intervalがあるといわれている．圧排が著しい場合には開頭血腫除去術が行われる．
　慢性硬膜下出血は，外傷後3週間以上を経過して硬膜下に徐々に血腫が生じる．50歳以上の高齢者に多く，外傷機転のはっきりしない場合も多い．血腫の増加，脳の圧排に伴い，徐々に進行する歩行障害，意識障害，認知症などの症状が出現する．特に認知症は，正常圧水頭症による認知症とともに手術によって改善するものとして知られており，早期の対応が望ましい．手術は穿頭血腫除去術が行われる．

症例14 Parkinson病

68歳女性．半年前から左手の震えがみられ，3ヵ月前から動作がゆっくりになったために来院した．受診時，動作緩慢で左優位に両側の上下肢に静止時振戦と筋強剛を認めた．

MRI

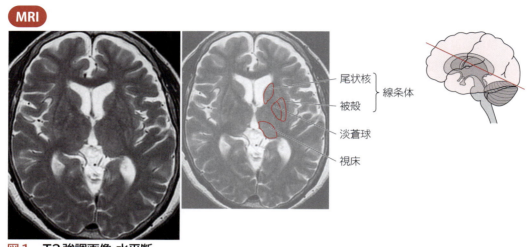

図1 T2強調画像 水平断
特記すべき異常を認めない．

核医学検査

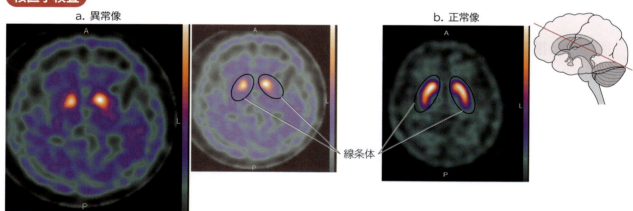

図2 ドパミントランスポーター（DAT）シンチグラフィー画像 水平断

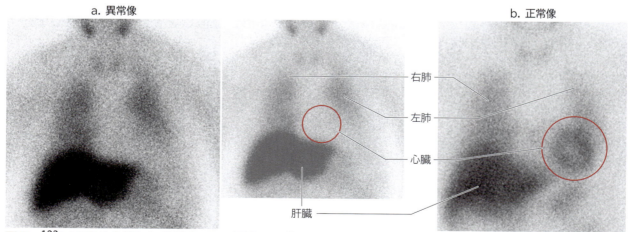

図3 ^{123}I-MIBG心筋シンチグラフィー画像 正面像
心筋への^{123}I-MIBGの取り込みがみられず，白く抜けている．心臓の交感神経障害が考えられる．

医師による画像診断と治療

診 断

▶CT・MRI画像所見
Parkinson病（PD）では，一般的なCT（図示なし）やMRI（図1）で異常を認めない．PDに似た症状（Parkinsonism）を呈する脳血管障害などでは局所の萎縮やMRIで異常信号域を呈することがあり，鑑別に役立つ．

▶核医学検査画像所見
ドパミントランスポーター（dopamine transporter：DAT）受容体シンチグラフィーで投与する ^{123}I（イオフルパン）はドパミン作動性神経に分布する薬剤であるが，本症例では右優位に両側の線条体で同剤の取り込みの著しい低下を認める（図2）．これは，PDの病態であるドパミン作動性神経の変性・脱落を反映する所見である．右優位に取り込みが低下していることは，症状が左半身に優位であることと矛盾しない．

心筋MIBGシンチグラフィーで投与する ^{123}I–MIBGは心臓の交感神経に分布する薬剤であるが，本症例では心臓箇所に同剤の取り込みがみられない（図3）．これはPDやLewy小体型認知症で認められる所見で，心臓の交感神経の脱落を反映している．

治 療

PDと診断し，レボドパとドパミン受容体刺激薬の投与を開始したところ，動作が速くなるとともに静止時振戦や筋強剛が軽快した．

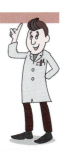

リハビリテーションスタッフはこう活かす

画像の読みかた

異常を直接表すDAT受容体シンチグラフィー（図2）でオレンジ色に光っている部分が減少しており，心筋MIBGシンチグラフィー（図3）では ^{123}I–MIBGが心筋に集まっていない（集積がみられない）ため白く映っている．

画像から読み取れる症状・障害

PD初期症状で，静止時振戦や筋強剛（固縮）が左右非対称に出現することがよくある．図2で線状体への取り込みに左右差を認めているのは，黒質緻密層の変性が非対称に起こることによるといえ，症状も左優位に出現している．黒質緻密層の変性によりドパミンの生産量が減り，基底核の神経細胞間接続が減少することで筋肉の動きをスムーズにする働きが損なわれ，静止時振戦や筋強剛，動作緩慢が起きたといえる．図3で心筋への取り込みがみられないことから，将来的には便秘や排尿障害，低血圧などの自律神経症状出現の可能性を想定しておく．なお起立性低血圧は，PD治療薬に誘発されることが多い．

Parkinsonismを示す疾患は多数あり，原因疾患を診断することは治療方針立案や予後予測に大切である．Parkinsonismは症状そのものを意味し，具体的には，①静止時振戦，②筋強剛（固縮），③動作緩慢，④姿勢保持障害など特有の運動症状を示す．Parkinsonismを主とする疾患で，黒質緻密部ドパミン性神経細胞の変性，Lewy小体の出現を特徴とし，臨床的には前述の四大徴候を示す変性疾患がPDである．

評価（確認しておくべき情報）

- Hoehn & Yahr重症度分類/PD治療薬内服状況/運動評価：振戦，筋強剛（固縮），動作緩慢・無動，姿勢反射障害，姿勢異常など/歩行や書字などのADL

※本症例が進行した場合は以下についても評価する．
- 摂食嚥下評価/感覚評価（鈍い痛みを認める場合がある）/自律神経症状などの非運動症状

リハビリテーション治療上の注意

さまざまな症状が出現しうることを常に念頭に置く．PD治療薬の処方開始や変更があったか，変更があった場合はどのような意図なのかを把握すると評価やリハビリテーション治療を行いやすい．

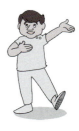

症例15 多発性硬化症

20歳女性．15歳で多発性硬化症の診断を受け，インターフェロンβ-1bによる再発予防を継続していた．1週間前より軽度の左手足脱力を自覚して受診した．

MRI

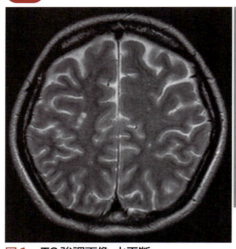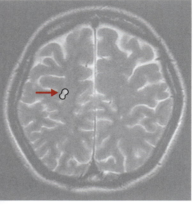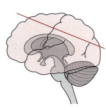

図1　T2強調画像 水平断
右前頭葉白質に小さな円形の高信号を認める．

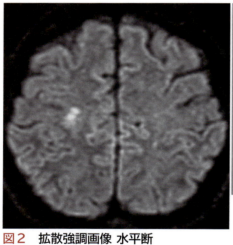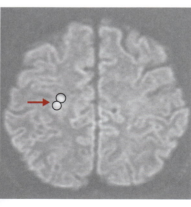

図2　拡散強調画像 水平断
図1の病変と同部位は明らかな造影効果はないが，淡く高信号を呈した．

a. 側脳室体上部　　　　　　　　　　b. 半卵円中心

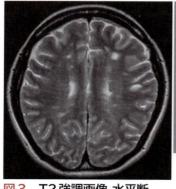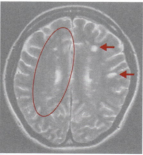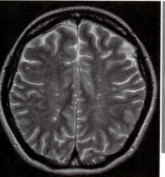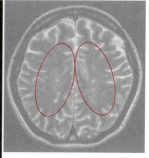

図3　T2強調画像 水平断
両側脳室周囲白質や皮質下白質に大小さまざまな高信号の散在を認める．

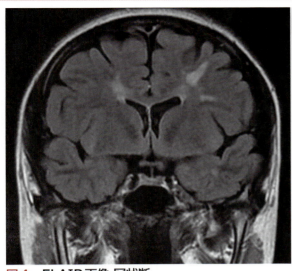
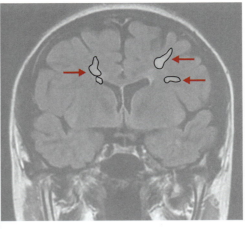

図4　FLAIR画像　冠状断
両側脳室周囲白質や皮質下白質に大小さまざまな高信号の散在を認める.

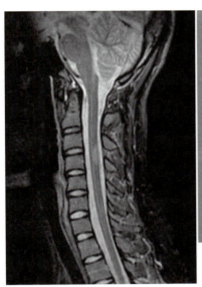
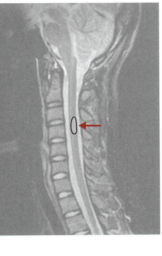

図5　頸椎STIR画像　矢状断
第3頸椎から第4頸椎にかけて1椎体長の脊髄高信号を認める.

他症例・MRI

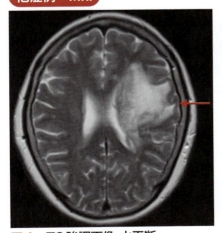

図6　T2強調画像　水平断
左大脳白質に単一巨大病変と考えられる高信号を認める.

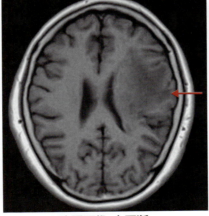

a. ガドリニウム造影前　　b. ガドリニウム造影後

図7　T1強調画像　水平断
同部位は, 一部にガドリニウム造影効果を認める.

第3章　実際に患者さんの画像をみてみよう〜脳〜

医師による画像診断と治療

診　断

▶MRI画像所見

多発性硬化症のMRI画像における病巣は，脳室周囲の卵円形病変（ovoid lesion），皮質〜皮質下U線維の病変，側脳室壁に垂直な脳梁内病変，単一巨大病変（tumefactive multiple sclerosis）などが特徴的である（図6，図7）．本症例では，両側脳室周囲や皮質下白質に大小さまざまなT2高信号を認めており，多発性硬化症の病巣として矛盾しない（図1，図3，図4）．また，拡散強調画像（図2）で高信号を呈する右前頭葉白質の病巣は，主訴である左手足脱力の責任病巣と考えられる（図1，図2）．

多発性硬化症の脊髄病巣は通常1椎体以内に留まり，3椎体以上の長大性病巣となる視神経脊髄炎との鑑別ポイントである．本症例の病巣は多発性硬化症の陳旧性病巣として矛盾しない（図5）．

治　療

多発性硬化症の再発と考え，ステロイドパルス療法を施行した．また，今後の再発予防としてインターフェロンβ-1bからインターフェロンβ-1aへの切り替えを行った．

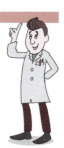

リハビリテーションスタッフはこう活かす

画像の読みかた

多発性硬化症患者の脳や脊髄のMRI検査を行った場合，多数の斑状の病巣が確認できる．多発性硬化症の病名は中枢神経系の組織に硬化した病巣が多発することに由来している．

急性期において，ガドリニウム-DTPA（MRI用造影剤）によるプラークの増強効果はT1強調画像で認められやすく，約1ヵ月持続するため，活動性の有無や病巣の新旧を知るうえで有用である（図7b）．増強効果は均一であることが多い．

急性期・慢性期にかかわらず神経細胞の障害があると，T1強調画像では低信号領域（図7a），T2強調画像では高信号領域（図6）として認められる．

FLAIR画像（図4）は，脳室周囲の病変をみるのには優れているが，基底核，脳幹，小脳はT2強調画像と比較して描出が悪く，健常者の辺縁系と島の皮質と比べてやや高信号にみえるので注意が必要である．

画像から読み取れる症状・障害

病変の80〜90％は自覚症状がなく，無症候性と考えられている．また解像度が低い場合や断層のギャップがある場合はMRI画像にうつらない病変もある．

したがって，MRI画像のみに頼るのではなく，臨床像・臨床症候を十分に把握することが重要である．

評価（確認しておくべき情報）

急性期・回復期・安定期のすべてにおいて，脳血管障害や脊髄損傷に準ずる．

リハビリテーション治療上の注意

脳・脊髄のどこにでも発症しうるので，症状は多彩である．多彩に起こる症状に対するリハビリテーション治療として，急性期・回復期・安定期のすべてにおいて，脳血管障害や脊髄損傷に準ずる場合が多い．

一方で，急性期は疲労を避け，過度の機能訓練は再燃を誘発しやすいので注意を要する．高温の入浴や温熱療法は症状を悪化させる（Uhthoff徴候；体温の上昇に伴って神経障害が悪化），など多発性硬化症に特徴的な注意点もある．

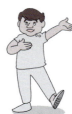

第Ⅲ部

脊椎・脊髄

Step 1 機能と構造

1. 脊椎の機能と構造

脊椎に要求される機能は，体幹の支持性，神経系の保護性，次いで可動性である．脊椎は，7個の頸椎，12個の胸椎，5個の腰椎，5個の仙椎，3〜4個の尾椎から構成される．5個の仙椎は癒合して仙骨となり尾椎は尾骨を形成する．その配列は正面像では直線状，側面像では頸椎部で前弯，胸椎部で後弯，腰椎部で前弯，仙骨・尾椎部で後弯とゆるいS字状カーブの連続となっている（図1）．

椎骨は，椎間板，靱帯組織（黄色靱帯，棘上靱帯，棘間靱帯，前縦靱帯，後縦靱帯），椎間関節により一定の可動性を保って連結されている．椎間板は弾力に富み，脊椎に可動性を与えるとともに外からの衝撃を吸収する機能も備えている．靱帯組織は支持性と可動範囲を規制しているが，黄色靱帯は高齢になるとしばしば肥厚して，脊柱管狭窄症の一因となる（図2）．

2. 脊柱の神経

頸椎から仙椎にかけて脊柱管があり，その中に脊髄と馬尾神経が存在する．各レベルから脊柱管外に出る神経根（脊髄神経）は，頸椎部では8対（第7頸椎・第1胸椎間には第8頸神経根が存在する），胸椎部では12対，腰椎部では5対，仙椎部では5対存在し

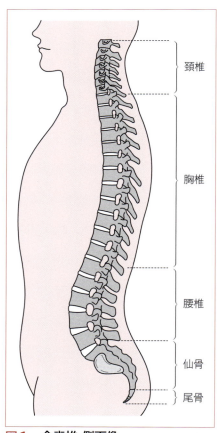

図1　全脊椎 側面像

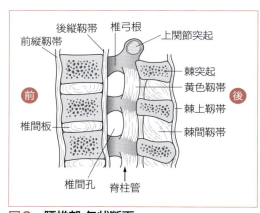

図2　腰椎部 矢状断面

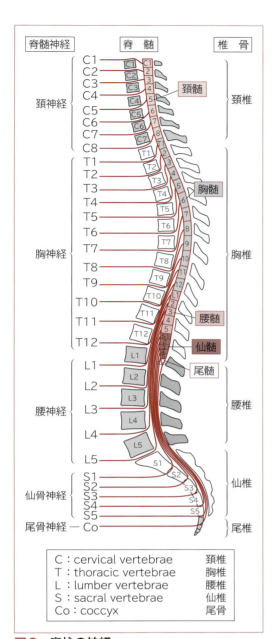

図3 脊柱の神経

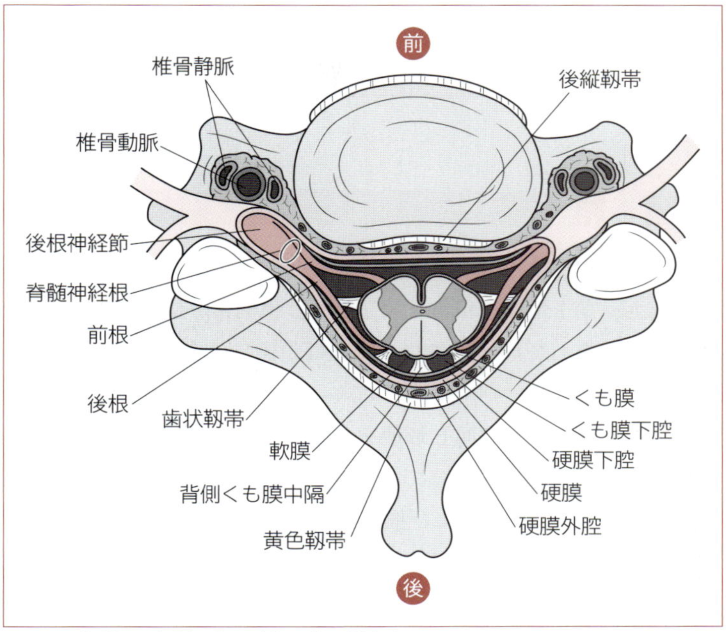

図4 脊椎・脊髄 水平断面（頚椎部）
くも膜下腔に脳脊髄液は存在する.

ている（図3）．頚椎部から分岐する頚髄神経は上肢の感覚と運動を支配し，胸椎部では肋間神経となる．腰椎部，仙椎部では下肢の感覚・運動を支配する以外にも，排尿・排便の機能も司っている．また，脊髄と神経根は，可撓性のある脊柱とその靱帯のみではなく脊髄膜（脊髄側から軟膜→くも膜→硬膜）とくも膜下腔にある脳脊髄液によっても保護されている（図4）．

第III部 脊椎・脊髄

第4章 脊椎・脊髄画像 基本のみかた

Step 2 正常画像

1. 頚椎

頚椎柱は全体として軽度前弯位の配列を呈する（図1）．第1, 2頚椎は形態的な特異性を有し，第1頚椎を環椎，第2頚椎は軸椎と呼ばれている．環椎には椎体がなく，広い脊柱管を有している．また，軸椎は頭側の歯突起が特徴的である．頭頚部の回旋運動の約50％はこのレベルで行われている（図2）．

第3頚椎以下はほぼ同じ形態をとり，左右後側方の椎間関節と前方椎体間の椎間板から構成され，可動性を保って連結されている．神経根が通過する椎間孔の後壁は椎間関節の前面，前壁は椎体および椎間板の後外側により構成されている．この部は，Luschka関節または鉤椎関節と呼ばれ，椎間板の変性，狭小化に伴って後外側へ突出する骨棘が形成されやすい．その結果，椎間孔が狭小化し，上肢痛など神経根障害の原因となるため臨床上重要となる（図3, 図4）．

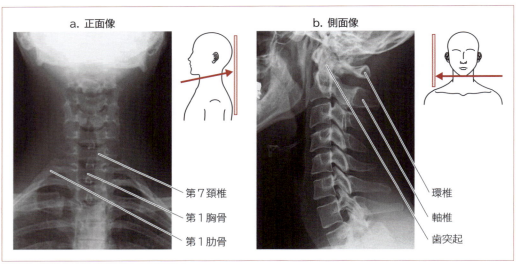

図1 頚椎単純X線画像（正常像）

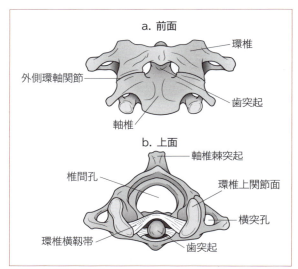

図2 環椎と軸椎

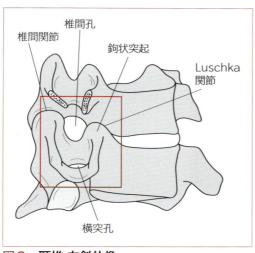

図3 頚椎 右斜位像

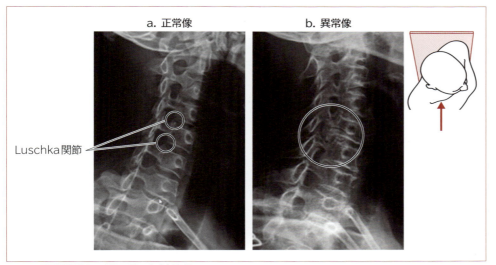

図4 頚椎単純X線画像 右斜位像
aは椎間孔に変形はみられないが，bでは，Luschka関節に変形性関節症性変化が生じ，椎間孔が狭小化している．

2. 胸椎・腰椎

　胸椎柱は全体として軽度後弯位の配列を呈する（図5）．解剖学的には肋骨を介して胸骨と結合し胸郭を形成している．この構造的特徴のため力学的に非常に安定していると考えられるが，第12胸椎では肋骨は短く遊離端となっており，胸郭を欠き，安定性の点で異なる（図6）．胸椎の椎間関節は前額面を向くように形成されており，また，棘突起は強く傾斜して上下に重なり合うため，回旋方向への可動域は比較的大きいが，前後方向への動きは制限される（図7）．胸椎部では，脊髄神経は血流供給が乏しいなどの理由で易損性であり，力学的な安定とは逆に神経生理学的弱点を有している．
　第12胸椎から第1腰椎は胸腰椎移行部と呼ばれ，可動性の少ない胸椎と可動性の大きい腰椎の連結部位である．この特徴から，外傷による応力が集中しやすく脊椎損傷が好発する．この部位で脊髄は，円錐上部，脊髄円錐を経由して馬尾へ移行する．胸腰椎移行部で重要なことは，脊髄円錐末端の位置である．通常，脊髄の末端は第1・2腰椎間にあることが多いが，個人差もあり，ときには第2腰椎椎体レベルまで下降している（図8）．こういった個人差や，また脊髄円錐部には膀胱直腸機能の中枢が，円錐上部には下肢機能の中枢が存在するため，神経圧迫により多彩な神経症状を呈しやすい．

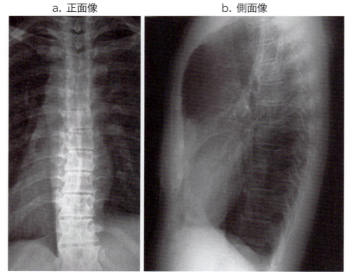

図5 胸椎単純X線画像(正常像)

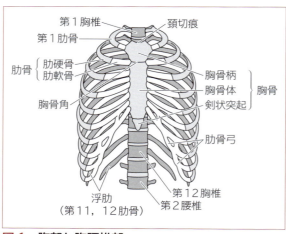

図6 胸郭と胸腰椎部
第11, 12肋骨は自由端となっており, 胸郭の形成には直接関与しない.「胸腰椎部」とは第11胸椎から第1あるいは第2腰椎までをいう.

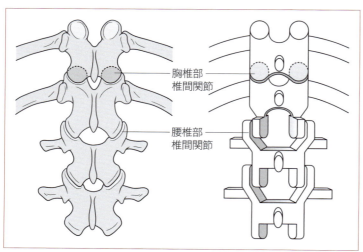

図7 胸腰椎部における椎間関節の変化
胸椎部では前額面を向いている椎間関節面が腰椎部では矢状面方向に変化する.
[伊藤達雄(編):整形外科手術のための解剖学—脊椎・骨盤, p7, 1998, メジカルビュー社より許諾を得て転載]

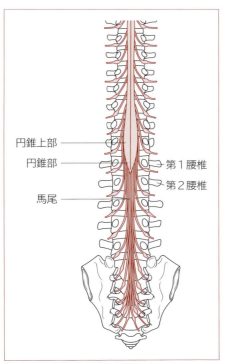

図8 脊髄円錐部の解剖
[鐙　邦芳（著）：整形外科手術のための解剖学—脊椎・骨盤（伊藤達雄編），p98，1998，メジカルビュー社より許諾を得て改変し転載]

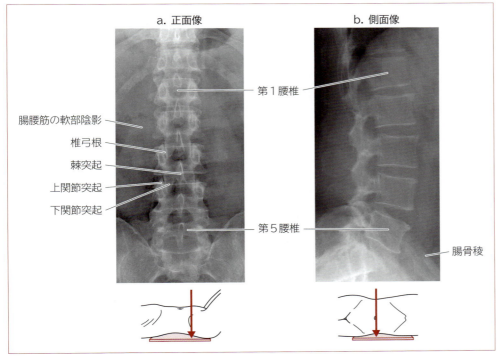

図9 腰椎単純X線画像（正常像）

　腰椎柱は全体として軽度前弯位を呈する（図9）．胸椎と異なり，椎間関節の関節面は矢状面を向くように構成されているため，回旋が制限され，前後屈の可動域が大きくなる（図7）．腰椎は脊柱の中で最も可動性が大きい．体幹の運動の大部分は腰椎部で行われると同時に上半身全体を支える支持性が要求され，常に機械的負荷にさらされているため退行変性をきたしやすい．腰椎部の脊髄神経は硬膜管から分岐して脊柱管内を下行

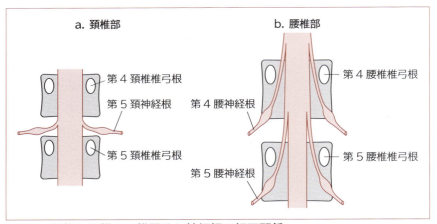

図10 頚椎と腰椎での椎間孔と神経根の相互関係
a：頚神経根は分岐した高位で椎間孔を通過する．
b：一方，腰神経根は硬膜管から分岐後に脊柱管内を下行したあと，椎間孔を通過して脊柱の外へ出ていく．

したあと，同じ高位の椎弓根の尾側から脊柱管外に出る．これは，神経根が硬膜管から分岐して，ただちに同じ高位の椎弓根の頭側から脊柱管外へ出る頚椎部と異なっている（図10）．そのため，ヘルニアなどによる神経症状の評価の際には，これらの解剖学的な差を考慮しなければならない．

Step 3 脊椎・脊髄画像のみかた

1. 単純X線

　正常な骨のX線画像の知識を身につけなければ，異常像を読みとることはできない．X線画像は，骨以外の情報が少ないことが短所である．読影には明らかな変形，破壊，偏位のある部位だけでなく，全体としてのアライメントや骨質，周囲の軟部組織などにも注目しなければならない．

　具体的に，腰椎単純X線画像（正常像；101頁，図9参照）を用いて説明する．

① まず最初に，撮影が正確な正面像・側面像であるか確認する．正面で左右の椎弓根の中央に棘突起が認められれば正確な正面像といえる．また側面で左右の腸骨稜のラインがきっちり重なっていれば正確な側面像といえる．

② 次に全体のアライメントとして，左右への弯曲（側弯），前後への弯曲（前弯，後弯）の有無を確認する．また正面像に腸腰筋の軟部陰影を確認する．腸腰筋は膿瘍が形成されると患側が腫脹し，軟部陰影が大きくなる．また，骨質などの骨強度は側面像での椎体の透過性から，ある程度推測可能である．

③ 最後は明らかな異常部位を読影する．明らかな異常部位を最後に読影するのは，他の異常所見を見逃さないためである．

　不安定性の評価には，前後屈や側屈などの動的な変化を捉えることが可能なX線機能撮影が必要である（図1）．また，高度の椎間板狭小化や脊椎症性変化，脊椎すべり症などは日常臨床において多く遭遇する．これらの所見の約半数が症状の原因になっていない可能性があることを知っておかなければならない．つまり，X線でこのような異常所見を認めても，まったく症状のない患者は少なくない．

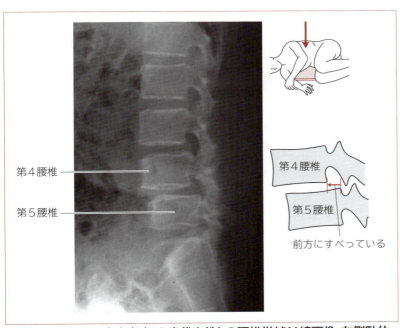

図1 腰椎すべり症患者（70歳代女性）の腰椎単純X線画像 右側臥位前屈位像
第4腰椎が第5腰椎に対して前方に偏位する所見を認める．

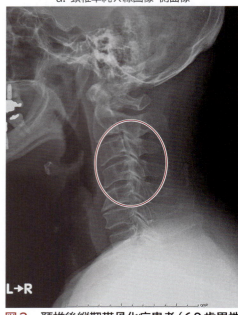
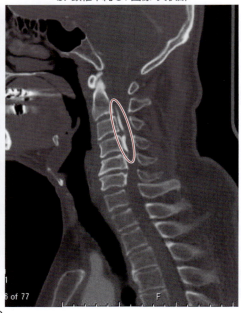

a. 頚椎単純X線画像 側面像　　　b. 頚椎単純CT画像 矢状断

図2　頚椎後縦靱帯骨化症患者（60歳男性）
単純X線画像（a）で第2〜第4頚椎の椎体後方に後縦靱帯骨化症が疑われる．CT画像（b）では骨化巣がはっきりと確認できる．

2. CT

　骨化や石灰化など硬の構造物はより白く描出され，単純X線と比較するとより敏感に捉えられることが長所であり（図2），三次元再構成（水平断像だけではなく矢状断像，冠状断像などを作成）を行うことが可能で詳細な骨形態の把握に優れている．MRIが弱点とする骨の形態診断に関してはCTの有用性は高い（ただし，炎症，感染，浮腫などの病態の把握は空間分解能の高いMRIに劣る）．また，脊髄造影（くも膜下腔に造影剤を入れる）と組み合わせることで，くも膜下腔の状態を読みとることが可能であり，骨棘や靱帯骨化などによる脊髄や馬尾の圧迫状況がよくわかる．ただ，被曝するという欠点を常に考慮しなければならない．

3. MRI

　空間分解能が高く，骨髄，軟骨，腱，靱帯，脂肪なども描出されるので，骨壊死，関節炎，軟骨・靱帯損傷，腱断裂，骨・軟部腫瘍など広範な疾患の診断にきわめて有用である．整形外科で取り扱う組織の正常状態でのMRI信号強度を図3に示す．
　脊椎・脊髄疾患において，正常な椎間板は中心部が水分を多く含むのでT2強調画像で高信号を示すが，変性すると水分が減少するため，低信号を示す．MRI像で，椎間板の変性や膨隆はかなりの頻度で認められるが，これらの患者の多くが無症状である．また，脊髄や馬尾を圧迫しているものがヘルニアなのか骨棘なのかMRI像のみでは鑑別が困難であり，CT撮影を追加することで鑑別が可能となる（図4）．

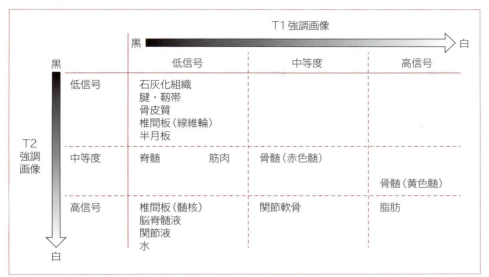

図3　整形外科で取り扱う組織の正常状態でのMRI信号強度

a. 頚椎MRI T2強調画像

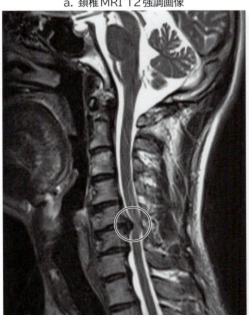

b. 頚椎単純CT画像

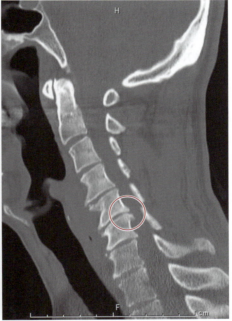

図4　頚椎症性脊髄症患者（45歳男性）矢状断
MRI画像（a）は椎間板ヘルニアによる脊髄圧迫が疑われるが（○），CT画像（b）では，脊髄を圧迫しているのはヘルニアではなく骨棘（○）であることがわかる．

Step 4 疾患別読影ポイント

1. 圧迫骨折

脊椎の前方支柱だけが損傷される骨折である．近年，骨粗鬆症を基盤とし，尻餅など軽微な外傷で椎体が圧潰する圧迫骨折も頻度が増している．安定型骨折で神経損傷の合併は稀である．臨床症状としては，受傷部位の疼痛，特に体動痛，動作時痛，受傷部位の叩打痛や圧痛も認める．臨床上特に問題になるのは，頑固な腰背部痛と遅発性の麻痺である．

A. 治療

① **保存療法**：目的は，骨折の急性期における除痛と椎体の圧潰を防ぐこと，骨癒合の獲得である．受傷直後の外固定は重要である．また骨粗鬆症のある場合，骨粗鬆症に対する加療も重要である．

② **手術療法**：脊椎固定術の適応は圧潰の進行あるいは偽関節*に伸展し，麻痺や頑固な腰背部痛を呈する場合である．また近年はバルーン・カイフォプラスティ（balloon kyphoplasty：BKP）なども施行されている．

> *偽関節　骨折の癒合が不十分で，骨折部分が動くようになったものを偽関節といい，痛みを伴う．

B. みかたのポイント

単純X線画像（図1）で椎体高の減少を認める．前壁の食い込みや突出，終板破壊などに注意する．また，発症初期では単純X線画像で明らかな骨折を認めず，時間経過とともに次第に潰れてくるケースもある．立位（坐位）側面像と側臥位側面像との比較などで椎体高の変化を評価することも大切である．椎体が偽関節に至った場合には，椎体圧潰とともに椎体内部にバキュームクラフト（vacuum cleft；黒色のガス像）が明らかとなる．

確定診断や，より詳細な骨折型の把握のためにはMRIが有用である（図2）．MRI画像において，急性期では椎体病変部の出血や浮腫を反映し，T1強調画像で低信号，T2

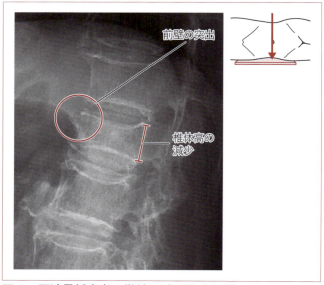

図1　圧迫骨折患者の単純X線画像　側面像

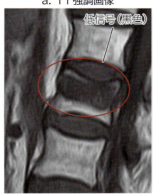
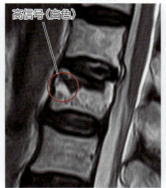
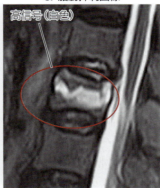

図2　圧迫骨折患者のMRI画像 矢状断

強調画像では高信号，特にT2強調脂肪抑制（STIR）画像では高信号を示す．椎体が偽関節に至った場合には，偽関節腔内の液体貯留がT1強調画像で低信号，T2強調画像では高信号を示す．

CT画像では，単純X線画像だけではわからなかった，椎体後壁に至る骨折（破裂骨折）を検出することができる．

2. 椎間板ヘルニア

椎間板が退行変性に陥り，椎間板の髄核が，後方の線維輪を部分的あるいは完全に穿破し，髄核や線維輪などの椎間板組織が脊柱管内に突出あるいは脱出して，脊髄や神経根を圧迫し，下肢痛やしびれ，筋力低下などの症状が出現したものである．

① **頸椎椎間板ヘルニア**：頸椎に発生したヘルニア．比較的若い30～50歳代の男性に多い．好発部位は第5・6頸椎や第4・5頸椎などの中下位頸椎である．ヘルニアの部位により，脊髄症，神経根症，脊髄・神経根症を発現する．

② **腰椎椎間板ヘルニア**：腰椎に発生したヘルニア．20歳代，30～40歳代，次いで10歳代の活動性の高い男性に多い．好発部位は第4・5腰椎，第5腰椎・第1仙椎椎間板で，腰痛と下肢痛などの神経根性疼痛の症状が出現する．

③ **胸椎椎間板ヘルニア**：頻度は稀であるが，下位胸椎部が好発部位で，30歳以降にみられる．脊柱管が狭いために小さなヘルニアでも容易に脊髄症状（下肢麻痺や下半身の感覚障害，進行すれば排尿障害）が出現することがある．

④ **外側椎間板ヘルニア**：脱出あるいは膨隆したヘルニア腫瘤が，椎間孔内，椎間孔外の脊柱管外にあるもの．

A. 治　療

① **保存療法**：安静，装具による固定，鎮痛薬などの薬物療法，硬膜外ブロックや神経根ブロックなど．椎間板ヘルニア腫瘤は自然縮小したり消失することがあるので，通常ほとんどの患者は保存療法で軽快することが多い．

② **手術療法**：保存療法が無効な症例には手術療法を施行する．椎体不安定性例には脊椎固定術が，膀胱直腸障害発症例に対しては緊急手術が必要となる．

B. みかたのポイント

単純X線では椎間板ヘルニアは観察不可能だが，椎間板の狭小化や骨棘形成，椎体不安定性などの評価を行う．MRIが確定診断に有効であり，椎間板変性や脊髄・神経根

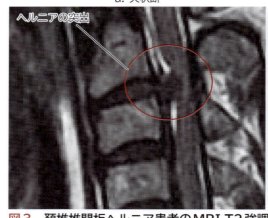
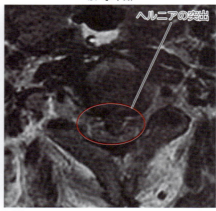

図3 頚椎椎間板ヘルニア患者のMRI T2強調画像

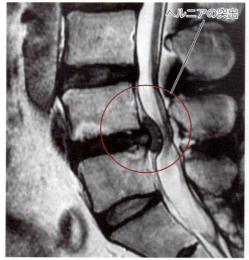
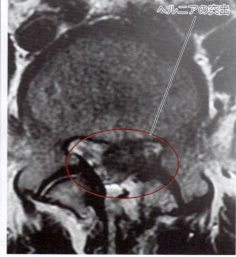

図4 腰椎椎間板ヘルニア患者のMRI T2強調画像

の圧迫像，ヘルニアのタイプなどの評価を行う（図3，図4）．その他，手術を前提として，脊髄造影X線や脊髄造影X線後CTなどを行うこともある．

3. 脊柱管狭窄症

　脊柱管が先天性あるいは発育性に狭小化する，あるいは後天性に加齢による脊椎の変性（椎体の骨棘や椎間板の膨隆，椎間関節や黄色靱帯の肥厚，脊椎のすべりや側弯など）で狭小化したものが病態である．腰椎部，次いで頚椎部に多く，腰椎では間欠性跛行＊や根性疼痛，頚椎では脊髄症状などの原因となる．

① **腰部脊柱管狭窄症**：脊柱管を構成する骨性要素や椎間板，靱帯性要素などによって腰部の脊柱管や椎間孔が狭小となり，馬尾あるいは神経根の絞扼性障害をきたす．特有な臨床症状として，下肢痛や下肢のしびれ，腰痛などを認める．間欠性跛行は本症に典型的である．神経障害が進行すると筋力低下が出現することもある．また馬尾の圧迫がある場合は，下肢のしびれだけでなく，陰部のしびれや排尿障害を呈することもある．加齢による脊椎の退行変性が原因の脊椎症性変化から，中年以降に発症する場合が多い．

② **頚椎症性神経根症，頚椎症性脊髄症**：頚椎の退行変性により脊柱管狭窄を引き起

＊**間欠性跛行**　歩行や立位を続けると下肢痛やしびれなどの症状が徐々に増悪するが，短時間の休息で軽快する

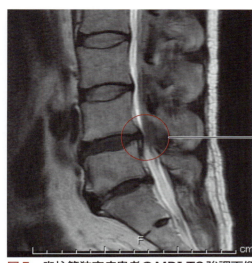

図5　脊柱管狭窄症患者のMRI T2強調画像 矢状断

こし，頚椎可動域制限，頚部痛などを呈した状態を変形性頚椎症という．この状態に上肢への放散痛やしびれなどの神経根症を呈した状態が頚椎症性神経根症，手指の巧緻運動障害や痙性歩行障害などの脊髄症を呈した状態が頚椎症性脊髄症である．両者を合併することもある．

A. 治　療

① **保存療法**：安静（神経疲労および炎症を改善させることが目的であり，症状を出現させない生活を心がける）ほか，投薬，装具，ブロック療法など．
② **手術療法**：除圧，脊椎固定術など．

B. みかたのポイント

単純X線で，変性，分離，すべり，側弯，椎体不安定性，椎間関節形態などを確認する．MRIで，椎間板の膨隆や変性，黄色靱帯の肥厚，神経圧迫像を確認する（図5）．

4. 脊髄損傷（外傷）

何らかの外力が脊髄に加わり，脊髄が損傷することをいう．原因の多くは，脊椎の骨折，脱臼などによる損傷である．脊椎はその高位によりおのおのの高位で異なる形態・機能を有しており，そのため骨折・脱臼などの損傷もおのおの特徴的なものが存在する．なかには，骨傷の明らかでないものがあり，頚椎の過伸展損傷でよくみられる．近年では，頚椎症性変化に伴う脊柱管狭窄を有する症例に軽微な外力が加わる骨傷を伴わない頚髄損傷（非骨傷性頚髄損傷）が高齢者に増加している．損傷する高位により，四肢麻痺を呈する頚髄損傷と，対麻痺を呈する胸髄，腰髄損傷などに分けられる．

中心性脊髄損傷：脊髄横断面の損傷域からみた病型の一つであり，脊髄灰白質と白質内側部の損傷である．頚髄に発生しやすい．中心性頚髄損傷では，受傷直後にみられる下肢，膀胱直腸の障害は早くに軽減して，上肢優位の障害（手指の巧緻運動障害や強い上肢のしびれ）を呈する．

A. 治　療

完全麻痺の場合の手術療法の目的は，体幹支持組織としての脊柱を再建することにな

る．不全麻痺の場合の手術療法の目的は，脊髄圧迫因子の除去と体幹支持組織としての脊柱を再建することになる．脊髄損傷の急性期には，二次的な脊髄損傷を予防するために局所安静が大切であり，ステロイド薬の投与などが行われることもある．脊髄圧迫がある場合は，早急な圧迫の除去が必要となる．完全麻痺例や神経圧迫のない症例は緊急手術の対象とはならないが，脊柱支持性が損なわれている場合は，脊柱再建目的で手術が必要となることがある．

B. みかたのポイント

単純X線やCTにて脊髄損傷や脱臼の状態を評価する．また，MRIにて椎間板損傷の状態や脊髄神経の圧迫，損傷状態を評価する．また周囲の組織の損傷にも留意する．治療に際しては，脊椎不安定性に対する評価が重要となる．

5. 後縦靱帯骨化症

椎体および椎間板後面にある後縦靱帯が，肥厚・骨化をきたしたもの．肥厚・骨化により脊髄や神経根を圧迫して，脊髄症状や神経根症状などが出現する．中年以降の男性で頸椎に多くみられる．遺伝的因子が強く関与することが最近明らかになり，糖尿病に合併することが多い．アジア地域で多く認められる．本症には全身の靱帯骨化症，黄色靱帯骨化や強直性脊椎骨増殖症の合併が多くみられることから，脊柱靱帯骨化症の一部

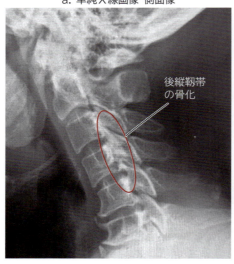

a. 単純X線画像 側面像

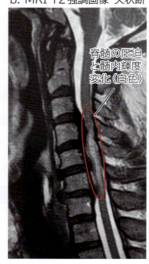

b. MRI T2強調画像 矢状断

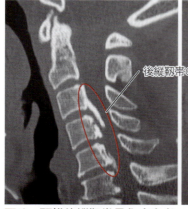

c. 単純CT画像 矢状断　　d. 単純CT画像 水平断

図6 頸椎後縦靱帯骨化症患者

分症であることがある.

① **頚椎後縦靱帯骨化症**：症状は頚椎可動性の減少や頚部痛がみられることがあるが，重要な障害は圧迫による脊髄症状である．一般には脊髄症はゆっくりと進行するが，外傷を契機に急激に悪化することもある．手指のしびれや巧緻運動障害，下肢の痙性麻痺による歩行障害を呈する.

② **胸椎後縦靱帯骨化症**：胸椎にも後縦靱帯骨化に加えて黄色靱帯骨化が生じ，脊髄症状を出現させることがある．胸椎後縦靱帯骨化は上・中位胸椎が，黄色靱帯骨化は上・下位胸椎が好発部位である.

A. 治　療

① **保存療法**：安静，装具による固定，鎮痛薬などの薬物療法，ブロック療法など.
② **手術療法**：脊髄症状が強い症例には手術療法を施行する．手術目的は骨化巣の圧迫から脊髄を除圧することである．前方法，後方法がある.

B. みかたのポイント

　単純X線画像 側面像が，骨化形態のタイプ分類に有用である（図6a）．骨化のX線画像所見は，連続型，分節型，混合型，その他型に分類される．後縦靱帯骨化症は胸椎や腰椎にも生じることがあり，全脊椎の単純X線画像を確認することが必要なこともある．MRI画像で脊髄の圧迫状態，髄内輝度変化を観察することができるが，骨化巣は低信号となるため，靱帯肥厚と骨化を区別することはできない（図6b）．単純CT画像では，骨化巣の水平断の形や大きさ，脊柱管内の占拠の詳細を捉えることができ，骨化形態の正確な把握に有用である（図6c，d）.

後縦靱帯骨化症の占拠率　後縦靱帯の骨化がどの程度進んでいるか評価する指標.

第III部 脊椎・脊髄

第5章 実際に患者さんの画像をみてみよう 〜脊椎・脊髄〜

症例1 脊椎疾患① 圧迫骨折（高齢者・骨粗鬆症）

82歳女性．自宅内で転倒し受傷．腰痛を発症し歩行困難のため救急搬送された．

X線

a. 正面像　　　　　　b. 側面中間位像

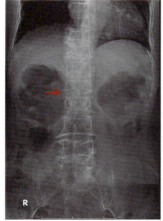
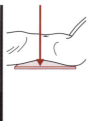

図1　単純X線画像
（正常像：101頁，図9参照）

CT

a. 矢状断　　　　　　b. 水平断

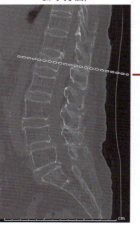
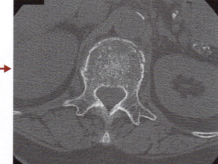

図2　単純CT画像

MRI

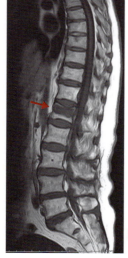
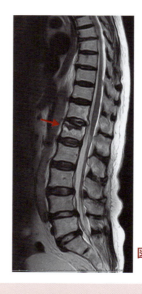

図3　T1強調画像 矢状断　　　図4　T2強調画像 矢状断

医師による画像診断と治療

 ### 診　断

▶ X線画像所見

　正面像（図1a）で第1腰椎椎体高の減少を認める．側面中間位像（図1b）で前壁の突出を認める．

▶ CT画像所見

　矢状断（図2a）で第1腰椎椎体前壁の突出を認め，水平断（図2b）で椎体前壁の骨折を認める．椎体後壁損傷は認めない．

▶ MRI画像所見

　T1強調画像（図3）で第1腰椎椎体内に低信号，T2強調画像（図4）で広範囲の低信号とともに椎体中央部に椎体後壁まで高信号を認める．

　以上から，第1腰椎新鮮圧迫骨折と診断する．

 ### 治　療

　約2週間ベッド上安静後，硬性コルセットを装着して離床を開始した．今後，偽関節の発生に注意が必要なため，骨粗鬆症に対してのテリパラチド（副甲状腺ホルモン）の投薬加療も開始した．

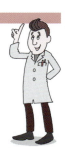

リハビリテーションスタッフはこう活かす

 ### 画像の読みかた

　図1bにおいて第1腰椎の椎体の高さが減少していて，椎体の前方部分の突出がある．図2では，椎体の前方に鬆（す）が入るように放射状に黒い低信号が認められ，第1腰椎椎体骨折とわかる．図3，図4で，第1腰椎が黒く描出されている部分があり，特に図3で黒く描出されている部分は新鮮な骨折と判断できる．この部分が，第1腰椎椎体骨折である．

 ### 画像から読み取れる症状・障害

　椎体広範囲にわたる第1腰椎椎体骨折であるので，腰背部痛は骨癒合をきたすまで長引くこともありうる．骨癒合せず偽関節が起こった場合は，腰背部痛が残存する．骨癒合後も円背といった脊柱後弯をきたし，疼痛に伴い体幹が前傾化するなどの脊椎全体のアライメント異常とともに筋内圧が上昇する．特に可動性の大きい第1腰椎レベルでは，筋内圧が高く脊椎アライメントの影響を受けやすいことから，脊柱起立筋由来の慢性の腰背部痛が起こる場合もある．また，椎体後壁の損傷をきたし，脊髄円錐部の圧迫をきたした場合は，円錐部の脊髄から馬尾へ移行する部分の圧迫・損傷を起こすことが危惧される．さらにこの部分の神経は，非常に軽微な圧迫でも損傷される．損傷されると下肢の筋力・知覚低下や，膀胱直腸障害といった骨粗鬆症性椎体骨折による遅発性神経麻痺などの重大な合併症が起こるので，十分注意しなければならない．

 ### 評価（確認しておくべき情報）

- 腰背部痛の程度
- 徒手筋力検査法（Manual Muscle Testing：MMT）などの下肢筋力評価
- 下肢・肛門周囲の知覚（触覚・痛覚）評価
- 膀胱直腸障害の評価

 ### リハビリテーション治療上の注意

　椎体骨折は腰背部痛が遷延し，ADLの低下につながることが多い．鎮痛薬での疼痛コントロールか骨癒合までの硬性コルセット着用と併せて，週1回の椎体骨折部の単純X線撮影で評価を行う．並行して骨癒合，罹患椎体以外の椎体骨折の有無の検索をし，運動器リハビリテーション治療を行う必要がある．歩行運動と同時に腰背筋群の萎縮を予防するために，体幹筋の等尺性筋収縮運動や，バランス訓練も徐々に行っていく．主治医（整形外科）から許可が出てから，前屈や物を持ち上げるといった重労働の動作を行い，発症前のADLへ戻るために機能訓練を行い，硬性コルセットなしでも支障が出ないよう体幹筋や腰背筋群の強化を行っていく．ADLがなかなか向上しない場合は，シルバーカーやT字杖といった補助具の併用が効果的である．

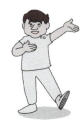

症例 2 脊椎疾患② 頚椎椎間板ヘルニア

第III部 脊椎・脊髄

第5章 実際に患者さんの画像をみてみよう 〜脊椎・脊髄〜

46歳男性．元来頚部痛はあったが，突然，左優位の両上肢・下肢の筋力低下を発症し救急搬送された．

MRI

a. 矢状断

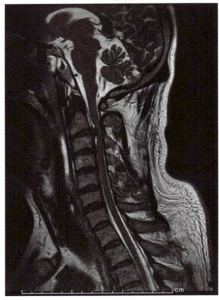
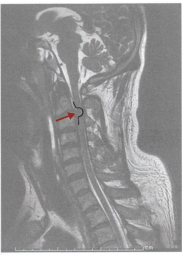
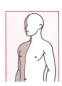

b. 水平断

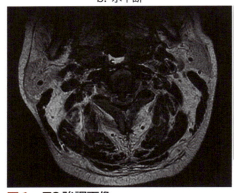
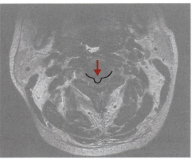

図1　T2強調画像

医師による画像診断と治療

診 断

▶MRI画像所見

T2強調画像 矢状断（図1a），水平断（図1b）で第2・第3頚椎間に椎間板ヘルニアを認め，第2・第3頚椎間から膨隆した椎間板が脊髄を正中から圧迫しているのがわかる．脊髄の軽度の高信号領域，椎体の輝度変化も認める．

治 療

両上下肢の筋力低下，軽度の膀胱直腸障害も認めたため，頚椎椎弓形成術（後方からの除圧術）を施行した．その後，症状は改善した．

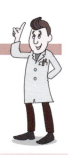

リハビリテーションスタッフはこう活かす

画像の読みかた

　X線画像，CT画像においては，骨変形や靱帯骨化といった骨性の変化を捉えることはできるが，椎間板の状態や脊髄の圧迫の程度をみることはできない．その点，MRIは軟骨や神経の浮腫といった水分を含んだ物質の状態を捉えることが得意なので，椎間板や傷んだ脊髄神経の浮腫といった画像を捉えることができる．よって図1aで，第2・第3頚椎間から膨隆した椎間板が脊髄を圧排していることが，図1bにて脊髄液を含んだ硬膜は脊髄液が水分なので白くみえるが椎間板の前方からの圧迫によって脊髄液が消失し脊髄を圧迫していること，さらに脊椎が白く輝度変化していて，脊髄が損傷していることがわかる．

画像から読み取れる症状・障害

　第2・第3頚椎レベルでの脊髄の正中からの圧排は，脊髄症をきたすことが多い（図1a）．頚椎レベルでの脊髄症は，四肢筋力低下，四肢しびれ，両手巧緻運動障害，膀胱直腸障害をきたすのが一般的であるが，第2・第3頚椎レベルの圧迫は脊椎と脊髄の位置が人間の発達過程で変わり，脊髄のほうが短くなるため，第4頚髄節の障害をきたすことも多い．このため，第2・第3頚椎レベルの圧迫は，横隔膜を支配している横隔神経も麻痺して呼吸障害をきたす場合があるので注意が必要である．頚椎椎弓形成術施行後も，第2頚椎に付着する頚半棘筋を愛護的に処理すること，もしくは頚半棘筋を切離した後，再建しておかないと項頚部痛の残存や，頚椎の後弯をきたすので要注意である．

評価（確認しておくべき情報）

- 日本整形外科学会頚髄症治療成績判定基準（JOAスコア）の術前術後の値，改善率
- 両手巧緻運動障害の評価，握力検査
- 四肢筋力の評価，歩行能力の評価，痙性の評価
- 四肢の知覚評価（触覚・痛覚）
- 膀胱直腸障害の評価

リハビリテーション治療上の注意

　頚椎椎間板ヘルニアによる脊髄症をきたした場合，脊髄は中枢神経であるため，改善したとしても罹患前のADLまで回復することはむずかしい（図2）．リハビリテーション診療においては，脊髄症の術後評価が重要であり，脊髄症の程度により処方や目標が異なることを認識すべきである．本症例においては，若年で脊髄症としては軽度であり，症状も術後改善したことから家庭や職場へ復帰できるようADLを改善させることが重要である．四肢の関節可動域（range of motion：ROM）訓練，頚椎良肢位の獲得のための後頚部筋の等尺性運動，筋力訓練，耐久性の向上だけでなく，起居，更衣，書字，移乗動作・排泄排便などのADL訓練が重要である．歩行障害が強い場合は，シルバーカーやロフストランド杖，T字杖といった補助具の併用が効果的である．

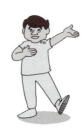

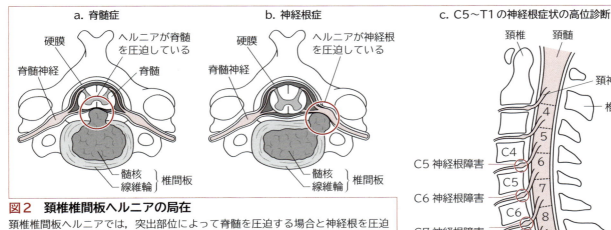
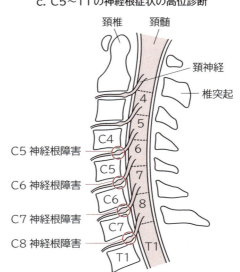

図2　頚椎椎間板ヘルニアの局在
頚椎椎間板ヘルニアでは，突出部位によって脊髄を圧迫する場合と神経根を圧迫する場合がある．前者を脊髄症（myelopathy）（a），後者を神経根症（radiculopathy）（b），両者が合併する場合を脊髄神経根症（myeloradiculopathy）という．第4・第5頚椎間ヘルニアでは第5頚神経根障害，第5・第6頚椎間ヘルニアでは第6頚神経根障害，第6・第7頚椎間ヘルニアでは第7頚神経根障害，第7頚椎・第1胸椎間ヘルニアでは第8頚神経根障害が生じる（c）．

症例3 脊椎疾患③ 腰椎椎間板ヘルニア

18歳女性．特に誘因なく右下肢痛が出現したため近医を受診し，腰椎椎間板ヘルニアの診断で投薬加療を受けるも症状の改善がなかった．

MRI

a. 矢状断

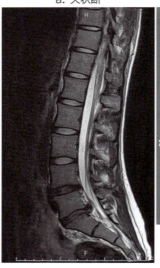
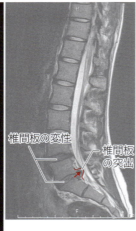
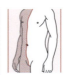

椎間板の変性
椎間板の突出

b. 水平断

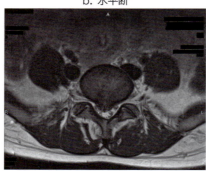
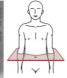

椎間板の脊柱管内への突出

図1　T2強調画像

図2　T2強調画像 水平断（正常像）

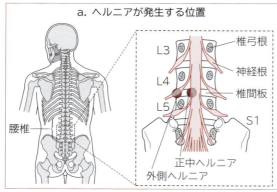

a. ヘルニアが発生する位置
b. 正中ヘルニアがL4/L5で発生
c. 外側ヘルニアがL4/L5で発生

椎弓根／神経根／椎間板／正中ヘルニア／外側ヘルニア

L4/L5で正中ヘルニアが発生すると，L5神経根が障害される

L4/L5で外側ヘルニアが発生すると，L4神経根が障害される

図3　腰椎椎間板ヘルニアの障害部位

腰椎椎間板ヘルニアでは正中ヘルニアが多く，この場合，一髄節下の神経根が障害される（b）．しかし，外側ヘルニアではその高位髄節の神経根が障害される（c）．すなわち，第4・第5腰椎間の椎間板ヘルニアであれば，正中ヘルニアでは第5腰神経根が障害され，外側ヘルニアでは第4神経根が障害される．

医師による画像診断と治療

診 断

▶MRI画像所見

　T2強調画像 矢状断（図1a）で，第5腰椎・第1仙椎間から膨隆した椎間板が後方へ突出し，硬膜管を圧排している像を認める．

　本症例の水平断（図1b）を正常像（図2）と比較すると，椎間板の脊柱管内右側へのヘルニアの突出を認め，第5腰椎・第1仙椎椎間板が正中から右第1仙神経根を圧排している像を認める（図3）．

治 療

　右第1仙神経根ブロックを施行し，症状は改善された．

リハビリテーションスタッフはこう活かす

画像の読みかた

　脊椎の椎体と椎体の間には，椎間板が存在する．椎間板の真ん中には，水分を多量に含んだ髄核があり，MRI画像では白くみえ，その周りを覆っている線維輪は黒くみえる．

　本症例においては，図1aで第1・第2腰椎間，第2・第3腰椎間，第3・第4腰椎間の椎間板は上記のように正常にみえるが，第4・第5腰椎間，第5腰椎・第1仙椎間の椎間板は髄核が変性しており，黒くうつっている．また第5腰椎・第1仙椎間の変性した椎間板は，髄核も線維輪も後方に膨隆し，白くみえる髄液を含んだ硬膜管と馬尾神経を圧排している像を認める．

　図1bでは，第5腰椎・第1仙椎間の椎間板が正中やや右から硬膜を圧迫しており，左に黒く点のようにみえる左第1仙神経根と比較し，右第1仙神経根が圧排されてみえない像になっている．

画像から読み取れる症状・障害

　第5腰椎・第1仙椎間の椎間板が正中から右第1仙神経根を圧排しているため，右第1仙神経根症をきたす．右第1仙神経根症は，右殿部から大腿後面〜下腿後面〜足底へとつながるような右下肢後面の痛み・しびれをきたすことが多い．しかし神経支配には個人差があり，右下肢後面の痛み・しびれでなく，右下肢外側の痛み・しびれをきたす症例もあることに注意する．一般的には，右大腿後面〜下腿後面〜足底へとつながるような知覚低下，アキレス腱反射の低下，長・短腓骨筋や腓腹筋，ヒラメ筋，大殿筋の筋力低下をきたすことが多い．また下肢伸展挙上（Straight Leg Raising：SLR）testが陽性になることが多く，MMTが3を切るような重度の神経根症をきたしていれば，手術療法を第一選択とする．

評価（確認しておくべき情報）

- 日本整形外科学会腰痛疾患治療成績判定基準（JOAスコア）の術前・術後の値，改善率
- 下肢痛の程度，部位
- 下肢筋力の評価
- 下肢の知覚評価（触覚・痛覚）

リハビリテーション治療上の注意

　腰椎椎間板ヘルニアによる神経根症をきたした場合，腰神経は末梢神経であるので，重度の筋力低下などがなければ，ADLを回復することはむずかしくはない．腰痛，下肢痛に対しては約8割の患者において，鎮痛薬や筋弛緩薬，プレガバリンなどの疼痛コントロールにより保存的に経過をみることで椎間板ヘルニアの自然消退を期待することができる．本症例におけるリハビリテーション治療において最も大事な点は，腰椎椎間板ヘルニアの再発を防ぐことである．まずは前屈，物を持ち上げるといった重労働の動作を初期のあいだは避けるようコルセットを装着し，脊柱の支持性を確保しながら，股関節周囲筋などの下肢筋力訓練を行っていく．下肢痛が軽快していくと同時に，腰背筋群の萎縮を予防するため体幹筋の等尺性筋収縮運動やバランス訓練も行っていく．

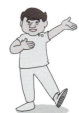

症例4 脊椎疾患④ 腰部脊柱管狭窄症

72歳男性．以前から両下肢にしびれ感を自覚していたが加療はしていなかった．4週間前から右下肢痛と間欠性跛行が出現し，徐々に疼痛が強くなってきたため受診した．

X線

a. 正面像

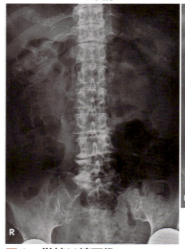 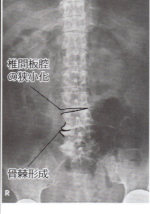

b. 側面像

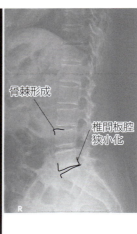

図1 単純X線画像
a，bとも椎間板腔の狭小化と骨棘の形成を認める．

MRI

a. 矢状断

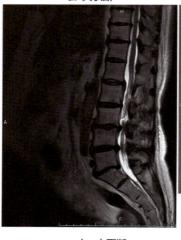 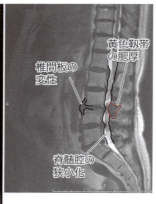 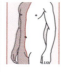

b. 水平断

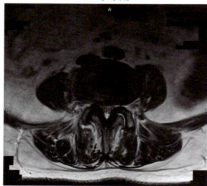 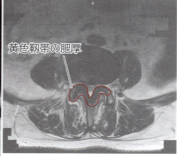

図2 T2強調画像

医師による画像診断と治療

診 断

▶X線画像所見

　正面像(図1a)では第3・第4腰椎間が左に楔状化,第4・第5腰椎間が右に楔状化しており,骨棘形成も著明である.側面像(図1b)では第3腰椎の後方すべり,第3・第4腰椎間,第4・第5腰椎間,第5腰椎・第1仙椎間の椎間板腔の狭小化を認める.

▶MRI画像所見

　T2強調画像 矢状断(図2a)で,骨棘の形成と黄色靱帯の肥厚を認める.また第3・第4腰椎間から膨隆した椎間板と後方から膨隆した黄色靱帯が硬膜管を圧排している像を認める.水平断像(図2b)で,椎間板の前方からの突出と,正中からやや右寄りへの黄色靱帯の高度な肥厚により硬膜管,神経根の圧排と骨棘形成を認める.

治 療

　投薬,神経根ブロックなどの保存的加療に抵抗を示したため,脊柱管拡大開窓術を施行した.

リハビリテーションスタッフはこう活かす

画像の読みかた

　図1aでは第3腰椎に比べ第4腰椎が左斜め上を向いて回旋している.これを椎体の回旋に伴う椎間の楔状化という.第4腰椎の回旋に伴い,第3・第4腰椎間が左に,第4・第5腰椎間が右に楔状化している.また第3・第4腰椎間の椎間板部左の上下と第4・第5腰椎間の椎間板部右の上下に白い骨の出っ張りがあり,これを骨棘形成という.図1bでは第3腰椎椎体が後方へすべり,かつ第3・第4腰椎間,第5腰椎・第1仙椎間の椎間板腔が狭小化している.

　図2aで第1・第2腰椎の椎間板は正常にみえるが,第3・第4腰椎間,第4・第5腰椎間,第5腰椎・第1仙椎間の椎間板は髄核が変性しており,黒くうつっている.特に第3・第4腰椎間の変性した椎間板は,髄核も線維輪も後方に膨隆し,後方から黒くみえる黄色靱帯の肥厚によって,前後から第3・第4腰椎間レベルで白くみえる髄液を含んだ硬膜管と馬尾神経を圧排している.図2bで第3・第4腰椎間の椎間板が前方から硬膜を圧迫して,また後方から黒くみえる黄色靱帯の肥厚が両側方,特に右側方にまで及んでいて,黒く点のようにみえるはずの両第4腰神経根は圧迫されて認められない.白くみえる髄液の量が少なく,第3・第4腰椎間から膨隆した椎間板と後方から膨隆した黄色靱帯が硬膜管を圧排している.したがって,第3腰椎後面で馬尾神経がとぐろを巻いているような像が認められ,腰部脊柱管狭窄症の典型的な画像所見といえる.

画像から読み取れる症状・障害

　図2aや図2bのようなMRI画像では,両下肢しびれや膀胱直腸障害,間欠性跛行といった馬尾症状や,片側や両側の下肢痛,それに伴う間欠性跛行といった神経根症をきたすことがあり,馬尾症状と神経根症を両方伴う混合型の腰部脊柱管狭窄症も多く認められる.本症例は,右下肢痛,それに伴う間欠性跛行といった神経根症が主体ではあるが,両下肢しびれからの発症であり,神経根症主体の混合型の腰部脊柱管狭窄症と考えられる.

評価(確認しておくべき情報)

- 日本整形外科学会腰痛疾患治療成績判定基準(JOAスコア)の術前術後の値,改善率
- 下肢痛の程度,部位
- 下肢筋力の評価
- 下肢の知覚評価(触覚・痛覚)
- 膀胱直腸障害の評価

リハビリテーション治療上の注意

　腰部脊柱管狭窄症による神経根症や馬尾症状をきたした場合,腰神経は末梢神経であるため,重度の筋力低下や膀胱直腸障害などがなければ,ADLを回復することはむずかしくはない.本症例は,術後残存する腰痛,下肢痛に対しては鎮痛薬や筋弛緩薬,プレガバリンなどでの疼痛コントロールが必要だが,リハビリテーション診療では術後評価が重要であり,狭窄症の程度により処方やゴールが異なる.

第5章　実際に患者さんの画像をみてみよう ～脊椎・脊髄～

第Ⅲ部 脊椎・脊髄

第5章 実際に患者さんの画像をみてみよう ～脊椎・脊髄～

症例5 脊髄疾患① 脊髄損傷（外傷）—頸髄損傷

68歳女性．雪道で足を滑らせ転倒し，後頭部をぶつけた．両上下肢が動かなくなり，病院搬送となる．

X線

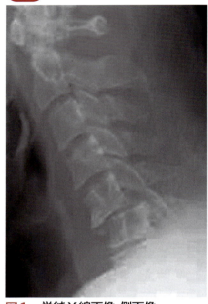
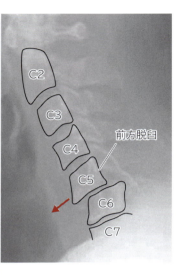

図1 単純X線画像 側面像

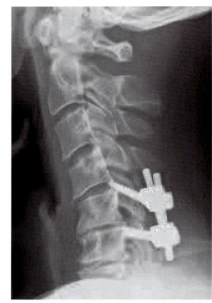

図2 単純X線画像 側面像（術後）

MRI

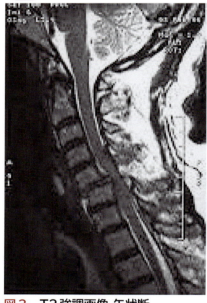
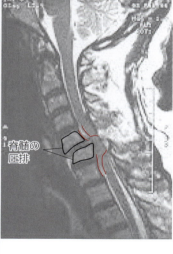

図3 T2強調画像 矢状断

医師による画像診断と治療

診　断

▶X線画像所見

　第5頚椎の高度前方すべりと前方脱臼，第5・第6頚椎棘突起間の離開を認める（図1）．

　術後単純X線画像（図2）では，第5・第6頚椎後方固定がなされており，第5頚椎の前方すべりは整復されている．

▶MRI画像所見

　T2強調画像 矢状断（図3）で，第5頚椎の前方すべりによる脱臼と同部位での脊髄圧排像を認める．

治　療

　緊急で後方からの脱臼整復術を行い，同じく後方より第5・第6頚椎の固定術を併用した．術後も四肢麻痺は残存している．

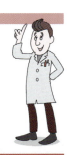

リハビリテーションスタッフはこう活かす

画像の読みかた

　図1では，矢印のように第5頚椎椎体が第6頚椎椎体より高度に前方にすべり，また第5・第6頚椎の棘突起の間隔が他の棘突起の間隔より開いていることがわかる．

　図3で，第5・第6頚椎間から膨隆した椎間板が脊髄を圧排し，脊髄液を含んだ硬膜は，脊髄液が水分なので白くみえるが，椎間板の前方からの圧迫によって，脊髄液が消失し脊髄を圧迫していること，さらに脊椎が白く輝度変化していて脊髄が損傷していることがわかる．このように単純X線，CTのみでは脊髄病変やその損傷の程度をみることはできないので，MRIが必須である．

　図2では，第5・第6頚椎後方からのスクリュー固定がされており，第5頚椎の前方すべりは整復されている．

画像から読み取れる症状・障害

　第5・第6頚椎レベルでの脊髄損傷では，脊椎と脊髄の位置が人間の発達の過程で変わり脊髄のほうが短くなるため，第7脊髄レベル以下の脊髄損傷が起こる．つまり不全麻痺では，上腕三頭筋以下の筋力低下，中指以下の上肢，体幹，下肢，肛門周囲知覚低下，上腕三頭筋反射以下の反射低下，異常反射の出現が起こる．重症例や完全麻痺では，受傷後48時間以内を脊髄ショックといい，運動神経は上部部位の筋力消失，知覚脱出，腱反射の消失，排尿障害や自律神経の異常，すなわち心拍出量低下，血圧低下，徐脈，発汗の消失，褥瘡などが生じる．球海綿体反射や肛門反射が出現し，脊髄ショック期を脱しても脊髄損傷のレベルが受傷時から変わり，より上位に移ることもあるので，呼吸障害も注意が必要である．このように，脊髄損傷はその損傷部位のレベルと麻痺の程度により予後が異なることを認識しなくてはならないので，要注意である．

評価（確認しておくべき情報）

- Frankel分類，ASIA score，Zancoli分類
  （フランケル）　（エーシア）　（ザンコリ）
- 日本整形外科学会頚髄症治療成績判定基準（JOAスコア）の術前術後の値，改善率
- 四肢筋力，歩行能力，残存機能の評価
- 四肢の知覚評価（触覚・痛覚），残存知覚評価
- 膀胱直腸障害の程度・評価

リハビリテーション治療上の注意

　頚髄損傷をきたした場合，頚髄は中枢神経であるので，改善したとしても罹患前のADLまで回復することはむずかしい．本症例では，術後四肢麻痺が残存しているので，残存機能の評価がまず重要である．起立性低血圧に対する起立訓練や四肢ROM運動，残存筋強化運動に加え，第7頚髄レベル以下の脊髄損傷では標準の車いす間移動が可能なため，プッシュアップによるベッドと車いす間の移乗練習，トイレの便器と車いす間の移乗訓練，起立訓練といった基本的ADLの獲得を目指す．歩行できる場合は歩行訓練が重要で，長下肢装具，ロフストランド杖といった補助具の併用が効果的である．最近では歩行練習支援ロボットや機能的電気刺激，ロボットスーツを用いたリハビリテーション治療を行っている施設もある．

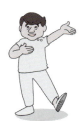

第III部 脊椎・脊髄

第5章 実際に患者さんの画像をみてみよう 〜脊椎・脊髄〜

症例6 脊髄疾患② 頚椎後縦靱帯骨化症

62歳男性．約2年前より両上肢のしびれを自覚していた．半年前より箸の使いづらさなど，巧緻運動障害が出現し，2ヵ月前より歩行時の不安定性が出現したため病院を受診した．

X線

a. 正面像

b. 側面像

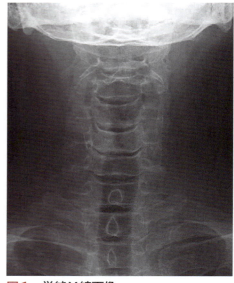
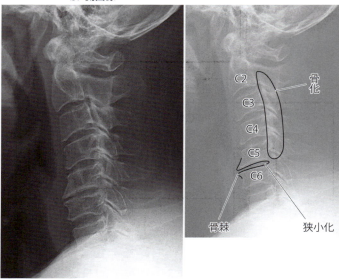

図1 単純X線画像

CT

a. 矢状断

b. C3レベルの水平断

c. C4/5レベルの水平断

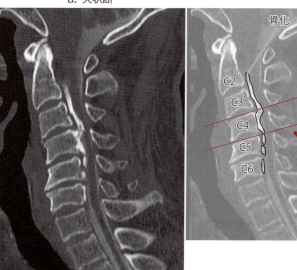
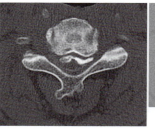
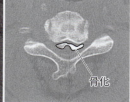
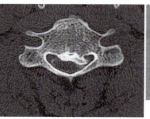
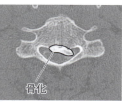

図2 造影CT画像
第2頚椎から第6頚椎高位に混合型の後縦靱帯骨化を認める．第3頚椎から第5頚椎の高位で著明な脊髄神経の圧迫を認める．

術後X線

a. 正面像　　　b. 側面像

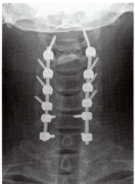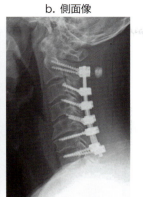

図3　単純X線画像（術後）

医師による画像診断と治療

診　断

▶X線画像所見

第5・第6頚椎間の狭小化や，骨棘形成などの変性所見に加え，後弯変形を認める．第2頚椎から第6頚椎高位に混合型の後縦靱帯骨化を認める（図1）．

▶CT画像所見

第2頚椎から第6頚椎に及ぶ後縦靱帯骨化症である．造影CT画像（図2）では元々脊柱管が狭い印象があり，最狭窄部である第3・第4頚椎高位の靱帯骨化の脊柱管占拠率は50％を超えており，かなり大きな骨化巣である．脊髄神経の圧迫は著明である．

治　療

麻痺は進行性であり，ADLに大きな支障をきたしていたため手術療法を行った．第2頚椎から第6頚椎の後方除圧術を行い，除圧効果を高める目的で後弯をある程度矯正し，後方固定術を併用した（図3）．

リハビリテーションスタッフはこう活かす

画像の読みかた

図1では，第2頚椎から第6頚椎の椎体後面混合型の後縦靱帯骨化を認める．第4・第5頚椎間で局所的に後弯をきたしている．図2aで第2頚椎から第6頚椎椎体後方に，混合型の後縦靱帯骨化を認める．図2cでは第4・第5頚椎間にて左方優位に，後縦靱帯骨化による脊髄圧排が著明である．

画像から読み取れる症状・障害

第3・第4頚椎レベル以下での脊髄の正中からの圧排は脊髄症をきたすことが多い．頚椎レベルでの脊髄症は四肢筋力低下，四肢しびれ，両手巧緻運動障害，膀胱直腸障害をきたすのが一般的である．

頚椎後方除圧術を施行した場合には，前方に圧迫する後縦靱帯骨化が残っていることから，脊髄症の再発や増悪をきたすことがわかってきている．近年では，骨化浮上術を含めた前方除圧固定術が行えない施設では骨化が連続していない椎体間や椎体可動域のある椎体間の上下椎体を含めて後方除圧固定術を行うことで，脊髄症の再発や増悪を予防している．

評価（確認しておくべき情報）

- 日本整形外科学会頚髄症治療成績判定基準（JOAスコア）の術前術後の値，改善率
- 両手巧緻運動障害の評価，握力検査
- 四肢筋力，歩行能力，痙性の評価
- 四肢の知覚（触覚・痛覚）評価
- 膀胱直腸障害の評価

リハビリテーション治療上の注意

頚椎後縦靱帯骨化症による頚髄症をきたした場合，頚髄は中枢神経であるため，改善しても罹患前のADLまで回復することはむずかしい．リハビリテーション診療では，脊髄症の術後評価が大切であり，脊髄症の程度で処方やゴールが異なることを認識する．

第III部 脊椎・脊髄

第5章 実際に患者さんの画像をみてみよう 〜脊椎・脊髄〜

症例7 脊髄疾患③ 腰椎分離すべり症

44歳男性．10歳代の頃より時々腰痛を認めていた．30歳代なかばより腰痛の悪化傾向を認め，半年前より立位，歩行時に右下肢痛が出現するようになった．

X線

a. 正面像

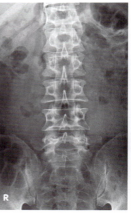

b. 側面像

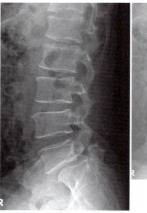

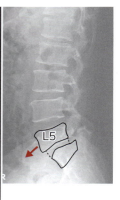

腰椎分離すべり症のMeyerding分類

I　II　III　IV

すべりのある椎体後下縁が4等分した下位椎体上縁のどこに位置するかで4段階に分類する．

c. 右45°斜位像

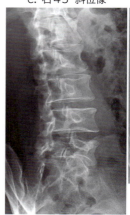

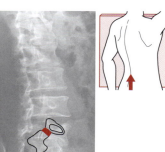

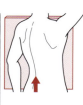

関節突起間部が分離している＝スコッチテリア像（帯状透亮像）　首輪をしている

分離症

上関節突起　椎体
正常　　　　椎弓根
棘突起　　下関節突起　分離していない　首輪をしていない

※右側からみた場合

図1　単純X線画像
c：第5腰椎の分離を認める．

MRI

a. 右

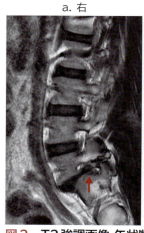

b. 左

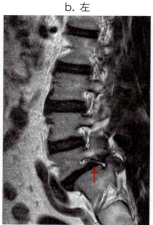

c. 正中

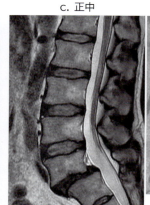

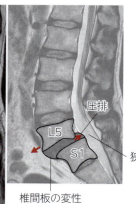

圧排
L5
S1　狭小化
椎間板の変性

図2　T2強調画像 矢状断
両側の第5腰神経根が第5腰椎・第1仙椎間の椎間孔で狭窄，圧排されている所見を認める．

医師による画像診断と治療

診 断

第5腰椎の分離すべり症に伴う第5腰神経根狭窄による神経痛を起こしていると考えられる.

▶ X線画像所見

側面像(図1b)では第5腰椎の分離を認め，Meyerding分類Ⅱ度(マイアーディング)のすべりを伴っている．右45°斜位像(図1c)では，両第5腰椎関節突起間部にスコッチテリア(Scottish terrier)像を認める.

▶ MRI画像所見

T2強調画像 矢状断(図2)で，右も左も第5腰神経根部の狭窄による神経根周囲の脂肪の消失を認めるが，正中では硬膜囊の圧排像は認めない．第5腰椎・第1仙椎間椎間板変性を認める.

治 療

神経痛は徐々に悪化し生活に支障をきたすようになっていたため，手術療法を行った．後方より除圧を行い，後方進入腰椎椎体間固定術(posterior lumber interbody fusion：PLIF)を行った.

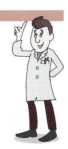

リハビリテーションスタッフはこう活かす

画像の読みかた

図1aでは分離は明らかではないが，図1bでは第5腰椎の分離・すべりを認める．図1cでは，矢印の両関節突起間部にスコッチテリア像(帯状透亮像)といわれる，犬の首輪のような分離像を認める.

正常では右も左も神経根は黒くみえ，その周りに脂肪が白くうつるが，図2矢印の部位では，右も左も第5腰神経根部(第5腰椎・第1仙椎間の椎間孔)の狭窄によって神経根周囲の白い脂肪が消失し，神経根が圧迫されている.

画像から読み取れる症状・障害

図2のようなMRI画像では，片側もしくは両側下肢痛や下肢しびれ，間欠性跛行といった神経根症をきたすことが多い．本症例では，第5腰椎・第1仙椎間での分離すべりに伴い第5腰神経根を圧排している．第5腰神経根症においては，一般的には，大腿外側〜下腿外側〜足背の痛み・しびれ(アキレス腱反射は正常)，前脛骨筋や長母趾伸筋や股関節外転筋群の筋力低下をきたすことが多い．本症例では右の症状が顕著に出ている．SLRが陽性になることが多い．MMTが3を切るような重度の神経根症をきたしていれば手術療法を第一選択とする.

評価(確認しておくべき情報)

- 日本整形外科学会腰痛疾患治療成績判定基準(JOAスコア)の術前術後の値，改善率
- 下肢痛の程度，部位
- 下肢筋力の評価
- 下肢の知覚(触覚・痛覚)評価

リハビリテーション治療上の注意

腰神経は末梢神経のため，重度の筋力低下や間欠性跛行がなければ，ADLを回復することはむずかしくはない．本症例では，術後残存する腰痛，下肢痛に対しては投薬での疼痛コントロールが必要であるが，リハビリテーション診療においては術後評価が大事であり，神経根症の程度により処方やゴールが異なる.

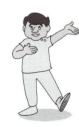

第Ⅲ部 脊椎・脊髄

第5章 実際に患者さんの画像をみてみよう 〜脊椎・脊髄〜

症例8 転移性脊椎腫瘍

53歳男性．10ヵ月前より頚部痛が出現，3ヵ月前より四肢のしびれ，筋力低下を認めた．頚椎の転移性脊椎腫瘍が疑われ，原発巣精査を行い肺がんの診断に至った．さまざまな治療を行ったが四肢麻痺が進行し，歩行不能状態となり手術目的で受診した．

X線

a. 正面像

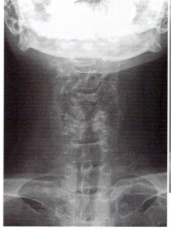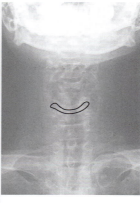

b. 側面像

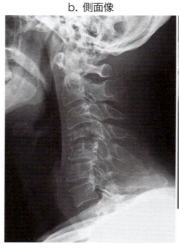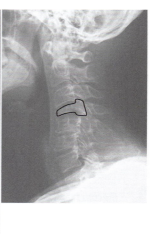

図1 単純X線画像

CT

a. 矢状断

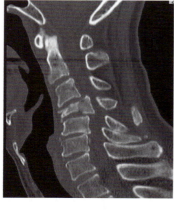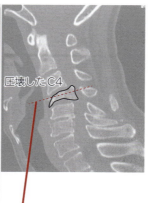

b. C4レベルの水平断

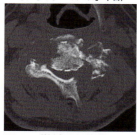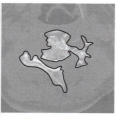

図2 単純CT画像
第4頚椎は圧壊しており，椎体内は骨融解像と硬化像が混在している．

核医学検査

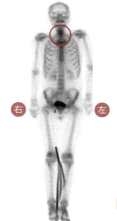

図3 骨シンチグラフィー 正面像

術後X線

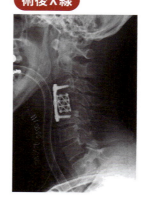

図4 単純X線画像 側面像（術後）

医師による画像診断と治療

診　断

▶ X線画像所見

　第4頚椎の著明な圧壊を認め（骨片が著明に脊柱管内に陥入している），椎体が後方の脊柱管内へ大きく突出している．椎体中央には骨融解像を認める（図1）．

　肺がんの頚椎転移により第4頚椎椎体が圧壊して椎体が脊髄圧迫を起こしたための脊髄麻痺と考えられる．

▶ CT画像所見

　図2では椎体内に一部硬化像があり，放射線治療などの効果があると考えられるが，腫瘍は外側塊から後方の椎弓にまで及び，脊柱の支持性は相当落ちていると考えられる．

▶ 骨シンチグラフィー所見

　頚椎以外に優位な取り込みは認めない（図3）．

治　療

　脊髄の圧迫を解除し，脊柱支持性を得る目的で前方再建術を行った（図4）．

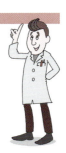

リハビリテーションスタッフはこう活かす

画像の読みかた

　図1では第4頚椎椎体が圧壊，骨融解像と骨片が脊柱管内に突出している像を認める．

　図2aで第4頚椎の圧壊と脊柱管内の突出，図2bでは椎体から椎骨動脈を巻き込み，さらに両側外側塊，左椎弓まで腫瘍が転移し，骨が溶けているのが明らかである．

　図3では，頚椎に取り込みがあり，それ以外には明らかな取り込みは認められない．

画像から読み取れる症状・障害

　第2・第3頚椎間レベルでの脊髄の正中からの圧排は，脊髄症をきたすことが多い．第2・第3頚椎間レベルの圧迫や第4頚髄節の障害をきたすと，横隔膜を支配している横隔神経も麻痺して呼吸障害をきたす場合があり，注意が必要である．第4頚髄節以下の脊髄損傷では，不全麻痺では三角筋以下の筋力低下，乳頭より近位の前胸部の体幹・上下肢・肛門周囲知覚低下，三頭筋反射以下の反射低下，異常反射が出現する．完全麻痺になると，脊髄ショックも含め慎重に経過をみる必要がある．

評価（確認しておくべき情報）

- Frankel分類，ASIA score，Zancoli分類
- 徳橋スコア，片桐スコア，SINS（Spinal Instability Neoplastic Score）
- 日本整形外科学会頚髄症治療成績判定基準（JOAスコア）の術前術後の値，改善率
- 四肢筋力，歩行能力，残存機能の評価
- 四肢の知覚評価（触覚・痛覚），残存知覚評価
- 膀胱直腸障害の程度・評価

リハビリテーション治療上の注意

　本症例においては，四肢麻痺を起こしているので残存機能の評価がまず重要である．起立性低血圧に対する起立や呼吸の訓練，四肢可動域訓練，残存筋強化運動に加え，ベッドと車いす間の移乗訓練，トイレの便器と車いす間の移乗訓練，起立訓練などを行い，基本的ADLの獲得を目指す．長下肢装具，ロフストランド杖といった補助具の併用が効果的である．原疾患のコントロールも大切であり，化学療法，放射線治療を検討し，他部位への転移の精査も合わせて行う．

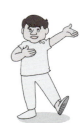

第Ⅳ部

骨・関節

Step 1 機能と構造

1. 骨の機能

骨の大きな役割は，筋肉を付着させ，関節で連結することで運動を行うことである．そのほかにも，身体を支える機能，内臓を保護する機能，骨髄において造血する機能，電解質（カルシウム，リンなど）を貯蔵する機能などの役割を担う．骨は細胞成分と骨基質からできており，前者は骨細胞，骨芽細胞，破骨細胞がある．骨芽細胞は骨形成を，破骨細胞は骨吸収を行っており，モデリング，リモデリングに関与している（図1）．後者は，25％の有機質（コラーゲン線維など），50～65％の無機質（カルシウム，リンなど），10～25％の水分から成る．

骨の成長（骨形成）には軟骨内骨化と膜性骨化があり，前者は一次骨化中心，骨端二次骨化中心，成長軟骨板においてみられ，軟骨細胞周囲の基質に石灰化が起こり海綿骨となり，長軸方向に骨が伸びる．一方，後者は骨膜で，骨芽細胞に分化して骨基質を産生し皮質骨となり，横径が成長し横軸方向に骨が太くなる．骨折の際の骨の修復（図2）は，血腫が骨折間壁から骨外の軟部組織へ拡大し骨折部を覆う炎症期を経て，骨膜から錨着仮骨が始まり，骨折端で架橋仮骨により連結し（膜性骨化），骨髄内に骨髄仮骨が形成される．その後，骨折間壁に軟骨が誘導され，結合仮骨により両骨折端が結合する（軟骨内骨化）修復期に入り，骨梁の吸収と新生骨の形成が繰り返されるリモデリング期を経て修復される．

2. 骨の構造

骨はその形態によって，長管骨，扁平骨（肩甲骨など），短骨（手根骨など），種子骨（膝蓋骨など）に分類される．長管骨は，肉眼的には，両端は関節軟骨に覆われ，その下に軟骨下骨があり，海綿骨へ移行する骨端部と中央の皮質骨に囲まれた管状部分の骨幹部，骨端と骨幹の間で皮質骨が薄く海綿骨が多い成長軟骨板がある骨幹端部に分けられる（図3）．また組織学的にみると，皮質骨の外周にある結合組織で筋と接しており，骨芽細胞，破骨細胞，神経が存在し，リモデリング，横径の成長，膜性骨化を行う骨膜，骨表面の層状構造で固い部分である皮質骨，柱状の骨梁と板状の海綿骨プレートから成り，その周囲に骨髄がある海綿骨に分けられる．

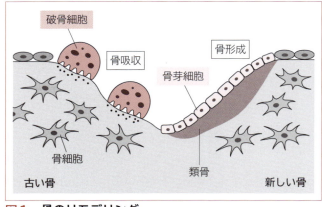

図1　骨のリモデリング

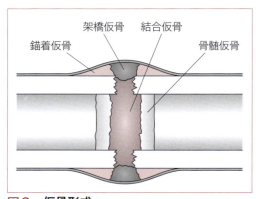

図2　仮骨形成

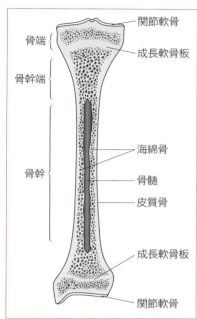

図3　長管骨の構造模式図

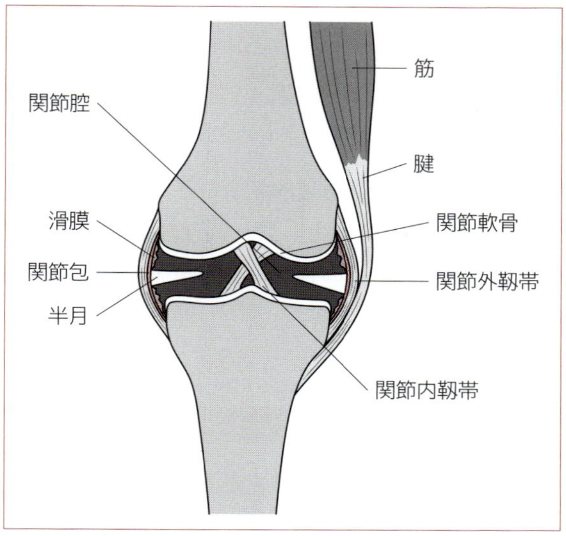

図4　関節構造

3. 関節の機能と構造（図4）

　関節は骨と骨が連結した部位であり，身体を支え（支持性），身体を運動させる（可動性）働きがある．筋肉を収縮させることによって，骨を動かし，関節の形状によって屈曲/伸展，外転/内転，外旋/内旋，回内/回外などの運動を行うことができる．

　関節は関節包で覆われており，関節腔をつくる．関節包の内膜には疎な結合組織である滑膜があり，滑膜から無色または黄色透明の滑液（関節液）が分泌され，関節の潤滑と関節軟骨の栄養を担う．関節包には神経終末が存在し，痛覚，固有感覚を中枢へ伝達する．靱帯には関節包靱帯，関節包外靱帯，関節内靱帯があり，骨と骨を制動し関節を安定させる．靱帯にも神経終末が存在し，痛覚，固有感覚を中枢へ伝達する．また，関節内の骨表面は，厚さ1～4mmの硝子軟骨（関節軟骨）で覆われている．軟骨には血管・神経・リンパ管はない．また，膝関節などの関節には関節半月という線維軟骨を有する関節がある．辺縁で厚く関節包と結合する．

　関節はその形状によって，関節面が平行で運動が少ない平面関節（例：手根骨間関節），関節頭が円柱状で軸回転方向のみの運動が可能な蝶番関節（例：腕尺関節），関節頭が球状で全方向への運動が可能な球関節（例：股関節），関節頭は短い円板状で，長軸と垂直方向の運動が可能な車軸関節（例：近位橈尺関節），関節頭は楕円状で，長軸と短軸方向への運動が可能な顆状関節（例：膝関節），関節面が鞍状で，直角方向に運動が可能な鞍関節（例：母指手根中手関節）に分類される．

第IV部 骨・関節

第6章 骨・関節画像 基本のみかた

Step 2 正常画像

　骨・関節画像において，解剖および正常画像を理解することは，骨折，脱臼，変性などの画像診断（読み方）において非常に重要である．特に画像評価は，診断や治療法の判断に必須で，MRIやCTなどの各画像検査法の普及・発達があるものの，基本となる画像検査は単純X線画像である．

1. 肩関節

　肩関節は，鎖骨・肩甲骨・上腕骨・胸骨と，それに連なる肩甲上腕関節・肩鎖関節・胸鎖関節から構成されていて，これらは肩複合体とも呼ばれる（図1，図2）．一般的に肩関節とは，肩甲上腕関節を指すことが多いが，この肩甲上腕関節は，ボールのような形をした上腕骨頭と，肩甲骨側の関節窩から構成されている．肩甲上腕関節は構造上，

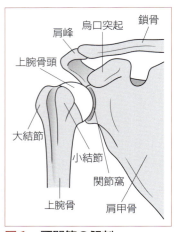

図1　肩関節の解剖

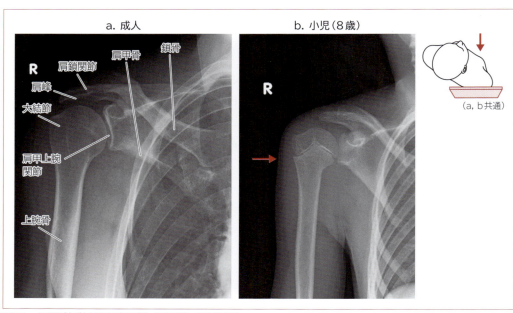

図2　肩関節単純X線画像 正面像（正常像）
b：上腕骨近位骨端線を認める（→）．骨折線と間違えないように注意する．

大きな可動域を有する一方で安定性に乏しいため，脱臼などが起こりやすい．鎖骨は外側で肩甲骨上方の肩峰と肩鎖関節を形成し，内側で胸骨と胸鎖関節を形成する（図2）．小児では，骨端と骨幹端の間に，骨が長軸方向に成長する部分の骨端線が存在する（図2矢印）．骨折と見誤る場合があるので，注意する．男性では18歳，女性では16歳前後に閉鎖する．肩鎖関節は，打撲や転倒などで損傷を受けやすく，胸鎖関節は上肢と体幹をつなぐ唯一の関節であるため，上肢の可動域に大きな影響を及ぼす．

2. 肘関節

肘関節は上腕骨と2本の前腕骨（橈骨と尺骨）の間に生じる関節で，腕尺関節と腕橈関節，そして近位橈尺関節から構成される（図3〜5）．腕尺関節は上腕骨滑車と尺骨の滑車切痕からつくられ，肘の屈曲・進展を行う．腕橈関節は上腕骨小頭と橈骨頭窩からつくられ，肘の屈伸運動とともに前腕の回内・回外運動を行う．近位橈尺関節は橈骨頭の関節環状面と尺骨の橈骨切痕からつくられており，前腕の回内・回外運動を可能にする．

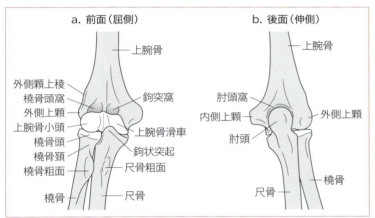

図3　肘関節の解剖

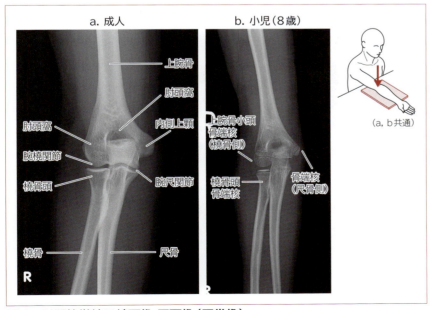

図4　肘関節単純X線画像　正面像（正常像）

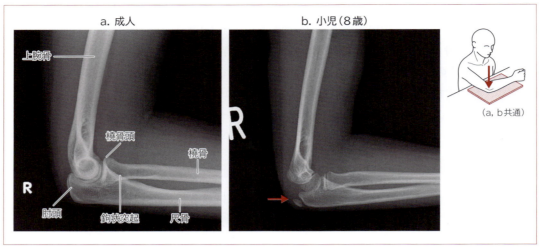

図5 肘関節単純X線画像 側面像（正常像）
b：肘頭骨端核を認める（→）.

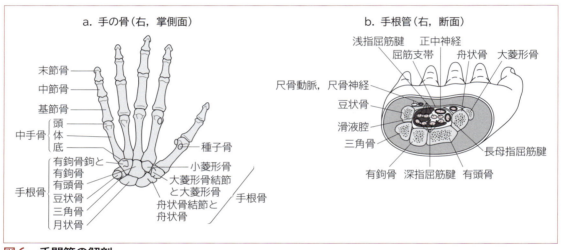

図6 手関節の解剖

肘関節は，体重が大きくかかるような関節ではないため，変形性肘関節症を発症することは少ないが，骨折や脱臼などの外傷や肘関節を酷使することで生じるスポーツ障害（上腕骨内側上顆炎など）を引き起こすことがある．

3. 手関節

手関節は，橈骨，尺骨，8つの手根骨（舟状骨，月状骨，三角骨，豆状骨，有鉤骨，有頭骨，小菱形骨，大菱形骨）で構成されており，遠位橈尺関節，橈骨手根関節，手根中央関節，手根中手関節，中手指節関節，指節間関節（近位・遠位）といった6種類の関節がある（図6～8）．

手根管は，手関節部にある手根骨と横手根靱帯（屈筋支帯）で囲まれた伸縮性のない通路で，その中を1本の正中神経と指を動かす9本の腱が滑膜性の腱鞘を伴い走行している（図6b）．手根管症候群とは，正中神経が炎症や腱の肥大などで圧迫された状態で，それに手関節の運動が加わることで痛みが生じる．

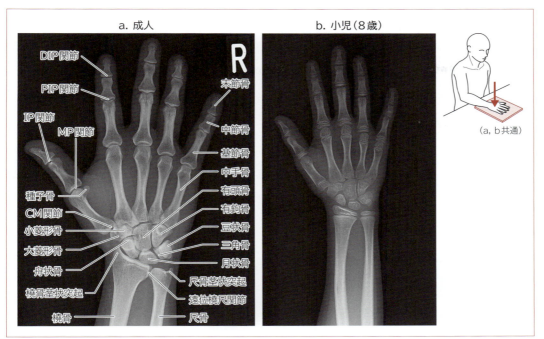

図7 手指〜手関節単純X線画像 正面像（正常像）
b：発育とともに手根骨が形成される．

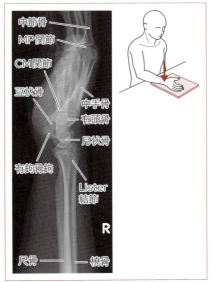

図8 成人の手指〜手関節単純X線画像 側面像（正常像）

4. 股関節

　股関節は，球状の大腿骨頭と骨盤の寛骨臼で構成され（図9，図10），正常な股関節では寛骨臼が大腿骨頭の約4/5を収納するように形成されている．大腿骨頭は容易には脱臼せず安定し，体重の支持に大きな役割を果たしている．さらに股関節周辺の筋との協働により，ヒトは下肢を前後左右に動かしたり，内側・外側にねじったり自在に動かすことができる．腸骨・恥骨・坐骨を合わせて寛骨というが，この3つの骨の結合部は寛骨臼の中央に存在するため，小児ではY字状の軟骨が存在し，Y軟骨と呼ばれる．Y軟骨は男子では15歳頃，女子では13歳頃に消失する．

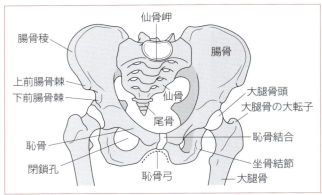

図9　股関節の解剖

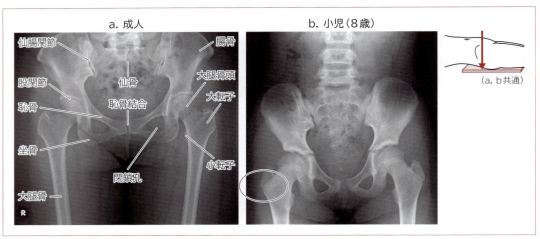

図10　股関節単純X線画像　正面像（正常像）
b：Y軟骨（腸骨，恥骨，坐骨の接合部）を認める（○）．

5. 膝関節

　膝関節は人体の中で最も大きい関節であり，大腿骨と脛骨，膝蓋骨から構成される（図11〜13）．脛骨の関節部分はほぼ平らな形をしているのに対し，その上に大腿骨の丸い先端が組み合わさっているというつくりのため，屈伸するだけでなく回旋することも可能である．そういった複雑な動きと衝撃を吸収するために，大腿骨と脛骨をつなぐ4本の靱帯と半月板が重要な役割を果たしている．

　半月板は，大腿骨と脛骨の間にある線維の豊富な軟骨で，関節にかかる体重の負荷を分散させ，また関節の位置を安定させるといった働きをしている．この半月板が損傷すると運動時に痛みが発生し，関節に負担がかかることで変形性膝関節症を発症することになる．

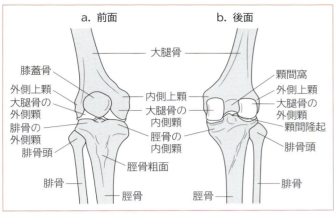

図11　膝関節の解剖（右）

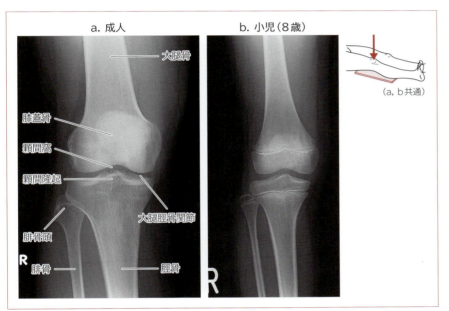

図12　膝関節単純X線画像　正面像（正常像）

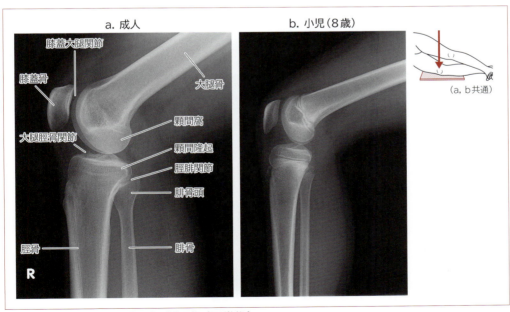

図13　膝関節単純X線画像　側面像（正常像）

第6章　骨・関節画像　基本のみかた　**137**

6. 足関節

足関節とは，一般的には足首の関節のことであり，距骨，腓骨，脛骨から構成され，

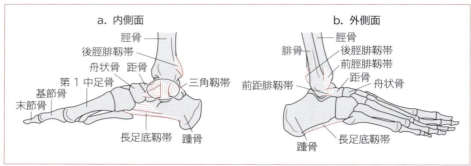

図14　足関節の解剖

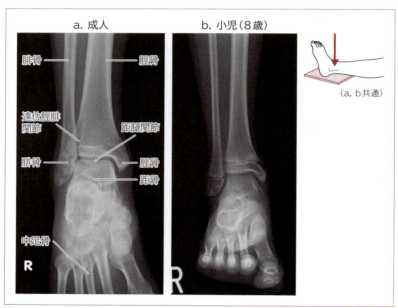

図15　足関節単純X線画像　正面像（正常像）

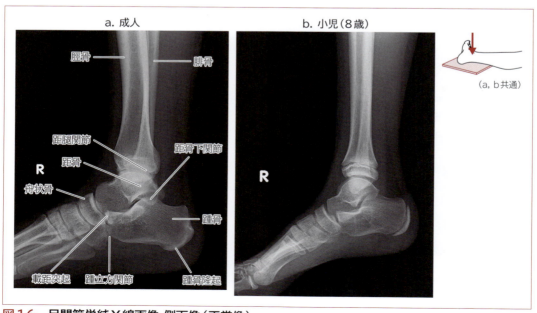

図16　足関節単純X線画像　側面像（正常像）

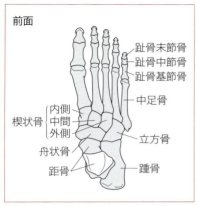

図17　足部の解剖

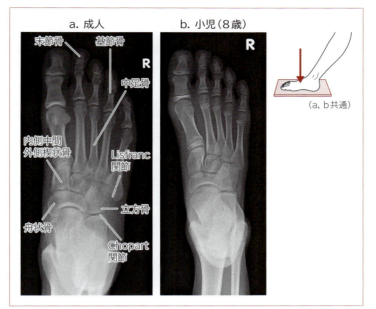

図18　足部単純X線画像　正面像（正常像）

解剖学的には距腿関節のことを指す（図14〜16）．距腿関節は，腓骨と脛骨の関節窩に，距骨滑車と呼ばれる距骨の関節頭がぴったり収まるように形成されている．距腿関節は，足首の背屈と底屈運動を可能にする一方で，内返しや外返しといった動作はほとんど行うことができない．内返し・外返しといった動きを可能にしているのは，距腿関節の下にある距骨下関節（距骨と踵骨の接合部分）で，距腿関節と距骨下関節の協働運動により成り立っている．遠位脛腓関節は線維状の靱帯結合である．

7. 足　部

　足部はChopart関節とLisfranc関節により前足部（中足骨，趾骨），中足部（足根骨），後足部（距骨・踵骨）に大別され，合計で26の小さな骨から形成されている（図17，図18）．これらの骨と骨は靱帯と筋肉で連結され，足部のアーチを形成し，体重の衝撃を吸収している．アーチは土踏まずとして知られている縦方向のものだけでなく横方向にもあり，この縦横のアーチがあるお陰でヒトは二足で歩行することが可能となる．

Step 3　骨・関節画像のみかた

1. 単純X線

　単純X線撮影は画像検査の基本である．骨全体の外形と輪郭の変化，皮質骨および骨髄の変化を観察する．正常な骨・関節の単純X線画像の知識が必須であり，前項Step 2の正常画像と正常解剖をしっかりと学んでおく必要がある．骨・関節画像は，二方向以上で確認し，特に小児の場合は骨年齢の変化があるため，左右を比較することも重要である．骨だけでなく軟部組織，関節の変化，他の臓器についてもすみずみまで観察する．

　読影にあたっては，骨相互の位置関係の乱れ（配列：alignment）の確認，変形，骨

表1　単純X線画像における読影の基本　ABC's

A = alignment（配列）	骨相互の位置関係の乱れ
B = bone（骨）	変形，骨皮質や骨梁の連続性の変化，骨髄の変化
C = cartilage（軟骨）	関節裂隙の狭小化や不正像
S = soft tissue（軟部組織）	異物の有無，腫脹や血腫などによる軟部陰影の変化

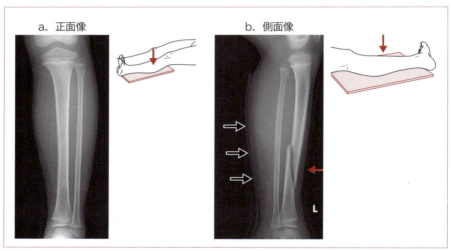

図1　脛骨骨折患者（小児7歳）の単純X線画像
aでは配列の異常は認めないが，bにて骨折（←）は明らかである．また，骨折部周囲軟部の腫脹（→）も認める．
※図1，3，4は同一患者の画像．

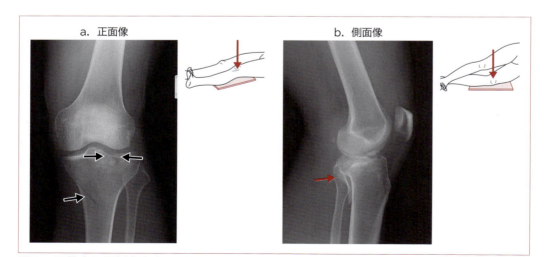

図2　脛骨高原骨折患者（49歳）の単純X線画像
a：脛骨関節面から脛骨遠位端の骨折（→）を認める．
b：脛骨関節面後方に転位した骨折（←）を認めるものの関節面の評価は困難である．
※図2，5，6は同一患者の画像．

皮質や骨梁の連続性の変化，骨髄の変化（骨：bone），関節裂隙の狭小化や不正像（軟骨：cartilage），異物の有無，腫脹や血腫などによる軟部陰影の変化（軟部組織：soft tissue）の観察が基本である（表1）．図1，図2は脛骨骨折患者の例である．

2. CT

CT検査は骨・関節疾患の診断には欠かせない画像検査法になってきた．短時間で撮影可能であり，らせん撮影を用いた3D-CTを活用することにより，平面状では把握しにくい関節内骨折，骨盤骨折などで，骨折型の把握および理解が容易になり有用である（図3～8）．しかし，軟部組織のコントラストが低く，骨以外の靱帯，腱，半月板，関節軟骨などの評価が困難である．微小骨折や，骨挫傷などの評価も困難であり，放射線被曝の問題など欠点もある．

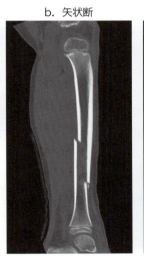

図3 脛骨骨折患者（小児7歳）の単純CT画像
いずれの断面にても，骨折線を認める．

a．水平断　b．矢状断　c．冠状断

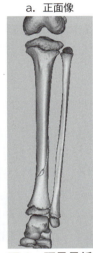 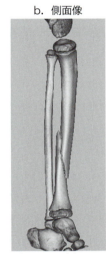

図4 脛骨骨折患者（小児7歳）の3D-CT画像
立体的に骨折型を把握することができる．

a．正面像　b．側面像

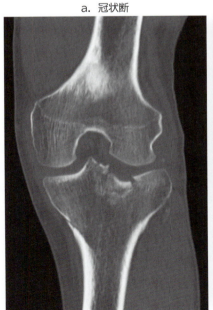 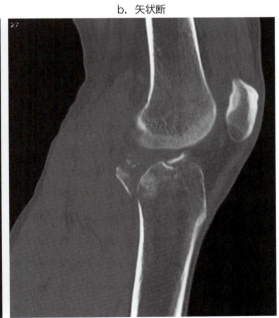

a．冠状断　b．矢状断

図5 脛骨高原骨折患者（49歳）の単純CT画像

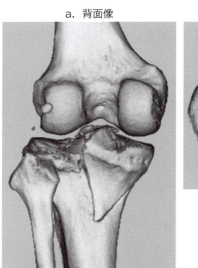

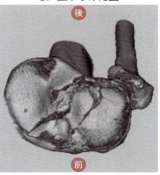

図6 脛骨高原骨折患者（49歳）の3D-CT画像
関節内骨折の状態が把握しやすく，治療方針の計画立案，また治療評価に有用である．

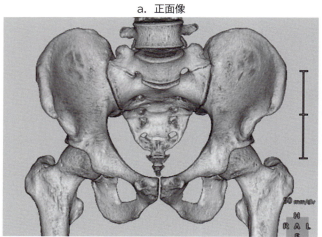

図7 骨盤3D-CT画像（正常像）

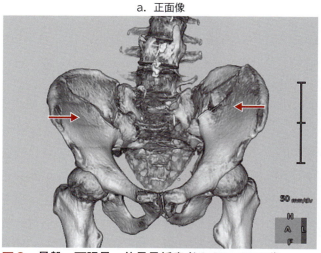
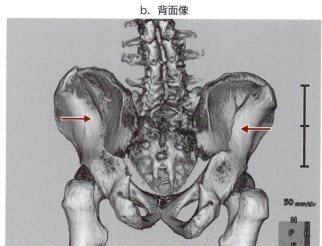

図8 骨盤・両腸骨・仙骨骨折患者の3D-CT画像
骨盤のような複雑な形状の骨組織は，3D-CTが非常に有用である．

第IV部　骨・関節

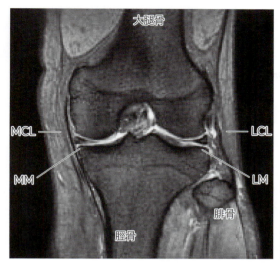

図9　膝関節（46歳）のMRI T2強調画像　冠状断（正常像）
骨髄内病変はもちろんのこと，靱帯，軟骨（半月板）の評価が可能である．
MCL（medial collateral ligament）：内側側副靱帯
LCL（lateral collateral ligament）：外側側副靱帯
MM（medial meniscus）：内側半月板
LM（lateral meniscus）：外側半月板

a．正常像（45歳男性）　　b．異常像（24歳男性）

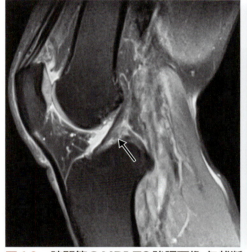 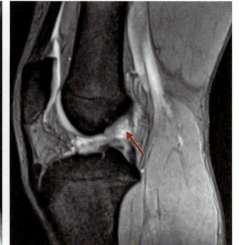

図10　膝関節のMRI T2強調画像　矢状断
a：前十字靱帯の連続性を認める（←）．
b：前十字靱帯の完全断裂を認める（←）．

3. MRI（図9，図10）

　MRI検査はCT検査に比べ，被曝などの侵襲は少ないが，時間がかかるのが難点である．断層方向は任意に決めることができることや筋，腱，靱帯，軟骨などの軟部組織の描出に優れていること，骨髄内の浮腫や骨挫傷の描出が可能など長所も多いが，金属アーチファクトが大きいことや，磁性体などがある場合は撮影ができないなどの欠点もある．

Step 4 疾患別読影ポイント

1. 骨折
A. 疾患概念

　骨折とは骨の連続性が外力により断たれた状態であり，自発痛と圧痛，皮下出血，運動障害，変形，異常可動性などの臨床症状を伴う．骨折の治療は，整復（折れてずれた骨を本来の位置に戻す）と固定（再びずれないようにする）ことであるが，このような保存療法が困難な場合は，経皮的ピンニング，観血的整復固定術（プレート，螺子，髄内釘，ワイヤーなどを使用），人工骨頭置換術（bipolar hip arthroplasty：BHA）（158頁参照）など手術療法（図1，図2）が行われる．

a. 術前　　　　　　b. 術後

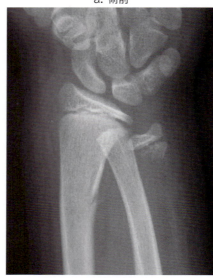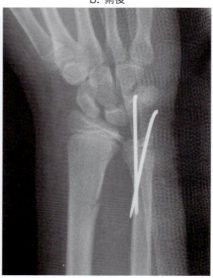

図1 尺骨遠位骨端線損傷患者（小児10歳）の単純X線画像　正面像

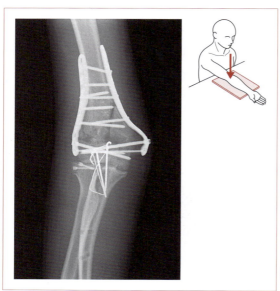

図2 上腕骨遠位端骨折患者（38歳）の単純X線画像　正面像

B. みかたのポイント

画像による異常所見と圧痛点が一致するかを確認することが重要である（圧痛のない骨折はない）．圧痛がなければ，過去の外傷による変形や骨折と間違えやすい所見（表1）の可能性があるため注意を要する．

大腿骨近位部骨折（156頁参照）のうち，大腿骨頸部骨折では，骨折の転位によって分類（Garden分類：図4）がなされており，治療法の選択や予後予測の指標となる．

▶小児骨折

骨端軟骨板の損傷をきたす可能性がある（Salter-Harris分類：図5）．また，骨膜が厚く弾性に富むため，若木骨折（図6），急性可塑性変形などの不全骨折になりやすいこと，自家矯正（図7）が旺盛であり，多少の変形も矯正されることに留意する．

表1　骨折と間違えやすい所見

1. 長管骨の血管溝*（図3）
2. 小児の骨端線
3. 軟部陰影の重なり
4. 種子骨，過剰骨

*血管溝：骨を栄養する血管が，長管骨の皮質を貫くために生じた細い孔で，X線画像では黒く抜けた透亮像としてみられる．

a. 単純X線画像 正面像

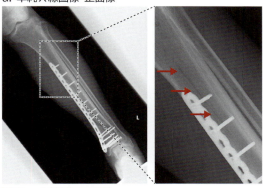

b. 単純CT画像 矢状断

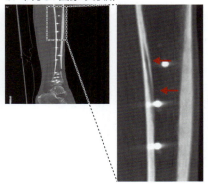

図3　血管溝（下腿）

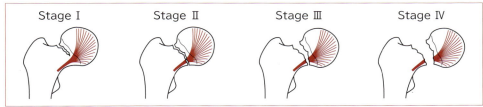

図4　Garden分類
Stage Ⅰ：骨性に一部の皮質が連続している不全骨折，Stage Ⅱ：骨折面に転位のない完全骨折，Stage Ⅲ：骨折面に部分的に転位のある完全骨折，Stage Ⅳ：骨折面に大きい転位のある完全骨折，骨方向は完全に離開

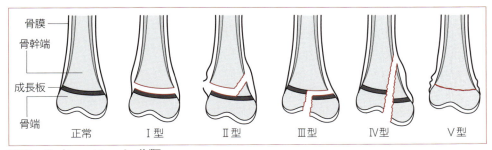

図5　Salter-Harris分類
Ⅰ型：骨端線部の骨折，Ⅱ型：骨端線および骨幹端部の骨折，Ⅲ型：骨端線および骨端の骨折，Ⅳ型：骨端線を横切る骨折，Ⅴ型：骨端線の圧挫骨折

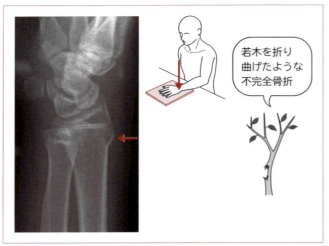

図6　若木骨折患者の単純X線画像　正面像

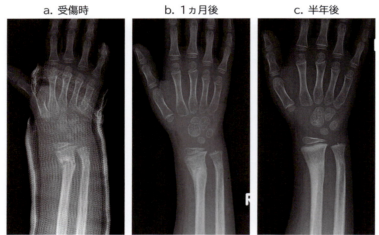

図7　自家矯正例（橈骨遠位端骨折患者）の単純X線画像　正面像

2. 変形性関節症
A. 疾患概念

　関節軟骨を含む関節の構成要素の退行変性により，軟骨の変性および破壊と，それに続く変化としての関節辺縁や軟骨下骨における骨の増殖性変化をきたす疾患である．その結果，二次的に滑膜炎がみられ，それに伴う症状として，関節痛，関節水腫，可動域制限，変形などが認められる．治療の原則は症状軽減と関節機能の改善もしくは維持である．薬物療法として非ステロイド抗炎症薬（NSAID），弱オピオイド薬などの内服薬，湿布や軟膏などの外用薬，ヒアルロン酸やステロイド薬の関節内注射などが行われる．また，大腿四頭筋訓練やストレッチ，水中歩行などの運動療法や足底板，サポーターなどの装具療法が有効な場合もある．変形が重度で日常生活に支障をきたす場合には手術療法（166頁，168頁参照）が行われる．

B. みかたのポイント

　単純X線画像の変化として，関節軟骨の磨耗に伴う関節裂隙の狭小化や消失，骨棘形成，軟骨下骨の骨硬化像，骨囊胞像などがある（図8～10）．

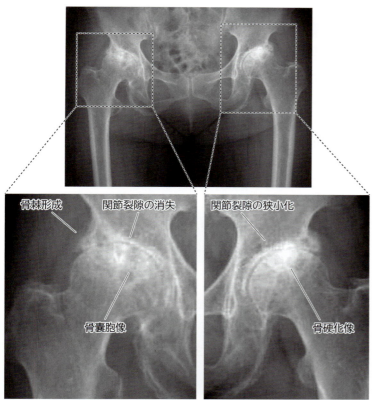

図8 両変形性股関節症患者（68歳）の単純X線画像 正面像

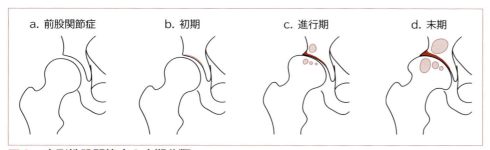

図9 変形性股関節症の病期分類
a. 前股関節症：関節裂隙の狭小化がない
b. 初　期：関節裂隙の一部狭小化，臼蓋の骨硬化を認め，骨棘形成のないもの（あっても軽度のもの）．
c. 進行期：関節裂隙の一部が消失，臼蓋や骨頭の骨囊胞や骨棘が存在
d. 末　期：荷重部の関節裂隙が消失，骨囊胞や臼蓋の二重像や破壊を認める．

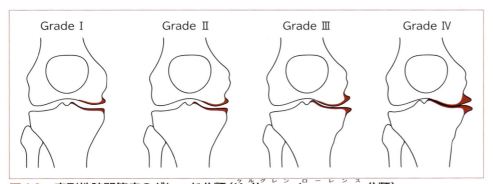

図10 変形性膝関節症のグレード分類（Kellgren-Lawrence分類）
Grade 0：正常
Grade Ⅰ：疑わしいわずかな骨棘
Grade Ⅱ：明確な骨棘，関節裂隙の狭小化の可能性
Grade Ⅲ：中程度の骨棘，関節裂隙の狭小化が明確，硬化像中程度
Grade Ⅳ：著名な骨棘，関節裂隙の狭小化が中程度，硬化像著明，関節輪郭の変形明確
※Grade Ⅱ以上が変形性膝関節症として診断されている．

第6章　骨・関節画像　基本のみかた

3. スポーツ外傷・障害

A. 疾患概念

スポーツによる損傷は，スポーツ外傷とスポーツ障害に分けられる．前者は，1回の怪我で起こる骨折，脱臼，断裂，筋挫傷などの外傷を主としたものであり，ラグビーや相撲など衝突を伴うスポーツに多い．後者はスポーツにより，同じ動作を繰り返し行うことで生じるものであり，過用症候群（overuse syndrome）によって骨，筋肉，靱帯，腱などが損傷し，痛みが慢性化する疾患群である．

スポーツ外傷の治療の基本はPRICE療法（表2）である．PRICE療法を施行後，外傷の評価を専門的に施行し，それぞれの治療を行う．

スポーツ障害の治療の基本は，早期発見および早期治療であり，過用症候群のため安静が必要であること，ストレッチやアイシングの指導，ときにプレースタイル，ポジションの変更，競技の変更などが必要になる場合もある．

B. みかたのポイント

スポーツ障害の場合，単純X線画像のみでは疲労骨折などは診断困難なため，CT画像やMRI画像，ときに骨シンチグラフィーなどを活用して診断する（図11〜13）．スポーツ外傷および障害の好発部位を図14に示した．

表2　PRICE療法

P = protection（保護）	患部固定やテーピング保護，二次障害を防ぐ
R = rest（安静）	安静により，組織の炎症を抑え，治癒を促進
I = icing（冷却）	冷却により疼痛減少，腫脹や炎症を抑える
C = compression（圧迫）	圧迫により腫脹や出血を抑える
E = elevation（挙上）	心臓より高く挙上させることで，腫脹を軽減させる

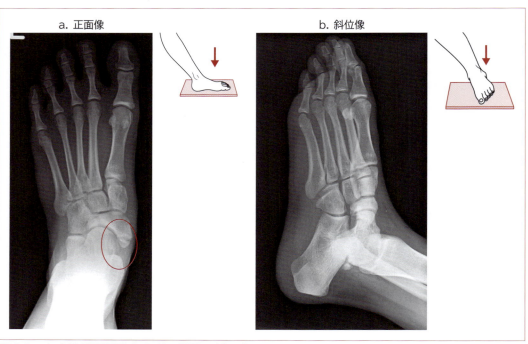

図11　有痛性外脛骨障害患者の単純X線画像
明らかな骨傷は認めない．外脛骨（丸印）を認める．
※図11〜13は同一患者（14歳，中距離陸上選手）．

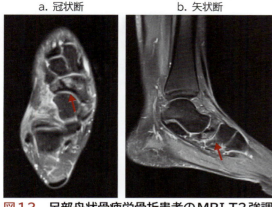

図12 足部舟状骨疲労骨折患者のMRI T2強調画像
舟状骨骨髄内に輝度変化があり，骨折を認める．

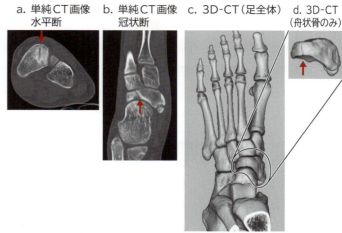

図13 足部舟状骨疲労骨折患者の単純CT画像
舟状骨に骨折を認める．舟状骨骨折（疲労性）と診断された．

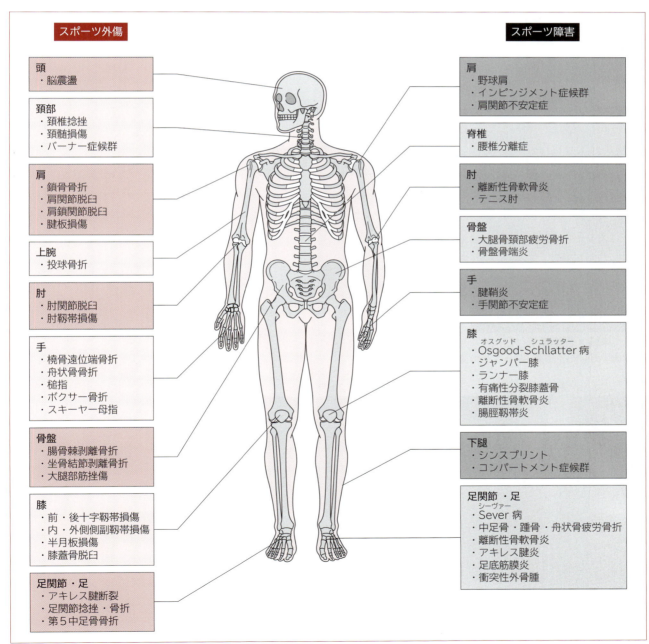

図14 スポーツ外傷および障害の好発部位

第6章 骨・関節画像 基本のみかた 149

第7章 実際に患者さんの画像をみてみよう ～骨・関節～

症例1　骨折①　上腕骨顆上骨折

10歳男児．鉄棒より落下し左肘の痛みと変形を認め受診．左母指の屈曲障害と知覚鈍麻があった．

X線

a. 正面像

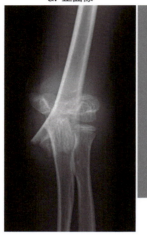 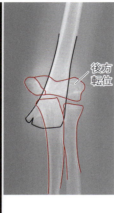 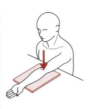

b. 側面像

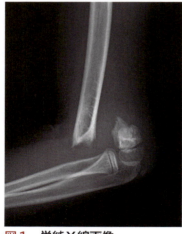 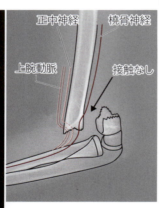

図1　単純X線画像
（正常像：aは133頁 図4，bは134頁 図5参照）

a. 手術直後　　　　b. 術後12ヵ月

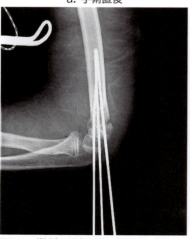 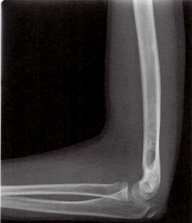

図2　単純X線画像　側面像（術後）

医師による画像診断と治療

診断

▶X線画像所見

上腕骨顆上部で骨折し，遠位骨片が後方に大きく転位している．骨折部の接触はない（図1）．

以上より，正中神経麻痺を伴う左上腕骨顆上骨折と診断した．

治療

全身麻酔下で仰臥位で緊急手術を施行した．内側を小切開し，上腕骨遠位前方骨折部で正中神経を損傷していないことを確認し，徒手的に整復し，Kirschner wire（キルシュナーワイヤー）にて固定した（図2a）．術後3ヵ月で神経麻痺は改善した．

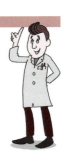

リハビリテーションスタッフはこう活かす

画像の読みかた

X線画像 正面像（図1a）だと骨折部が重なって判断しにくいが，側面像（図1b）では遠位骨片が後方へ転位していることがわかる．骨折部は単純な骨折であり，粉砕している様子はない．また骨折部の前後のずれが大きいため，骨折部の周りの軟部組織が大きなダメージを受けていることが予想される．

画像から読み取れる症状・障害

本症例のように骨片の転位が大きいと，神経障害を生じやすい．本症例の正中神経障害の合併も起こりやすい神経障害の一つである．図1のように骨折部に神経が巻き込まれて麻痺が生じる．麻痺の多くは自然に回復するが，3ヵ月経過しても回復の徴候がみられなければ主治医に相談する．また骨折部周囲で血流障害が生じ，Volkman拘縮（フォルクマン）（小児上腕骨顆上骨折に伴い，阻血性壊疽を伴う前腕屈筋群の拘縮．神経障害，筋萎縮を伴い，手指・手関節・肘関節の機能障害など後遺症を残す）が出現する可能性があるので，阻血症状（麻痺 paralysis，感覚異常 paresthesia，拍動消失 pulselessness，蒼白 paleness，疼痛 pain：5P）出現に注意する．

評価（確認しておくべき情報）

- 受傷時の血管損傷の有無
- 運動麻痺の評価
- 感覚障害（しびれ・知覚鈍麻）の評価
- 骨折部以外の外傷の有無

リハビリテーション治療上の注意

手術直後から，自分でグーパー運動をさせるといった手指の自動運動をできるだけ行わせることで，血流の改善と腫脹の軽減を図る．関節可動域訓練では，他動運動は基本的には行わない．痛みを生じるような強い他動運動は，異所性骨化を生じることがある．またリハビリテーション治療の経過中には骨折部がずれてしまうこともあるため，X線画像でのチェックが必要である．内反肘になってしまうこともあるため，忘れずに評価をする．小児では痛みやしびれの度合いを聞いてもはっきりしない場合があるので，左右差を比べてきちんと評価する癖をつけるよう心がける．

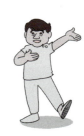

第7章　実際に患者さんの画像をみてみよう ～骨・関節～

第IV部 骨・関節

第7章 実際に患者さんの画像をみてみよう〜骨・関節〜

症例2 骨折② 橈骨遠位端骨折

50歳女性．駅の階段で転落し受傷，右上肢の変形と疼痛にて救急搬送され受診．右肘と右手関節の著しい変形と疼痛を認めたが，明らかな循環不全・神経障害は認めなかった．

X線

a. 正面像

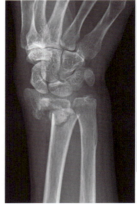 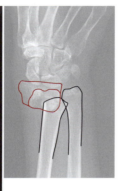 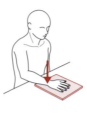

b. 斜位像

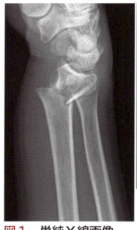 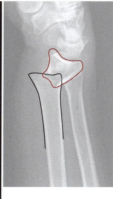 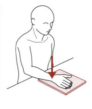

図1 単純X線画像
（正常像：aは135頁 図7，bは135頁 図8参照）

CT

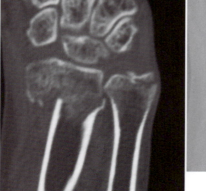 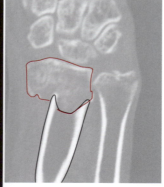 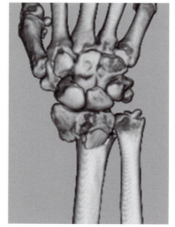

図2 単純CT画像 冠状断　　　　　　　**図3 3D-CT画像 正面像**

医師による画像診断と治療

診断

▶X線画像所見

橈骨遠位端が背側橈側へ変形し，粉砕した骨折を認める（図1）．

▶CT画像所見

橈骨遠位端の背側転位型骨折，関節内骨折，尺骨茎状突起部基部の骨折を認める（図2）．

治療

受傷日は徒手整復後にシーネ固定をし，後日，全身麻酔下に観血的整復固定術を施行した．掌側より展開し，関節面を整復，プレート固定した．

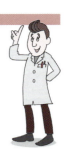

リハビリテーションスタッフはこう活かす

画像の読みかた

単純X線画像 正面像（図1a）では，骨折部の近位骨片が尺側にずれている．側面像（図1b）では遠位骨片が背側に倒れており，逆フォーク状に変形していることがわかる．このように，遠位骨片が背側に転位している骨折をColles骨折と呼ぶ．反対に遠位骨片が掌側に転位している骨折はSmith骨折と呼ぶ．単純CT画像，3D-CT画像（図2，図3）では骨折線の一部が手関節内まで及んでおり，関節内骨折であることがわかる．また，図1でややわかりにくかった尺骨茎状突起骨折がはっきりとみてとれる．骨折してるかどうかをX線画像で探し出すポイントの一つは「皮質骨を追っていく」ことである．基本的に皮質骨の線は滑らかな連続性になっているが，骨折するとその連続性が断たれてしまう．そのような目線でCT画像をみた後に再びX線画像をみると骨折部がわかることが多い．

画像から読み取れる症状・障害

橈骨遠位端骨折では，正中神経の障害や長母指伸筋腱の断裂が生じることがある．関節内骨折であるので，普通は滑らかである関節面の表面に段差ができたり，陥没していたりするとうまく関節が動かせないため，動作時の痛みや関節の拘縮などの障害が生じてしまうことがある．手術後に橈骨の短縮がみられる場合，尺骨突き上げ症候群を合併することがある．手術後の出血やむくみにより，手根管の内圧が上昇し，手根管症候群が生じることもある．また本症例のように中高年の女性では，ばね指を合併する場合もある．

評価（確認しておくべき情報）

- 軟部組織の損傷の程度
- 手指の神経障害（しびれや知覚障害）の評価
- 手指（特に母指）の運動の評価
- 指先の色や冷感など，循環障害の評価

リハビリテーション治療上の注意

手術後早期より，損傷を受けていない肩関節，肘関節，手指は，拘縮の予防のためにリハビリテーション治療を開始する．特に手指は伸ばしにくくなってしまう（屈曲拘縮）ため注意する．手関節は，痛みに応じて徐々に関節可動域訓練を開始する．本症例のようなプレートによる固定は強固なので，早くから関節可動域訓練を行うことができる．手術後4～6週間より徐々に手関節の抵抗運動を開始する．6～8週間経つと単純X線画像で仮骨形成がみられるので，骨折はほぼ安定したとみなし，徐々に荷重を増やしていく．

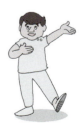

症例3 骨折③ 骨盤骨折

28歳女性．自殺企図にて高所より転落し受傷．血圧低下，ショックバイタルにて救急搬送された．合併損傷として，腎臓・脾臓損傷と出血性ショックを認めた

X線

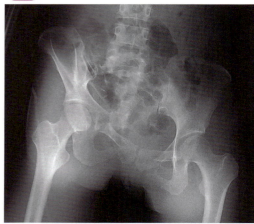
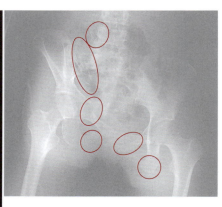

図1 単純X線画像 正面像
（正常像：136頁，図10参照）

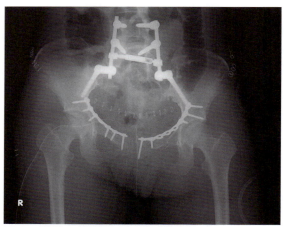

図2 単純X線画像 正面像（術後）

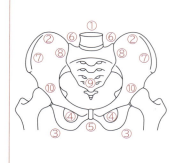

図3 骨盤単純X線画像の読影のポイント

【全体像】
①左右対称性（腰椎棘突起の位置）
②腸骨の大きさ・高さの対称性
【前方要素】
③恥骨・坐骨骨折
④閉鎖孔の左右差
⑤恥骨結合離開（≧2.5 cm）
【後方要素】
⑥第5腰椎横突起骨折
⑦腸骨骨折
⑧仙腸関節離開
⑨仙骨骨折（左右仙骨裂孔の比較）
⑩臼蓋骨折

CT

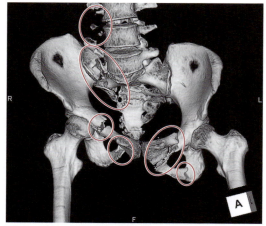

図4 3D-CT画像 正面像

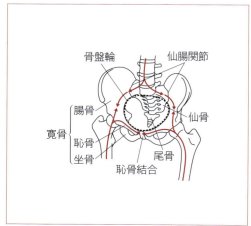

図5 骨盤を斜め上からみた図（正常）

医師による画像診断と治療

診断

　骨盤骨折は，大きく分けて寛骨臼骨折と骨盤輪骨折の2種類がある．股関節は，骨盤側の寛骨臼と大腿骨側の大腿骨頭の2つの関節面が接してできており，つまり寛骨臼骨折とは股関節の関節内骨折である．骨盤輪骨折は寛骨臼骨折を除いた骨盤骨折である．いずれもX線で診断するが，骨盤の形状は非常に複雑なため，CTで骨折の位置を詳しく調べる必要がある．また血管損傷や膀胱損傷などの合併損傷を調べるには造影CTが有用である．

▶ X線画像所見

　左右の腸骨が非対称で，両側恥坐骨部に骨折を認める（骨盤骨折）（図1）．

▶ CT画像所見

　3D-CT画像（図4）では，右仙骨，両側恥坐骨，右第3～第5腰椎横突起骨折を認める．

治療

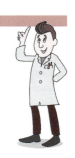

　骨盤輪骨折は骨盤の環状構造が破壊される骨折で，通常，前方と後方の2ヵ所で脱臼や骨折が起こり，交通事故や転落事故など大きな外力で発生する．内臓の損傷を伴うこともあり，大量出血すると生命に関わる状況も起こりえる．

　その場合は，止血操作など命を救う治療から始め，骨折の治療は骨折部のずれが大きい場合や不安定な場合に骨折部を固定する手術を行う．

　恥骨および坐骨骨折は骨盤骨折の中でも軽い損傷で，3週程度の安静で歩行が可能となる．

　本症例では，全身状態の管理を優先し，落ち着いたところで観血的整復固定術を施行した．

リハビリテーションスタッフはこう活かす

画像の読みかた

　単純X線画像（図1）を図3に沿って読んでみると，①腰椎棘突起の位置はほぼ正中，②左右腸骨の大きさ・高さは非対称，③両側恥骨・坐骨骨折あり，④閉鎖孔左右差あり，⑤恥骨結合離開なし，⑥右第5腰椎横突起骨折あり（右第3・第4腰椎横突起も骨折している），⑦腸骨骨折なし，⑧仙腸関節離開なし，⑨仙骨骨折あり（仙骨裂孔左右差あり），⑩臼蓋骨折なし，となる．また骨盤輪が破綻していることが確認できる．術後X線画像（図2）では，骨折部と骨盤輪が整復され，インプラントで固定されているのがわかる．

画像から読み取れる症状・障害

　本症例の骨盤骨折は，骨盤輪が破綻しているため，不安定型骨折に分類される．骨盤輪とは，仙骨と寛骨（腸骨＋恥骨＋坐骨）からなる環状構造のことを指す．骨盤輪は背骨からの荷重を下肢に伝達するという，大切な役割をもっている（図5）．そのため，骨盤輪が破綻した不安定型骨折は，荷重を早期にかけてしまうと，荷重を直に受けて骨折部がずれてしまう可能性があるため，ある程度安定する4～6週間までは免荷し，そこから徐々に荷重を増やしていく必要がある．また不安定型の骨盤骨折は高エネルギー外傷に属するので，頭部・四肢・体幹など他の部位の外傷が合併していないかどうか，確認しておく．

評価（確認しておくべき情報）

- 意識障害の評価
- 血管損傷の有無
- 腹腔内臓器の損傷の有無
- 神経・筋損傷の有無
- 他部位の骨折を含めた外傷の有無

リハビリテーション治療上の注意

　手術後しばらくは免荷で安静となるため，廃用症候群を生じやすい．まずはベッド上の関節可動域訓練，筋力訓練などの廃用予防から開始する．関節可動範囲や荷重時期などは主治医と密に連絡を取り合って進めていく．骨盤周囲の筋力訓練は骨折部を離開させてしまうリスクもあるため，筋肉の付着部と収縮によって骨がどのように動くのかを確認しておく．

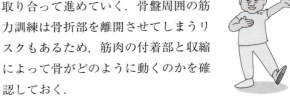

第IV部 骨・関節

第7章 実際に患者さんの画像をみてみよう ～骨・関節～

症例4　骨折④ 大腿骨転子部骨折

82歳男性．自宅にてトイレに行こうとする際，尻もちをつき受傷．右股関節痛著明にて体動困難となり，救急搬送された．

X線

a. 正面像

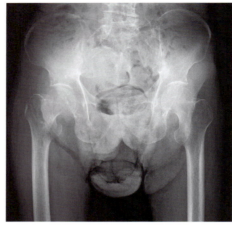
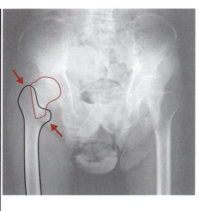

b. 軸位像

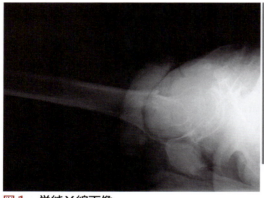
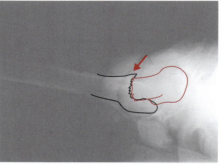

図1　単純X線画像
（正常像：aは136頁，図10参照）

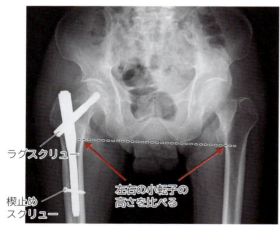

ラグスクリュー
楔止めスクリュー
左右の小転子の高さを比べる

図2　単純X線画像　正面像（術後）

CT

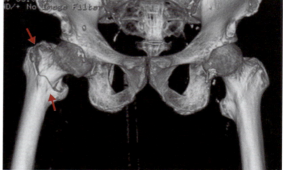

図3　3D-CT画像　正面像
大腿骨転子部に骨折を認める（←）．

医師による画像診断と治療

診断

　高齢者は骨粗鬆症を伴いやすく，軽微な外傷でも大腿骨転子部骨折などの骨折を生じる可能性があるので注意する．

▶X線画像所見

　大腿骨転子部から小転子にかけての骨皮質の連続性が破断している場合や転位を認める場合は，診断は比較的容易である．本症例では正面像（図1a）で，右大腿骨転子部から小転子にかけて骨折線を認め，右大腿骨転子部骨折を認める．軸位像（図1b）でも転位を認める．

治療

　保存療法では早期離床が困難であり，ほとんどの症例で手術療法が選択されている．本症例では，骨接合術（内固定）を行った（図2）．

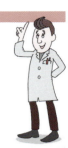

リハビリテーションスタッフはこう活かす

画像の読みかた

　単純X線画像で骨折部をみるときのコツは，左右差を比べることと，骨皮質の線を追うことである．図1aでは右側の大腿骨の転子部に骨折線がみえる．3D-CT画像では，骨折像が明確で，近位骨片が内反していることがわかる（図3）．その後，図1を再びみるとさらに確認しやすくなる．図2では骨折部が整復され，固定するために金属の髄内釘（インプラント）が挿入されている．髄内釘が良好な位置に固定されているかどうかをみるためには，骨頭に向かって挿入されているラグスクリューの両端をみるとよい．内側端が関節内に突き抜けていないか（カットアウト），外側端が大腿骨より飛び出しすぎていないかを確認する．

画像から読み取れる症状・障害

　もし骨片が多数ありバラバラになっている場合，転子部にはたくさんの筋肉が付着しているため，術後の筋力の回復が遅くなる場合がある．本症例は骨折部が単純なので，予想を上回るリハビリテーション治療の遅れは出ないと推察される．また手術で骨折部が短縮して脚長差が生じていないかを判断するには，両側の小転子の高さを比較するとよい（図2）．坐骨結節を結んだ線を引いて，それを基準に確認を行う．本症例では短縮はみられないが，実際に患者の脚の長さを確認しておく必要がある．ラグスクリューの内側端がカットアウトしていると，股関節の動作時痛が出現する．また，外側端が大腿骨より多く飛び出していると，大腿筋膜と擦れて痛みの原因になることがある．術後数週間経って術部の痛みが生じた場合，外側端がより突出してしまっている（スライディング）場合があるので注意する．

評価（確認しておくべき情報）

- 受傷前の歩行能力
- 合併症（他の部位の骨折，頭部外傷の有無など）
- 股関節の可動域の評価
- 股関節周囲の筋力の評価
- しびれや知覚障害の有無
- 脚長差の有無
- 貧血の有無

リハビリテーション治療上の注意

　本手術で大事なのは「早期離床と廃用予防」である．手術翌日から全荷重が可能なので，痛みに応じて立位訓練，さらに歩行訓練へと進めていく．たとえ歩行困難な場合でも，ベッドサイドで端坐位をとらせたり，車いすに乗せたりしてできるだけ離床を進めていく．手術後1〜2ヵ月はインプラントがずれる可能性があるので，定期的に単純X線画像を確認する．通常，痛みは徐々に治まってくるが，痛みが増したときには単純X線画像をみて，カットアウトやスライディングがないかを確認する．また深部静脈血栓症（deep vein thrombosis：DVT）予防のため，足関節の底背屈運動は術後できるだけ早くから行う．脚長差が生じることがあるが，通常3cm以内であれば問題ない．もし歩行障害や腰痛が生じた場合は，主治医と密に連絡をとりリハビリテーション治療を進めていく．

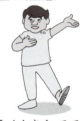

症例5 骨折⑤ 大腿骨頚部骨折（人工骨頭置換術例）

63歳女性．孫を抱えたままバランスをくずして後方へ転倒し受傷．左股関節痛著明にて体動困難となり，救急搬送された．

X線

a. 正面像

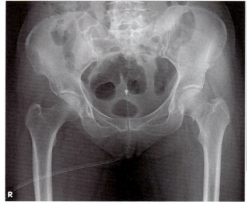
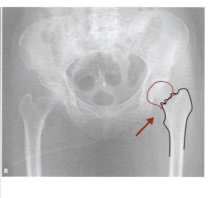

b. 軸位像

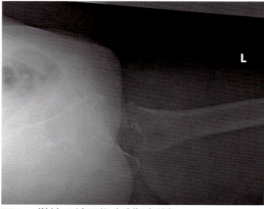
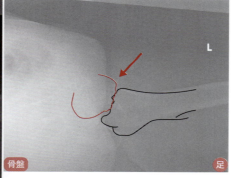

図1　単純X線画像（受傷直後）
（正常像：aは136頁，図10参照）

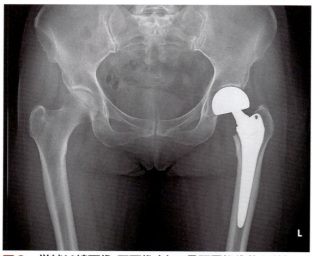

図2　単純X線画像 正面像（人工骨頭置換術施行後）

CT

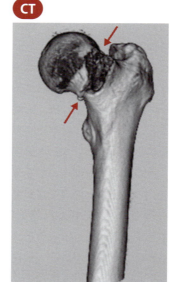

図3　3D-CT画像
大腿骨頚部に骨折線を認める（←）．

医師による画像診断と治療

診断

▶X線画像所見

正面像（図1a）で，左大腿骨頚部から骨頭にかけて皮質骨の連続性が破綻しており，また軸位像（図1b）で骨頭は後方へ転位しており，股関節左大腿骨頚部骨折を認める．

以上より，左大腿骨頚部骨折（Garden分類 Stage IV，145頁参照）と診断した．

治療

生命予後および機能予後において保存療法よりも手術療法のほうが成績が上回っており，ほとんどの症例で手術療法が選択されている．

大腿骨頭を栄養する内側大腿回旋動脈の破綻が疑われる不安定型骨折や高齢者の場合には，人工骨頭置換術が選択されることが多い．本症例でも人工骨頭置換術が施行された（図2）．

術後の合併症として，脱臼やインプラント周囲骨折への注意が必要である．

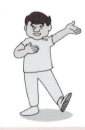

リハビリテーションスタッフはこう活かす

画像の読みかた

Garden分類が手術法の選択に有用であり，一般的にStage III以上では人工骨頭置換術が選択されることが多い．患側は健側と比べると，大腿骨頚部が短縮しており大転子が上方に移動していることが多い．人工骨頭置換術の術後早期は，大腿骨側の人工関節材料のステムの沈み込みに注意が必要である．単純X線画像で以前と比べて深く入りこんでいないかを確認する（図2）．経時的な評価で沈み込みが生じた場合は，大腿骨側に骨折線が生じている可能性がある．

画像から読み取れる症状・障害

図1，図3より，左大腿骨頚部骨折が明らかで，ずれが大きく，体重を支えられない状態であり，強い左股関節痛が生じて歩行が困難となっていることが考えられる．骨折部のずれが大きくGarden分類Stage IVと考えられるため，人工骨頭置換術の適応と考えられる．股関節痛が強いためPatrick徴候など骨折部に負担のかかる身体所見の評価は控えたほうがよいと考えられる．

評価（確認しておくべき情報）

- 既往歴，家族状況や家屋状況の評価
- 受傷前のADL，基本動作などの聴取
- 内科的な問題がないかの確認
- 手術内容の確認
- 介護保険などの社会資源の活用状況の評価

リハビリテーション治療上の注意

人工骨頭置換術の術直後は脱臼しやすいため，患者への指導，良肢位の保持などが重要である．骨接合術と比べて出血量も多いため，術後の貧血がないかどうかもリハビリテーション治療前に確認しておく．感染やDVTなどの合併症にも注意が必要である．高齢者が多いため，栄養状態や認知症など，骨折と直接関係のない部分にも配慮することにより機能予後の改善が得られる．反対側の骨折など，他の脆弱性骨折の予防のために重要である骨粗鬆症の評価も行う．

第IV部 骨・関節

第7章 実際に患者さんの画像をみてみよう～骨・関節～

症例6 骨折⑥ 大腿骨頸部骨折（骨接合術例）

49歳男性．荷物を持ちながら，バランスをくずして転倒し受傷．左股関節痛著明にて体動困難となり，救急搬送された．

X線

a. 正面像

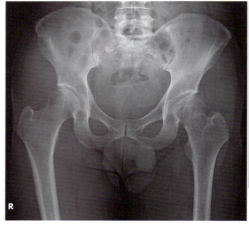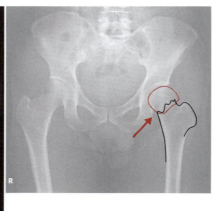

b. 軸位像

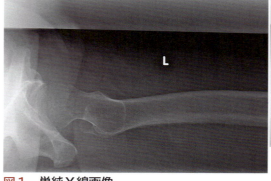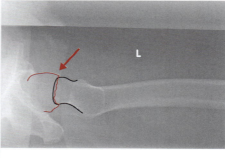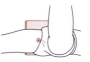

図1 単純X線画像
（正常像：aは136頁，図10参照）

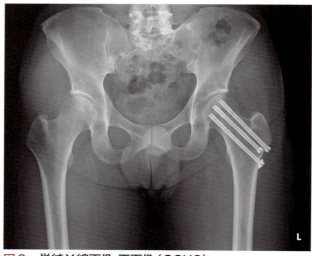

図2 単純X線画像 正面像（CCHS）

CT

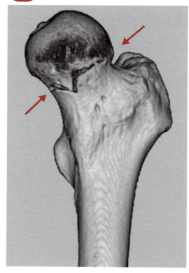

図3 3D-CT画像 正面像

大腿骨頸部に転位の少ない骨折線を認める（←）．

医師による画像診断と治療

診断

▶X線画像所見

　大腿骨頚部から骨頭にかけての骨皮質の連続性が破断している場合や，大腿骨頚部の骨梁の不連続性を認めれば診断は比較的容易である．本症例の正面像（図1a）では，左大腿骨頚部から骨頭にかけて一部骨折線を認め，左大腿骨頚部骨折を認める．また，健側（右側）と比較し骨梁の不連続性を認める．軸位像（図1b）では，骨頭前方部に骨皮質の不連続性を認める．以上より，左大腿骨頚部骨折（Garden分類：Stage Ⅱ）と診断した．

　患者は受傷後に股関節痛を訴え歩行不能となることが多いが，安定型骨折の場合では骨折部の転位が少ないため，股関節自動が可能で，疼痛がありながらも歩行ができる場合もあり注意が必要である．

治療

　安定型骨折（Garden分類 Stage Ⅰ，Ⅱ）の場合は骨癒合が期待でき，骨接合術が選択されることが多い．本症例では骨接合術を施行した（図2）．術後合併症としては大腿骨頭壊死症があり，注意深い経過観察が重要である．

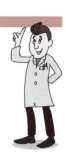

リハビリテーションスタッフはこう活かす

画像の読みかた

　転位が少ない場合などは単純X線では骨折が判明しないこともあり，MRIやCTで判明することもある．本症例では図1aで左右を比べると大腿骨頚部の短縮，外反変形があり診断は比較的容易である．治療方針は画像所見，臨床所見，患者の年齢，全身状態，術前の運動機能などを総合して判断する．

画像から読み取れる症状・障害

　図1，図3より左大腿骨頚部骨折は明らかである．現状であれば外傷性の大腿骨頭壊死症のリスクは少なく，骨接合術の適応である．転位が大きく，不安定性が強い症例と比べると骨折部が陥入しているため疼痛が少ない可能性がある．しかしながら，その後も歩いたりなど患肢に負担をかけると骨折部が転位して疼痛が悪化してしまう可能性がある．さらに手術内容も人工骨頭置換術など侵襲性が大きいものに変更になってしまうため，術前は注意が必要である．

評価（確認しておくべき情報）

- 既往歴，家族状況や家屋状況の評価
- 受傷前のADL，基本動作などの聴取
- 内科的な問題がないかの確認
- 手術内容の確認
- 介護保険などの社会資源の活用状況の評価

リハビリテーション治療上の注意

　術直後はX線画像により骨折部やスクリューの転位がないかどうかを確認する．cannulated cancellous hip screw（CCHS）は荷重により骨折部が圧迫されることを利用して骨癒合を促進する効果があるが，ねじ頭の部分が徐々に後方に突出してしまうことがある．場合によっては，大腿骨近位部外側の皮膚や筋を刺激して痛みが生じることもある．長期的には大腿骨頭壊死症が生じる可能性は否定できず，経時的なX線画像評価を行い，痛みなどの臨床症状が悪化したときは早めに受診するなどの指導が必要である．手術中の所見によっては，術直後に荷重制限を設けることもあるため執刀医と相談する．

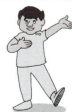

第IV部 骨・関節

第7章 実際に患者さんの画像をみてみよう 〜骨・関節〜

症例7 半月板損傷

34歳男性．スポーツ中に左膝を捻って受傷．左膝痛，嵌頓症状・ロッキング（locking），ひっかかり感，可動域制限を認め受診．

X線

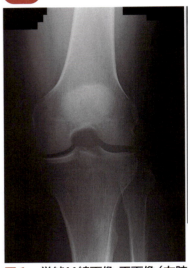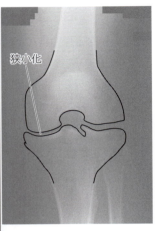

図1　単純X線画像　正面像（左膝）
（正常像：137頁，図12参照）

MRI

a. 冠状断

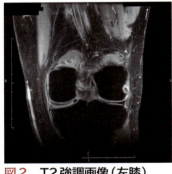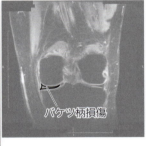

b. 矢状断

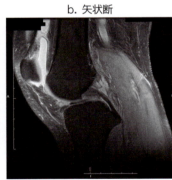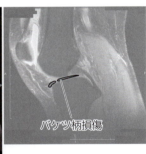

図2　T2強調画像（左膝）

関節鏡

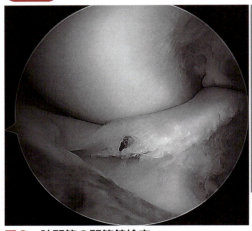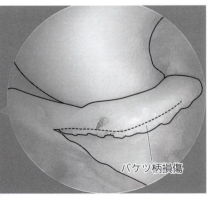

図3　膝関節の関節鏡検査

医師による画像診断と治療

診 断

▶ X線画像所見

内側関節裂隙の軽度狭小化を認める(図1).

▶ MRI画像所見

T2強調画像(図2)で関節血腫,内側半月板のバケツ柄(bucket-handle tear)損傷を認める.

▶ 関節鏡検査画像所見

中節から後節に縦断裂を認め,断端部が顆間に陥入している(図3).

治 療

関節鏡下半月板縫合術を施行した.

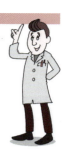

リハビリテーションスタッフはこう活かす

画像の読みかた

図1で,大腿骨と脛骨の間は内側では正常な外側と比べて狭い.図2では,関節液および受傷直後の血腫はT2強調画像にて高信号(白く)にみられる.本症例では,大腿骨末端と膝蓋骨の間の膝蓋上嚢に高信号域が認められ,血腫が存在すると考えられる.特に膝蓋上嚢には関節液が貯留しやすいので,関節内血腫の有無が確認しやすい.内側にずれてしまった半月板の一部が認められ,バケツ柄状断裂と考えられる.

画像から読み取れる症状・障害

関節内血腫に伴う膝関節の腫脹,膝蓋跳動,膝関節屈曲制限などが生じる可能性がある.また正常では膝関節はスムーズに動くが,本症例のように半月板が切れてずれが生じてしまった状態では,曲げ伸ばしの際にひっかかりが生じる.そのため,キャッチング(catching)と呼ばれる膝の屈伸時の違和感や,膝が動かなくなるロッキング,膝がくずれるようなギビングウェイ(giving way)と呼ばれる現象が起こる.

評価(確認しておくべき情報)

- 受傷時期,受傷機転(他の損傷の可能性)の問診
- 膝くずれ,ひっかかり感,嵌頓症状などの頻度や重症度の確認
- スポーツ歴,今後の競技復帰希望などの確認
- McMurray test,可動域測定,両下肢筋力評価
- 前十字靭帯損傷,内側側副靭帯損傷など他の合併症の有無の評価
- 日本整形外科学会半月損傷治療成績判定基準(JOAスコア)
- 手術内容の確認(縫合術,半月板切除術など)

リハビリテーション治療上の注意

保存療法,手術療法にかかわらず大腿四頭筋の筋力増強訓練などは早期より行うべきである.嵌頓症状などの臨床症状は重要であり,変形性膝関節症への進展が問題となるため経時的なX線撮影,経過観察が望ましい.受傷後早期および術直後は炎症が強いため,積極的な荷重は控えて冷却や挙上などを行ったほうがよい.手術の内容により後療法は異なるため,術者と相談しながら荷重時期など検討する.特に縫合術では,数週間のギプスもしくは装具による外固定や免荷を指示されることがある.

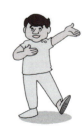

症例8 前十字靱帯損傷

25歳男性．フットサル中に左膝を内側に捻って受傷．左膝痛，腫脹あり．その後，膝不安感，膝くずれ（ギビングウェイ）が出現し受診．

MRI

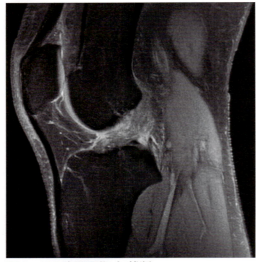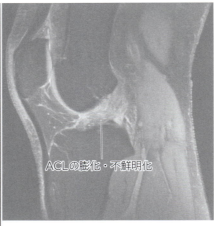

ACLの膨化・不鮮明化

図1 T2強調画像 矢状断

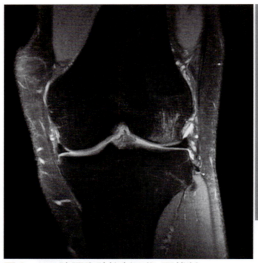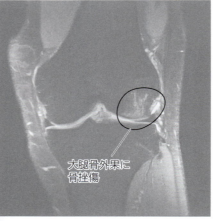

大腿骨外果に骨挫傷

図2 T2強調脂肪抑制画像 冠状断

関節鏡

a. 再建術後

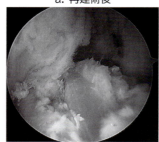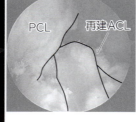

PCL　再建ACL

b. 断裂部

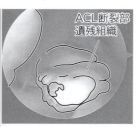

ACL断裂部遺残組織

図3 関節鏡検査

医師による画像診断と治療

診断

▶X線画像所見

明らかな異常所見を認めない（図示なし）．

▶MRI画像所見

T2強調画像 矢状断（図1）で前十字靱帯（anterior cruciate ligament：ACL）の膨化，不鮮明化を認める．T2強調脂肪抑制画像 冠状断（図2）では大腿骨外果に骨挫傷（bone bruise）を認める．

▶関節鏡検査画像所見

ACLは完全に断裂し，断端部に遺残組織を認める（図3）．

治療

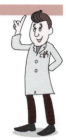

膝屈筋腱を用いた解剖学的二重束再建術（関節鏡下靱帯断裂形成術）を施行した．

リハビリテーションスタッフはこう活かす

画像の読みかた

図1で，正常像では低信号（黒く）にみられるACLが，高信号（白く）に膨らんでおり損傷があると考えられる．図2にて膝関節に近い骨の部分が淡い高信号としてみられ，骨の浮腫，骨挫傷（骨の衝突による変化）が考えられる．その近くの関節の外側には高信号域がみられ，側副靱帯の損傷による関節液または血腫がある可能性が考えられる．

画像から読み取れる症状・障害

関節内血腫に伴う膝関節の腫脹，疼痛，膝蓋跳動，屈曲制限などが生じる可能性がある．急性期をすぎると日常生活において支障をきたさないこともあるが，本来，ACLは膝関節の安全性を保つ役割があるため，損傷されることによりギビングウェイと呼ばれる膝くずれ現象がみられることがある．長期的には変形性膝関節症へ進展することもあり，慎重な対応が必要である．

評価（確認しておくべき情報）

- 受傷時期，受傷機転の問診
- 膝くずれの頻度や重症度の確認
- スポーツ歴，今後の競技復帰希望などの確認
- Lachman test，前方引き出しテスト（エンドポイントの有無も含めて），可動域測定，両下肢筋力評価
- 半月板損傷，内側側副靱帯損傷など他の合併症の有無の評価
- 日本整形外科学会膝靱帯損傷治療成績判定基準（JOAスコア）
- 手術内容の確認（再建方法，半月板縫合術などの有無）

リハビリテーション治療上の注意

受傷直後はRICE（安静，冷却，圧迫，挙上）に努める．受傷後早期は痛みや筋緊張が強く，身体所見がとりにくいため受傷後3～4週で再評価したほうがよい．手術は再建術が施行されることが多く，採取腱として膝蓋腱，膝屈筋腱（半腱様筋腱，薄筋腱）などが使用される．膝蓋腱を使用した場合は大腿四頭筋の筋力低下が生じることがあるため，手術内容を術者に確認したほうがよい．再建術後は徐々に関節可動域訓練，筋力強化訓練を行い装具装着下で部分荷重歩行より開始する．術後4ヵ月よりジョギング，術後6ヵ月よりスポーツへの部分的な復帰，術後1年程度で完全復帰を目指す．

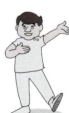

第IV部 骨・関節

第7章 実際に患者さんの画像をみてみよう ～骨・関節～

症例9 変形性股関節症

53歳女性．5年前から歩行時に右股関節痛があり，徐々に悪化．階段昇降，長時間歩行時，動作はじめに強い疼痛（股関節痛）を自覚した．最近は夜間痛も出現し，受診した．

X線

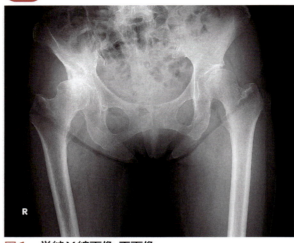
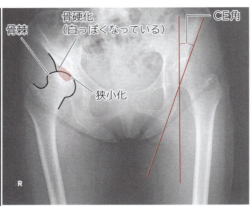

図1　単純X線画像 正面像
（正常像：136頁，図10参照）

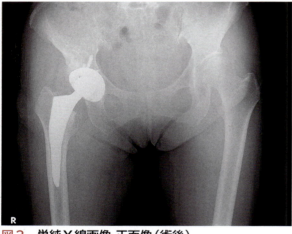

図2　単純X線画像 正面像（術後）
右変形性股関節症に対し人工股関節全置換術（total hip arthroplasty：THA）を施行した．

医師による画像診断と治療

診断

▶X線画像所見

進行期関節症や末期関節症になると，関節内や周囲に骨棘と呼ばれる異常な骨組織が形成されたり，骨嚢胞と呼ばれる骨の空洞ができたりする．

本症例でも，右股関節の関節裂隙の狭小化，骨棘形成を認める（図1）．

治療

初期に投薬による鎮痛や杖の使用による保存療法を行ったが，症状がとれなかったため，また関節の変形が進んでいたため，人工股関節全置換術（THA）を施行した（図2）．

THAとは，変形性股関節症，関節リウマチ，大腿骨頭壊死，骨折などによって損傷した関節面を取り除いてセラミックや金属などでできた人工股関節に入れ替える手術である．

リハビリテーションスタッフはこう活かす

画像の読みかた

図1では，関節軟骨の摩耗による骨盤と大腿骨頭の隙間である関節裂隙の狭小化（軟骨の厚さが薄くなる），関節周囲の白くみえるとげのような骨棘形成，体重がかかる受け皿の部分（荷重部）が少なくみえる臼蓋形成不全の度合いなど，関節適合性の評価を行う．臼蓋形成不全の評価には大腿骨頭中心を通る垂線と骨頭中心と臼蓋外側上縁を結んだ直線がなす角度であるCE角（center-edge angle）などの測定を行う．CE角の正常値は25°以上でそれよりも小さい場合は，大腿骨頭の臼蓋側の被覆が少ない臼蓋形成不全の診断となる．

画像から読み取れる症状・障害

図1より，右股関節は前述のように臼蓋形成不全や関節裂隙の狭小化が認められることから進行期の股関節症と診断される．体重がかかる部分の面積が少なく，軟骨がすり減って変形が進んでいると考えられるため，階段昇降時や歩行時の右股関節痛，関節可動域制限，ADLにおいても爪切りや靴下の着脱が困難になるなどの制限が生じるようになる．

評価（確認しておくべき情報）

- 脊椎，下肢アライメントの評価
- 疼痛，関節可動域測定，下肢筋力測定，脚長差の評価，歩行能力評価，体重測定
- 発育性股関節形成不全の既往，治療歴
- 外傷歴，スポーツ歴，家屋や仕事の状況，家庭内での役割の聴取
- 日本整形外科学会股関節機能判定基準（JOAスコア）
- 手術内容の確認（THAであれば術中の可動域，脱臼する角度，合併症の有無など）
- 下肢静脈血栓症，肺塞栓症，感染，貧血などの合併症の評価

リハビリテーション治療上の注意

手術前は日常生活の指導，減量，歩行時の杖使用などで症状の軽減を図る．和式の生活よりもベッドやいすを用いた洋式の生活に転換する．長時間の歩行を制限するなど股関節への負担を減らす．股関節や膝関節周囲筋の筋力強化訓練を行うが自主トレーニングが重要であるため指導を行う．鎮痛薬の使用は疼痛軽減の効果はあるが，無理してしまいかえって病状を進行させることもあるので注意する．手術内容により術後のリハビリテーション治療は大きく異なるため術者への確認が必要である．

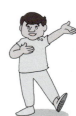

第IV部 骨・関節

第7章 実際に患者さんの画像をみてみよう ～骨・関節～

症例10 変形性膝関節症

68歳女性．数年前より誘因なく両膝痛あり．疼痛のため徐々に歩行困難となり受診．

X線

a. 正面像
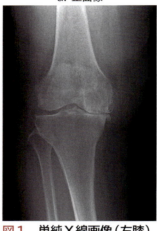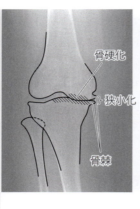

b. 側面像
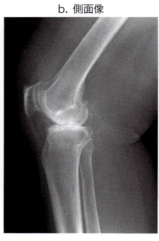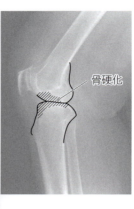

図1 単純X線画像（左膝）
（正常像：aは137頁 図12，bは137頁 図13参照）

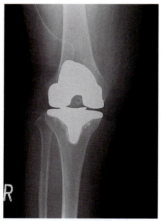

図2 単純X線画像 正面像（右膝）（術後）

CT

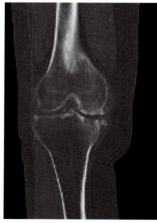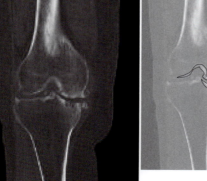

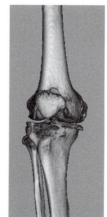

 動画2 変形性膝関節症の3D-CT画像（両膝）

図3 単純CT画像 正面像（右膝）

図4 3D-CT画像 正面像（右膝）

医師による画像診断と治療

診断

▶X線画像所見

著明な内反（O脚）変形を認める．大腿骨，脛骨ともに大きな骨棘形成，骨硬化像を認め，正面像（図1a）において内側関節裂隙は完全に消失している．

▶CT画像所見

大腿骨内果，脛骨内果に骨囊胞形成を認め，変形性膝関節症の診断は容易である（図3）．著明な内反変形を認め，3D-CT画像で全体像が確認できる（図4）．

治療

一期的両側人工膝関節全置換術（total knee arthroplasty：TKA）を施行（図2）．術翌日から可及的全荷重歩行訓練などを開始した．

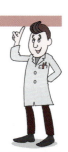

リハビリテーションスタッフはこう活かす

画像の読みかた

図1にて，脛骨および大腿骨内側に関節の外に飛び出したようにみえる白いとげのような骨棘，また体重がかかる部分をみると，外側と比べて内側が全体的に白くみえる骨硬化像を認める．関節の隙間である関節裂隙も内側のほうが狭くなっているが，外側は保たれており膝の内反変形が生じている．図3では，荷重面を中心に黒く抜けた骨囊胞が生じていることがわかる．下肢全長の単純X線画像もO脚やX脚などの内外反変形の評価のために重要であり，術前後で評価したほうがよい．

画像から読み取れる症状・障害

末期の変形性膝関節症では内反変形，腫脹，関節液貯留，歩行障害などが生じる．画像所見と疼痛の程度が一致しないことが多いのも特徴であり，臨床症状と画像所見を総合的に判断しながら治療方針を決定する必要がある．本症例では内側の変形が強く，歩行時の膝内側の痛みや可動域制限が生じていると考えられる．外側の軟骨は保たれているため，内側が相対的に短くなりO脚変形が生じていることが図1からもわかる．

評価（確認しておくべき情報）

- 内外反変形，下肢アライメントの評価
- 疼痛，関節腫脹や水腫の有無，関節可動域測定，下肢筋力測定，歩行能力，体重
- 外傷歴，治療歴，スポーツ歴，家屋や仕事の状況，家庭内での役割の聴取
- 日本整形外科学会変形性膝関節症治療成績判定基準（JOAスコア）
- 手術内容の確認（術中の可動域，合併症の有無など）
- 下肢静脈血栓症，肺塞栓症，感染，貧血などの合併症の評価

リハビリテーション治療上の注意

初診時はまず保存療法を選択，大腿四頭筋など膝・股関節周囲筋の筋力強化，減量，日常生活指導など，症状の軽減に努める．装具療法や物理療法も併用することがある．発症後早期より薬物療法が行われることも多い．保存療法に反応せず手術となる症例についても術前より可能な範囲でリハビリテーション治療を行う．周術期の肺塞栓症，感染症などの合併症に注意する．術前の機能レベル，年齢，家族や家屋の状況などからゴール設定を行い，歩行能力の獲得を目指す．退院後の生活を見据えて自主トレーニング指導，日常生活指導を行う．

症例11 スポーツ障害① 野球肩

19歳学生．投手，右投げ右打ち．投球時の加速期に右肩の痛みと引っかかりを訴え受診．右片脚起立で右肩が下がり，左股関節の可動域制限を認め，右肩甲帯の可動性や腱板機能が低下し，前腕回内筋，手関節，指屈筋群の筋緊張の亢進などを認めた．

MRI

a. 異常像

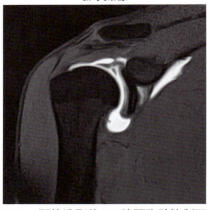
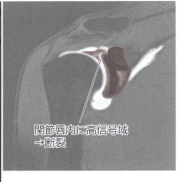

関節唇内に高信号域
→断裂

b. 正常像

図1　関節造影後T1強調脂肪抑制画像　冠状断（右肩）

a. 異常像

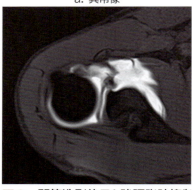
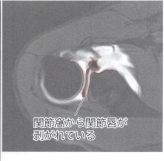

関節窩から関節唇が剥がれている

b. 正常像

図2　関節造影後T1強調脂肪抑制画像　水平断（右肩）

a. 異常像

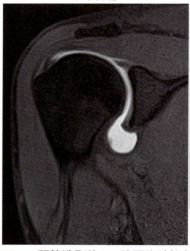
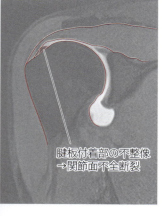

腱板付着部の不整像
→関節面不全断裂

b. 正常像

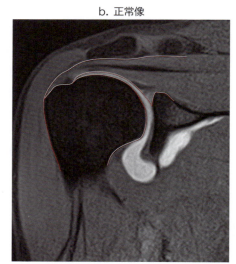

図3　関節造影後T1強調脂肪抑制画像　冠状断（右肩）
（図1～3の画像提供：渡邊幹彦医師）

医師による画像診断と治療

診断

▶MRI画像所見

　関節造影後の冠状断(図1a)，水平断(図2a)にて，上方関節唇付着部に造影剤の入り込みがあり上方関節唇断裂と診断した．また，別の冠状断(図3a)から棘上筋腱付着部の関節面に不整像を認めた．

　以上より，右肩関節唇損傷，右肩腱板関節面部分断裂，右肩インターナルインピンジメント症候群と診断した．

治療

　まずは全身の評価を行った．その後，股関節，体幹，肩甲帯，前腕など代償性に低下した機能を改善するため，リハビリテーション治療を行った．腱板などの低下した筋力の訓練と併せて，投球時に正しい位置で腕が振れるように繰り返しトレーニングを行った．

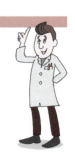

リハビリテーションスタッフはこう活かす

画像の読みかた

　野球以外にも水泳，バレーボールなどでも生じる．主に腱板や関節唇の炎症や損傷などが原因としてあげられる．単純X線画像では異常がないことが多いが，上腕三頭筋付着部の骨性増殖としてBennett lesion（ベネット）がみられることがある．MRI画像が最も有用で，T2強調画像や脂肪抑制画像で白くみえる腱板や上腕二頭筋腱長頭の炎症，関節造影MRI画像で関節唇の上腕二頭筋腱付着部が剥がれてみえる上方関節唇損傷などの評価が可能である．またリトルリーグ肩では単純X線画像で上腕骨近位骨端線の離開がみられるため，左右差を調べることが有効である．

画像から読み取れる症状・障害

　投球動作は一般的にワインド・アップ期，コッキング期，加速期，減速期，フォロースルー期の5期に分けられる．肩峰下滑液包炎やインピンジメント症候群ではコッキング期に疼痛が生じ，上方関節唇損傷ではコッキング期から加速期にかけて肩関節前方に痛みが生じることが多い．投球障害肩では腱板の完全断裂は少なく，関節面側の部分断裂が多い．腱板筋力の低下，胸椎や肩甲骨の可動域低下から生じることが多く，インピンジメント症候群の原因となる．

評価（確認しておくべき情報）

- スポーツ歴（競技名，期間，趣味か競技レベルか，ポジション，今後の希望など）の聴取
- 問診（年齢，疼痛の生じる動作や性状，疼痛の出現した時期など）
- 肩甲帯のみならず脊椎，股関節を含む全身の関節可動域や筋力評価
- 投球動作のチェック
- 腱板機能の評価

リハビリテーション治療上の注意

　野球以外でも投球動作，肩の過使用により同様の病態が生じるため注意する．年齢により損傷部位が異なる点も注意が必要で，たとえばリトルリーグ肩はより若年で骨端線が閉鎖していない時期に生じるが，早期であれば投球禁止などの保存療法により改善しやすい．肩関節単独の原因で生じることは少なく，全身の関節可動域や筋力の問題を改善させることが重要である．投球禁止期の間も股関節可動域の改善，下肢や体幹筋力の強化などは可能である．投球動作に問題がある場合は競技復帰後も再発しやすいため，投球動作のチェック，フォームの見直しなど再発防止策の徹底を図る．

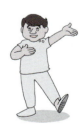

第IV部 骨・関節

第7章 実際に患者さんの画像をみてみよう〜骨・関節〜

症例12 スポーツ障害② 野球肘

12歳男児．軟式野球歴6年，右投げ右打ち，投手兼内野手．10歳頃に一度肘痛を経験している．1ヵ月前から投球後に右肘痛出現，投球困難となり受診．右内側上顆と外側の腕頭関節周囲に圧痛あり．

X線

a. 45°屈曲位正面像

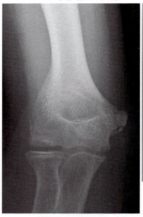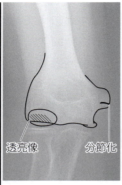

b. 側面像

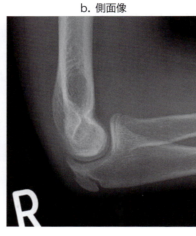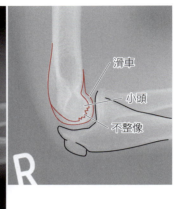

図1 単純X線画像（右肘）

MRI

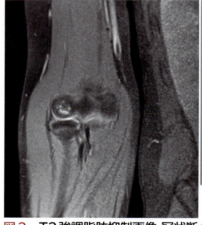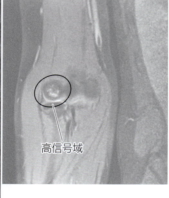

図2 T2強調脂肪抑制画像 冠状断（右肘）
上腕骨小頭の高信号域を認める．

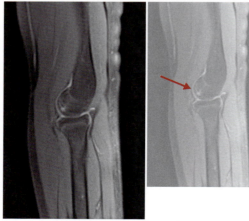

図3 T2強調脂肪抑制画像 矢状断（右肘）
上腕骨小頭軟骨面の亀裂はないが，軟骨下骨に高信号域を認める（→）．

医師による画像診断と治療

診断

▶X線画像所見

45°屈曲位正面像（図1a）で，内側上顆骨端線の分節化と上腕骨小頭の透亮像を認める．側面像（図1b）で上腕骨小頭の関節面の不整像を認める．

▶MRI画像所見

T2強調脂肪抑制画像 冠状断（図2）で，上腕骨小頭の高信号域を認める．矢状断（図3）で，上腕骨小頭軟骨面の亀裂はないが，軟骨下骨に高信号域を認める．

以上より，上腕骨小頭離断性骨軟骨炎（分離期），上腕骨内側上顆骨端線障害（分節化）と診断した．

治療

骨端線が残存しており，分離期であるため，保存療法が可能と判断し，投球休止とした．その間は左投げ練習を提案し，同時に全身の評価を行った．股関節，体幹，肩甲帯，前腕など代償性に低下した機能の改善を試みた．腱板などの低下した筋力や，投球時に正しい位置で腕が振れるように繰り返しトレーニングをした．

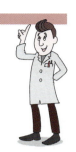

リハビリテーションスタッフはこう活かす

画像の読みかた

投球動作の繰り返しによる力学的ストレスが加わることで生じる肘の障害である．加速期に肘関節が屈曲したまま強く外反されることにより，外側には圧迫，内側には引っ張りストレスが生じる．X線には注意が必要で，伸展位正面像ではわからないことも多く，本症例のように45°屈曲位正面像（図1a）で撮影すると上腕骨小頭の透亮像などの病変が判明しやすい．MRI，エコーなども有用である．

画像から読み取れる症状・障害

図1〜3より上腕骨小頭や内側上顆に病変が認められることがわかり，投球動作時の痛みや関節可動域制限が生じる可能性がある．内側側副靱帯の付着部である内側上顆に圧痛が生じているほか，重症化すると肘関節の不安定性が生じる可能性がある．また現状では上腕骨小頭の透亮像が認められるのみだが，進行すると病巣の一部が遊離して関節内遊離体（関節ねずみ）を生じるようになり陥頓ロッキングや引っかかりが生じることがある．

評価（確認しておくべき情報）

- スポーツ歴（競技レベル，ポジション，今後の希望など）の聴取
- 問診（年齢，疼痛の生じる動作や性状，疼痛の出現した時期など）
- 身体所見（関節可動域や筋力の測定，圧痛部位の確認，肩甲上腕関節の柔軟性評価など）
- 投球動作のチェック

リハビリテーション治療上の注意

野球肘は過用・誤用により生じるため，発症予防には練習時間，投球数の制限，正しい投球フォームの指導が必要となる．再発予防には投球フォームの改善，練習内容の調整が重要である．初期の症例であれば投球禁止や局所安静などの保存療法に反応することも多いが，離断性骨軟骨炎に進行すると手術が必要となることも多くなるため早期発見が重要である．肘関節のみならず，全身の筋力，関節可動域の向上を図り，肘関節の負担を減らす方法を検討する必要がある．

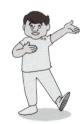

症例 13 発育性股関節形成不全

4ヵ月女児. 3ヵ月健診にて，左股関節開排制限を指摘され受診した.

X線

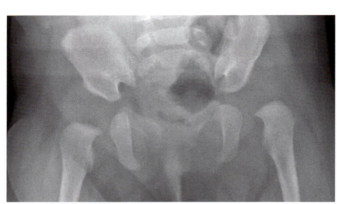
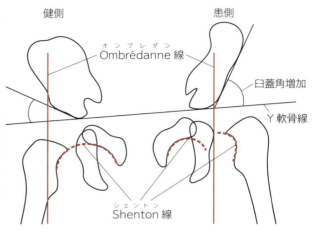

図1 単純X線画像 正面像
左Shenton線の乱れ，左臼蓋角増加あり.

a. 装着直後

b. 装着後1週間

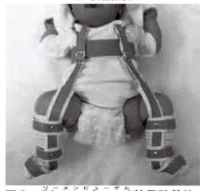
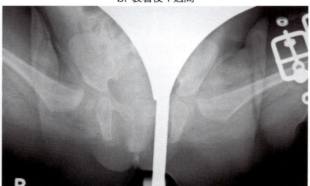

図2 Riemenbugel装具装着後

医師による画像診断と治療

診断

▶ X線画像所見

左Shenton線の乱れ，左臼蓋角の増加を認める（図1）．以上より，左発育性股関節形成不全（左発育性股関節脱臼）（図3）と診断した．

治療

生後4ヵ月での初診のため，早期にRiemenbugel装具を作成し，装着治療を開始した（図2a）．装着後1週目でのX線画像（図2b）にて整復が確認されたため，その後2ヵ月間装具を装着し，徐々に装具を外す時間を増やし，装着後3ヵ月にて完全に装具除去とした．現在，臼蓋角の改善，骨頭変形などに関し経過観察中である．

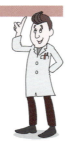
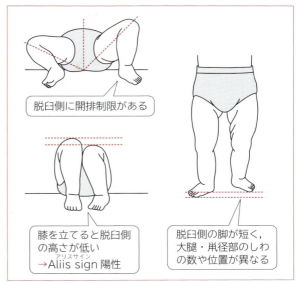

図3 発育性股関節脱臼
本症例の診察所見：Allis徴候左陽性，しわの左右非対称があり，右開排80°，左開排50°と左に明らかな開排制限あり．

- 脱臼側に開排制限がある
- 膝を立てると脱臼側の高さが低い →Allis sign 陽性
- 脱臼側の脚が短く，大腿・鼠径部のしわの数や位置が異なる

リハビリテーションスタッフはこう活かす

画像の読みかた

乳児検診にて開排制限（股の開きが悪いこと）などの異常が指摘され，発育性股関節形成不全が疑われる際に単純X線画像 正面像の評価を行う．閉鎖孔上縁から大腿骨頚部内縁まで延長した曲線をShenton線と呼ぶが，この線が滑らかにならず，ずれが生じた場合は本症を疑う．両側Y軟骨部を結ぶY軟骨線よりも骨頭核が上方にある場合も本症のリスクが高い．臼蓋角は臼蓋接線とY軟骨線とがなす角度であるが，35°以上だと大腿骨頭に対する臼蓋の被覆が悪く臼蓋形成不全が生じている可能性がある．Riemenbugel装具装着後の図2bにて整復が得られていることがわかる．

画像から読み取れる症状・障害

左股関節の発育性股関節形成不全が疑われ，図1で股関節の適合が悪いことから外転や屈曲がしにくくなり，開排制限が生じていると考えられる．また，大腿骨が上方に移動しており，脱臼した側は短くなるため仰臥位で両膝，両股関節を屈曲して膝の高さを比べるAllis signが左側陽性になるほか，左右の大腿・鼠径部の皮膚のしわの形が異なるようになる．

評価（確認しておくべき情報）

- 身体所見（Allis sign，大腿・鼠径部の皮膚溝の対称性評価，開排制限の有無）
- Riemenbugel装具装着時の機嫌，啼泣などの有無の評価
- 問診（出生および発育歴，抱っこの仕方など）

リハビリテーション治療上の注意

Riemenbugel装具が合わない場合など，無理な外力がかかってしまうと将来的に骨頭変形が生じる可能性があり予後不良となる．乳幼児期にはX線画像による変形の評価は困難であり，患児の機嫌なども含めて総合的に判断する．またスリング（抱っこ紐の一種）を利用した抱き方などは病状を悪化させる危険があるため，両親への指導も重要である．将来的には臼蓋形成不全や変形性股関節症に進展する可能性もあるため注意深く経過観察する．見落としや不適切な治療は一生の問題になってしまうため，適切な対応が必要である．

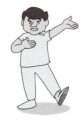

第 V 部

胸部・腹部

Step 1 機能と構造

　呼吸器・循環器画像の読影にあたっては，解剖を理解することが大切である（図1，図2）．肺は酸素と二酸化炭素のガス交換の場であり，空気の交換（換気）と血液の循環（肺循環と体循環）を行っている．空気は鼻から気道に入る．気道の腹側は軟骨輪をもつ気管が下方に伸び，気管分岐部で左右に分かれる．気管の背側は膜様部と呼ばれ，軟骨はなく食道と接する．左主気管支（約4 cm）は右主気管支（約2 cm）より長く，下に心臓があるため，分岐角度はやや緩やかである（右約30°，左約45°）．右の気管支は上葉枝，中葉枝，下葉枝に分かれる．左は上葉枝，下葉枝に分かれる．右の中葉にあたる部分は，左では舌区として上葉に含まれる．気管支は23回分岐を繰り返し，肺胞に至りガス交換を行う．

　肺胞は直径0.1 μmの小さな袋で，すべてを合わせるとテニスコート半面分の面積がある．肺胞の表面は毛細血管に富み，肺胞内の酸素は血液の赤血球にあるヘモグロビンと結合する．肺胞で酸素化された血液は，肺静脈から左心房に還り，左心室を経て大動脈から全身に行き渡る．そして，各組織で酸素を放出し，代わりに二酸化炭素を受け取り，還元された状態で心臓（右心房）に戻る．右心房に戻った血液は，右心室に至り肺動脈を通って再び肺胞へ至る．各組織から血中に溶け出した二酸化炭素は肺胞中に放出され，呼気を通して体外に排出される．解剖学的には肺動脈は気管支と仲良く並行して走行する．このため画像上でも肺動脈と気管支は並んでいる．肺静脈はその間を通る．

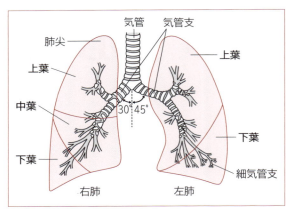

図1　肺葉の位置関係

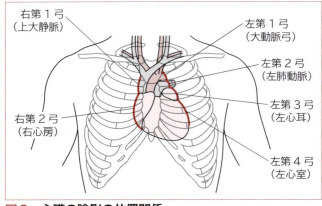

図2　心臓の陰影の位置関係

肺は右が上葉，中葉，下葉の3つの部屋に，左は上葉，下葉の2つの部屋に分かれる．
肺表面の膜を臓側胸膜，各葉を分ける膜を葉間胸膜といい画像読影の指標となる．胸壁
側の膜を壁側胸膜と呼ぶ．肺と胸壁の間のスペースは胸腔と呼び，少量の胸水が存在し
陰圧である．心臓と胸膜間の心臓側のスペースは縦隔と呼ぶ．呼吸は横隔膜が収縮する
ことにより胸郭が広がり，吹子の作用で肺が膨らみ，空気が肺内に取り入れられる．呼
吸には，この横隔膜が重要である．

第V部 胸部・腹部

第8章 胸部画像 基本のみかた **179**

第V部 胸部・腹部

第8章 胸部画像 基本のみかた

Step 2 正常画像

1. 肺

A. X線

　胸部X線画像（図6参照）でまず気道から追っていくと，身体の中央に気管がみえる．気管は上胸部で右と左に分かれる．右は少し短く，左は心臓があるため分岐する角度がやや緩やかにみえる．上葉にいく枝，下方に降りていく枝まではみえるが，それから先は肺の空気（黒色）に紛れてみえなくなる．肺野は空気が多く含まれるため，肋骨や肩甲骨，乳房などの白色の影が投影されるが，何も病変がなければ肺野は黒くみえる（図1）．ただし，胸郭内のすべての構造が1枚の平面写真にうつされることを考慮に入れる必要がある．身体には皮膚があり，脂肪があり，筋肉があり，骨がある．胸郭で問題になる骨は，肋骨，鎖骨，肩甲骨，脊椎などである．その他，乳頭や体表のイボなども投影される．人工的なものとしては，豊胸術や乳がん術後の変化などの影響も出る．正常画像にあるべき陰影以外に異物が投影されたり，手術などで切除された側の透過物が亢進したりする．胸部X線画像 正面像でみられる肺野部分は全肺領域の2/3であり，縦隔および横隔膜下に隠れる部分が1/3となる．解剖学的に，特に胸部単純X線画像で見落としやすい場所を示す（図2）．これらの部分は，特に肺がんなどの腫瘤性病変を見落としやすい場所である．

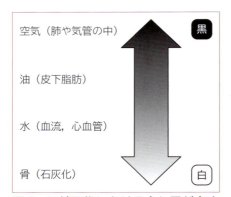

図1 X線画像における白と黒が表すもの

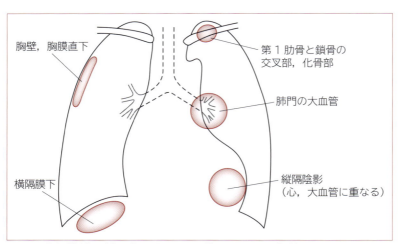

図2 胸部単純X線画像において見落としやすい部位

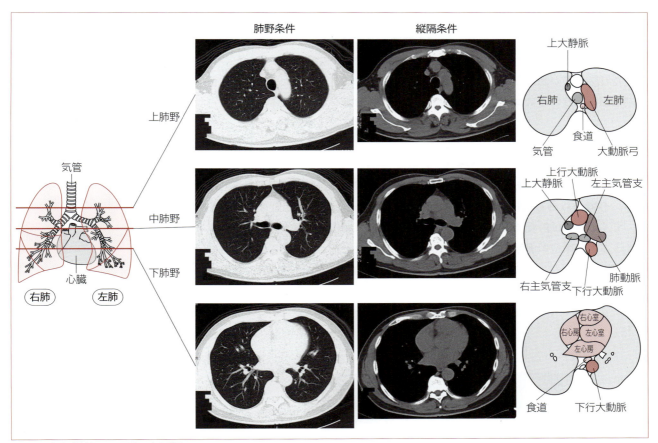

図3　胸部単純CT画像 水平断

B. CT

胸部CT検査は，胸部X線検査に付加価値をもたらす．主に，末梢肺野の情報を得るための条件を肺野条件，心臓，大血管，縦隔の情報を得るための条件を縦隔条件という（図3）．

▶肺野条件

特に，急性の炎症性疾患には肺野条件は有用である．空気が造影剤の代わりをしてくれるため，病巣は白く肺野濃度が上昇する．腫瘍性疾患においても辺縁の性状や血管や気管支との関係，胸膜など周囲の構造との関連がよくわかる．胸部X線画像で不明瞭な陰影も，胸部CT画像で容易に検出することができる．すなわち単純X線画像で描出できなかった縦隔および横隔膜下に隠れる1/3の部分が明瞭にわかる．図2で示した5つの見落としやすい部分が明確になる．

▶縦隔条件

縦隔条件では，単純X線画像で不明瞭な胸水も容易にわかる．両側の胸水が溜まっているということは心不全を疑う重要な根拠である．上部のスライスから下方に気管を追っていくと，気管分岐部レベルで気管が左右に分かれる（図3中央図）．下から見上げた図と考えるとわかりやすい．画像上側が体前側を示しており，左側にみえる肺が右肺である．よくみると右の主気管支から上葉枝が出ているのがみえる．体前側に伸びるものが単純X線画像でも目印となる気管支である．気管支の内側に接して上葉の肺動脈が併走している．気管支静脈はその間を走行する．肺野の異常は，黒い肺の中に白い影としてうつるが，これを肺野濃度の上昇という表現をする．すなわち淡い肺野濃度の上昇，濃い肺野濃度の上昇という．間質性肺炎ではこの肺野濃度の上昇が認められ，また

肺炎では肺野濃度の上昇の中にエアブロンコグラム（air bronchogram）を認める．縦隔条件でみえる臓器は上行大動脈，下行大動脈，上大静脈，肺動脈，肺静脈である．縦隔リンパ節，肺門リンパ節は通常は1cm以下であるが，肺がんの転移などがあれば腫大したリンパ節が認められる．肺門リンパ節，縦隔リンパ節の腫大や縦隔の腫瘍は，造影剤を用いるとさらにコントラストが明瞭となり，診断が容易となる．

2. 心　臓

　心臓は身体の中心にあり，筋肉と血液に満たされているため血管造影画像では白くうつる．心臓から出る血管も同じく白くうつる．心臓から出ていく血管が動脈，心臓に還ってくる血管は静脈である．大血管と心臓の関係は血管造影画像を用いて，みることができる．動脈造影画像では，左心室から出た血液は上行大動脈から大動脈弓を形成し右の腕頭動脈，左の総頸動脈，左の鎖骨下動脈に分岐する．そして下行大動脈に至り，心臓の背側を胸部から腹部に降りていく．肺動脈は右心室から出たあと，左（やや上方）と右に分かれ，気管に寄り添うように上方と下方に分岐していく（図4）．静脈造影画像

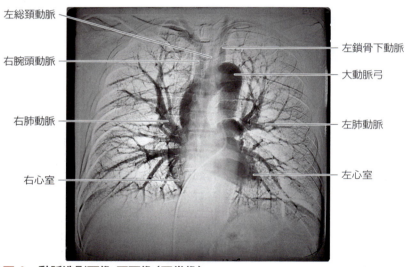

図4　動脈造影画像　正面像（正常像）

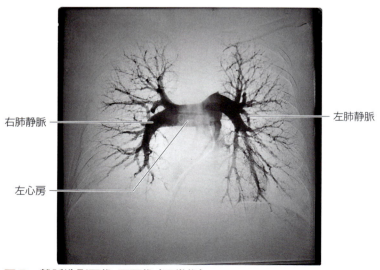

図5　静脈造影画像　正面像（正常像）

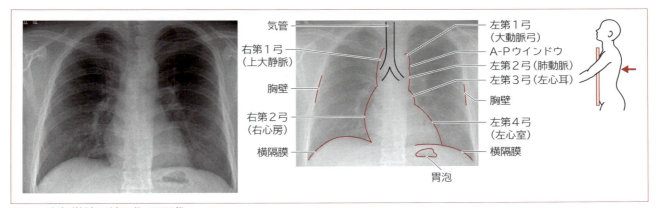

図6　胸部単純X線画像 正面像

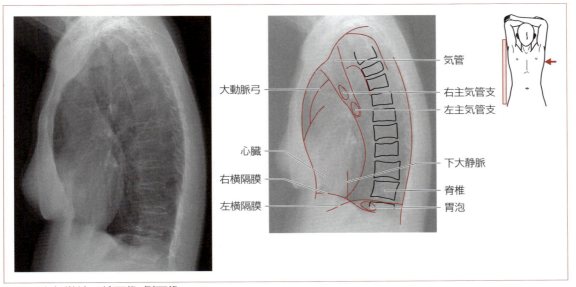

図7　胸部単純X線画像 側面像

でみると，肺の血液を集めて上方と下方から戻ってきて，左右の肺静脈がほぼ同じレベルで左心房に流入する（図5）．胸部X線画像でみると（図6，図7），心臓の右側は2つの出っぱりがあり，①第1弓が上大静脈，②第2弓が右心房である．肺動脈から末梢に血管が分岐していき，右心房には静脈血が還ってくるのが薄く白くみられる．頭部，上胸部の静脈血は身体の上方から心臓に還る．心臓の左側は4つの出っぱりがあり，③第1弓が大動脈弓で下行大動脈に連なり下方に降りていく．④第2弓が肺動脈，この動脈と静脈の間をA-Pウインドウという（通常凹んでみえるが，図6はリンパ節が腹にまで突出している）．肺動脈からは末梢に血管が伸びていく．⑤第3弓が左心耳，⑥第4弓が左心室である．やはり左の静脈血は，薄白く左心房に集まってくる．肺動脈の末梢は胸壁の直前1cmまでみえる．横隔膜の後ろ，心臓の後ろまで血管影がみえるのが条件のよい写真である．心不全に伴う心肥大は心胸郭比（cardio-thoracic ratio：CTR）の増大で表される．

第8章 胸部画像 基本のみかた

Step 3 **胸部画像のみかた**

1. 胸部X線

① 画像の条件が適切か否かを確認する．棘突起と鎖骨頭との距離に左右差がなけれ
ば正面から正確に撮れている．心臓や横隔膜の後ろに血管影がみえ，胸壁手前に
1cm くらいの末梢まで血管影がみえれば，適切な照射圧がかかっているといえる．

② 画像の右上からみていく．胸壁，横隔膜，そして縦隔をみる．次に左上から胸壁
そして横隔膜をみて，左の縦隔をみる．続いて気管と気管支をみていく．肺動脈
を追ってみる．肋骨と横隔膜の角度は鋭角にみえるのが正常であり，鈍角になっ
ていたら胸水や無気肺を疑う．

③ 肺野をみる．右上，左上，右中，左中，右下，左下と左右交互に観察する．右肺
には上葉と中葉を境する葉間胸膜（毛髪線）が水平に走る．血管影を中枢から末梢
に追っていく．異常像影があれば血管との関係をみていく．異常像影があっても，
そこだけにとらわれず画像全体を丁寧にみていく．病巣は1個のみとは限らない．

2. 胸部CT

病変の全体像を把握できる．肺病変は肺野条件で，縦隔リンパ節などは縦隔条件でみ
る．まずは左の肺尖から下方に連続的にみていく．一つのスライスでは，気管から気管
支の末梢へ，血管を中枢から末梢へ，肺野をみて異常の有無を確認する．次に左を肺尖
から下方に連続的にみていく．詳細な確認をする場合は，高分解能CT（high-resolu-
tion CT：HRCT）が有用である．

3. 胸部MRI

軟部組織の微細構造をみる場合に有用で，縦隔，肺門，胸壁の病変が中心となる．

Step 4 疾患別読影ポイント

1. 心不全

　心不全では，肺胞の毛細血管圧が上昇し，血管外に水分が異常に漏れ出ることにより肺水腫の病態をきたす．肺水腫の原因は左心不全が最も多く，自覚症状は咳や息切れが主で，発熱や炎症反応は通常ない．進行すると，喘鳴を生じ起坐呼吸となる．下腿浮腫や頸静脈の怒張があれば診断の一助となる．肺炎と間違うことも多いが，抗菌薬に反応がなく，利尿薬や亜硝酸薬，強心薬の投与で速やかな症状の改善をみる．高血圧や不整脈，心疾患の既往は大切な情報である．

　読影のポイントは，左心房圧および肺静脈圧が高くなると，まず肺野は下肺野のうっ血から上肺野の血流が増加し，心陰影は拡大［心胸郭比（CTR）は通常50%以下］することである．心不全の初期には間質性肺水腫による線状陰影（Kerley's line）が出現する．さらに症状が進むと肺胞中にも水が漏れ出し，肺胞性肺水腫を生じ，蝶形陰影（butterfly shadow）が肺門に出現する．さらに進行すると，両側の胸水貯留や右上葉と右中葉間の小葉間裂に腫瘤様に胸水が貯留する（vanishing tumor）．典型的な像を図1に示す．

2. 肺 炎

　肺炎は，病原微生物が肺に感染することにより生ずる．健康に生活していた人が発病するのを市中肺炎，病院内で感染した場合を院内感染という．病原微生物の種類により画像に特徴がある．定型肺炎，非定型肺炎という区別があるが，定型肺炎は細菌性肺炎などで，エアブロンコグラム（肺の中にある気道の空気像）を伴うことが多い．マイコプラズマ肺炎，クラミジア肺炎，ウイルス性肺炎などの非定型肺炎病原体は，すりガラス陰影をとることが多い．肺結核やアスペルギルスなどの真菌は空洞性病変をきたすことがある．治療は感受性のある抗微生物薬を選択する．胸部単純X線画像のパターン

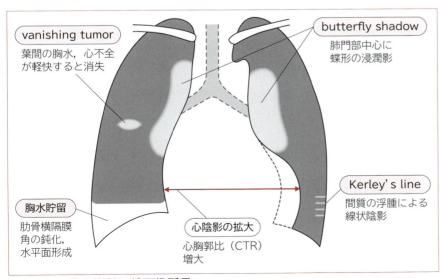

図1　心不全の胸部X線画像所見

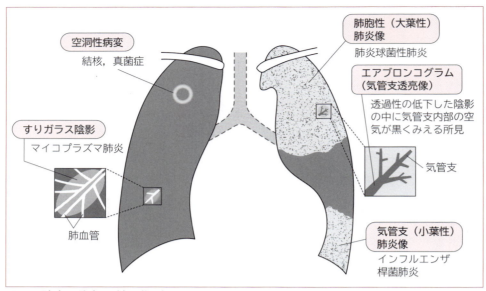

図2　肺炎の胸部X線画像所見

は，①空洞性病変，②間質性肺炎（すりガラス陰影），③肺胞性（大葉性）肺炎，④気管支（小葉性）肺炎の4系に大きく分かれる（図2）．結核に多い空洞性病変は，肺の上側の背側が好発部位である．アスペルギルスなどの真菌も空洞性病変をつくる．間質性肺炎は，すりガラス陰影をとり，胸部X線画像では血管陰影が透見できる程度の透過性の低下として認められる．肺胞性肺炎の代表的な原因菌は肺炎球菌，クレブシェラなどである．肺葉を越え，滲出液に富み，重篤な肺炎をきたす．気管支肺炎は高齢者や慢性閉塞性肺疾患（chronic obstructive pulmonary disease：COPD）増悪の原因菌となるインフルエンザ桿菌が代表であり，小葉性肺炎とも呼ばれる．胸部X線画像では不均一な陰影にみえる．高齢者に多い誤嚥性肺炎は脳梗塞などで嚥下反射や咳反射が低下して発現することが多く，下葉背側で両側に発生しやすい．横隔膜や心陰影に隠れて判別しがたいことも多い．

3. 慢性閉塞性肺疾患（COPD）

COPDは近年増加傾向にあり，世界的にも2030年には死因の第3位になるといわれている．原因は主に喫煙で，肺胞破壊に伴う弾性収縮力の減少による気道閉塞と，溜まった空気による気道の圧縮（動的気道圧縮）が病態の主体である．呼吸機能で閉塞性障害をきたす．胸部X線画像では肺の過膨張所見を示すが，胸部CT画像では肺胞の破壊による気腫性変化をきたす気腫型と，変化をきたさない非気腫型に分けられる．治療は抗コリン薬とβ_2刺激薬などの気管支拡張薬が主体となる．気管支喘息の合併症例や，増悪を繰り返す症例では吸入ステロイド薬を追加する．呼吸リハビリテーションなども有効である．

胸部X線画像の特徴的な所見は，①血管影狭小化，②肺の透過性亢進，③横隔膜平坦化，④滴状心，⑤肋間腔開大などで，いずれも過膨張した肺の影響である．気腫型の場合，気腫性変化は通常肺の上部から起こる．気管支の周囲から気腫化が進行してくる．肺気腫は肺線維症を合併することがあり，気腫合併肺線維症（combined pulmonary fibrosis and emphysema：CPFE）といわれ，下肺野胸壁側に起こることが多く，画像では透過性減弱，線維性変化を認める．

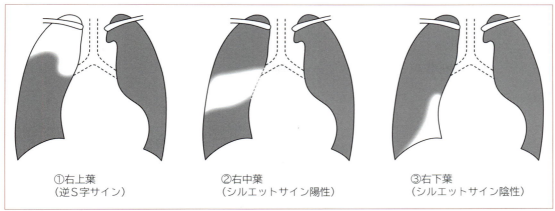

図3　無気肺の胸部X線画像所見
シルエットサイン：心臓や大血管，横隔膜の輪郭（シルエット）が病変と接した場合，不鮮明にうつるときは陽性，境界がはっきりしているときは陰性とする．

4. 無気肺，気胸

　気道が閉塞し末梢の含気がなくなり，肺が部分的に虚脱した状態を無気肺という．虚脱の部位により陰影の変化は特徴的である．無気肺の原因により，①閉塞性，②圧排性，③受動性，④癒着性，⑤瘢痕性の5つに分かれる．最も多いのは①の閉塞性で，中枢気道閉塞と末梢気道閉塞があり，中枢性は肺門部の腫瘍，末梢性は粘液栓が原因であることが多い．②の圧排性は大きな肺腫瘍や巨大囊胞が代表的な原因である．③の受動性は胸水や気胸など胸腔内の原因による．④の癒着性は肺胞壁の内面がくっつく，新生児呼吸促迫症候群や肺塞栓などが原因である．⑤の瘢痕性は肺胞間質の線維化と瘢痕組織の形成により起こる結核や間質性肺炎などが原因である．胸部単純X線画像で観察するポイントは，①特徴的な異常陰影の有無，②肺血管が変異もしくは収束していないか，③葉間胸膜の偏位，④横隔膜の挙上はないか，⑤肺門の偏位，⑥肋間の狭小化はないか，⑦正常肺の代償性過膨張はないか，⑧縦隔の偏位，⑨心陰影の偏位，⑩気管支の偏位などがある．特徴的な陰影を図3に示す．右上葉入口部が閉塞すると，逆S字形に肺の上葉が虚脱する（逆S字サイン）．右中葉の無気肺は右心縁をぼかす（シルエットサイン陽性），右下葉無気肺は右心縁がぼけない（シルエットサイン陰性）．多量の胸水の場合，反対側に偏位が起こる．気胸は胸腔内に空気が入った状態で，原因として肺尖の小嚢胞（ブラ）がある．初発は保存療法を行うが，両側発生例や再発例は手術適応になる．

第V部 胸部・腹部

第9章 実際に患者さんの画像をみてみよう 〜胸部〜

症例1 心不全（拡張型心筋症）

48歳男性．半年前より労作時呼吸困難，下腿浮腫を自覚していた．夜間，仰臥位で呼吸困難が増悪するため受診した．

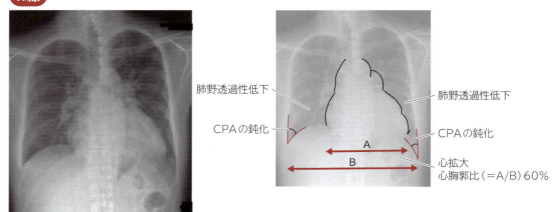

図1　単純X線画像 正面像
左第2・3・4弓，右第2弓が突出し，著明な心拡大（心胸郭比60％）を認める．両側肺野は透過性が低下しており肺うっ血を呈している．肋骨横隔膜角（CPA）の鈍化を認める．非代償性うっ血性心不全を呈している．（正常像：183頁，図6参照）

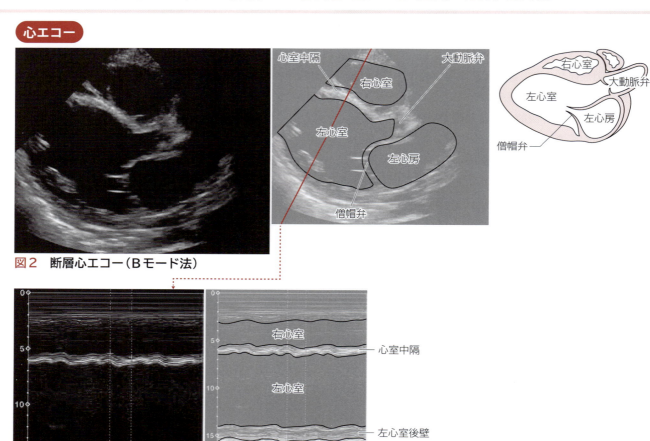

図2　断層心エコー（Bモード法）

図3　心エコー（Mモード法）
左心房・左心室の内腔は拡大し，左心室壁の菲薄化を認める．図2の──部の経時変化を画像化（Mモード法）すると，左心室の収縮力は低下していることがわかる．

医師による画像診断と治療

診　断

▶ X線画像所見

心拡大，胸水貯留，両側肺うっ血を認める（図1）．

▶ 心エコー検査画像所見

Bモード法では左心房・左心室内腔の拡大，壁の菲薄化を認め（図2），Mモード法では左心室の収縮力低下を認める（図3）．

治　療

非代償性うっ血性心不全の治療として利尿薬，昇圧薬，血管拡張薬の投与，陽圧換気療法を開始した．

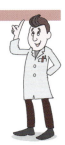

リハビリテーションスタッフはこう活かす

画像の読みかた

心不全における胸部単純X線画像の主な所見は，心胸郭比（基準値50%未満）の拡大と肺野の透過性低下，肋骨横隔膜角（costophrenic angle：CPA）比の鈍化である．心不全により肺静脈圧の上昇をきたすと，肺野の透過性が低下し，X線画像では水の成分は白っぽくうつるようになる．

図1では左の第2,3,4弓，右第2弓の突出が明らかであり，CPAが鈍化してみえる．また図2でも心拡大と，心室壁の菲薄化を認め，図3では左室駆出率（ejection fraction：EF）の著明な低下を認める．X線画像における心胸郭比の拡大は主に心拡大を示すが，心嚢水貯留の可能性もあるので心エコーと併せて考える．心エコー検査画像では心筋や弁などの実質部分は白くうつり，内腔内の血液など水の成分は黒くうつる．心拡大の部位に心エコーを当てると解剖学的に水の成分がどこにあるのか（心嚢水なのか，胸水なのか）を判断することができる．本症例はBモード（図2）でみると，著明な左心室の拡大と心室壁の菲薄化を認め，左心室の機能が低下している．また図3ではEFを計測することができる．左心室拡張期末期径と左心室収縮期末期径の計測値から心容積を計算して，EFを算出する．EFの基準値は55%以上である．本症例ではEFは21.2%と著明に低下している．

画像から読み取れる症状・障害

心不全の症状は大きく左心不全と右心不全に分けて考える．左心不全では肺うっ血による息切れ，呼吸困難（夜間），低心拍出量による倦怠感，乏尿などがあり，右心不全では体静脈のうっ血により食欲低下，消化器症状，浮腫を認める．本症例では心胸郭比より両心拡大を認めていることから，両心不全の症状が考えられる．特に夜間に仰臥位になるだけで呼吸困難が増悪することを夜間発作性呼吸困難といい，左心不全に特徴的な症状である．また，仰臥位の呼吸困難感が，起き上がって座ると楽になることを起坐呼吸という．CPAの鈍化は胸水貯留を示し，体静脈のうっ血を示唆する．食欲低下，下痢や便秘，下腿浮腫などがないかよく評価する．

評価（確認しておくべき情報）

- 検体検査
- 心電図
- 心臓カテーテル検査
- 心肺運動負荷試験（運動耐容能）

リハビリテーション治療上の注意

心肺運動負荷試験から算出される嫌気性代謝閾値（anaerobic threshold：AT）に基づいて，運動強度を決定する．ATを超えると交感神経活性が上がり，運動リスクが高くなる．また，近年ではレジスタンストレーニングを組み合わせることで運動療法の相乗効果が期待できる．

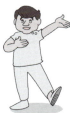

第Ⅴ部 胸部・腹部

第9章 実際に患者さんの画像をみてみよう ～胸部～

症例2 急性心筋梗塞

55歳男性．これまでも左肩甲骨下部に短時間だが違和感を認めることがあった．冬の朝，雪かきを行って入浴した後，突然，これまでにない強い胸部絞扼感を自覚し，救急搬送された．

心エコー

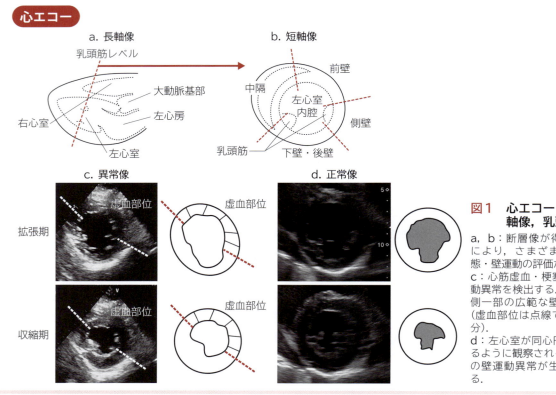

図1 心エコー（Bモード法）（短軸像，乳頭筋レベル）
a, b：断層像が得られるBモード法により，さまざまな角度から心臓形態・壁運動の評価が可能である．
c：心筋虚血・梗塞による左心室壁運動異常を検出する．前壁・側壁・中隔側一部の広範な壁運動低下を認めた（虚血部位は点線で区切られた右上部分）．
d：左心室が同心円状に拡張・収縮するように観察される．疾患により局所の壁運動異常が生じるといびつになる．

冠動脈造影

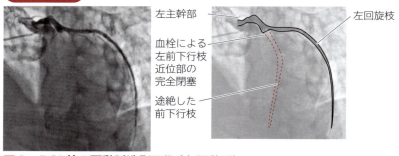

図2 PCI前の冠動脈造影画像（左冠動脈）
回旋枝は描出されたが，前下行枝では分岐直後の近位部に血栓性完全閉塞を認めた（------は途絶した前下行枝を示す）．経皮的カテーテル冠動脈形成術（PCI）により病変部位にステントを留置した．PCI後，前下行枝は中隔枝・対角枝含め末梢まで遅延なく造影された．

心電図

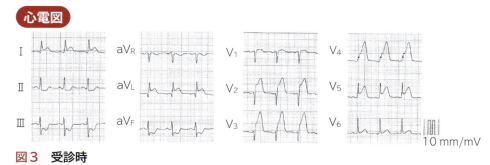

図3 受診時
ST上昇型の急性広範前壁梗塞の所見である．

医師による画像診断と治療

診 断

▶心エコー検査画像所見

前壁・側壁・中隔側一部に広範な壁運動低下を認めた．左室駆出率（EF）は50%と低下していた（正常＞55%）（図1）．

▶冠動脈造影画像所見

回旋枝は描出されたが，前下行枝では分岐直後の近位部に血栓性完全閉塞を認めた（図2）．

▶心電図所見

Ⅰ・aV_L・全胸部誘導でST上昇，Ⅱ・Ⅲ・aV_Fで相反性ST下降（reciprocal change）を認める（図3）．

治 療

ただちに緊急冠動脈造影検査と経皮的カテーテル冠動脈形成術（percutaneous coronary intervention：PCI），を実施した．左前下行枝近位部病変にステントを留置し，PCI後はCCU（coronary care unit）で集中治療を行った．特に合併症はなく経過し，退院後，内服加療を継続した．

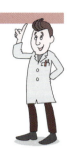

リハビリテーションスタッフはこう活かす

画像の読みかた

急性心筋梗塞の心電図はST部位に特徴的な変化がみられる．冠動脈は大きく3本あり，それぞれ灌流域が異なる．閉塞した血管領域の心筋が壊死を起こすと，同部位のSTが1mm以上上昇する．本症例ではⅠ誘導，aV_L誘導，全胸部誘導（前壁，心室中隔）でのST上昇がみられることから（図3），左前下行枝の近位部の閉塞を考える．同時に，解剖学的にその反対側の誘導でST下降が起きるが，これを鏡像変化という．急性心筋梗塞を疑った場合に，ST上昇を認める他の疾患との鑑別のため重要な所見である．

心エコー検査では心筋の壁運動を視覚的に評価できる．Bモード法の短軸像では心室腔を輪切りでみるような形になる．正常心筋では均一に収縮するため同心円状に収縮と拡張を繰り返す姿が観察される．一方で本症例のように心筋が壊死を起こすとその部位の壁運動が異常を起こすため，楕円形やいびつな円形になる（図1c）．Mモード法（図示なし）では左室収縮能の代表的な指標であるEFを測定できる．

画像から読み取れる症状・障害

広範囲にわたる心筋梗塞のため，急性心不全を起こす可能性がある．心原性ショックにより循環不全を起こすと，冷感，呼吸困難などの心不全症状から意識障害に至ることもある．補液や強心薬で改善しない場合には，大動脈内バルーンパンピングなどの補助循環を行うこともある．また不整脈を起こすことが考えられ，心室頻拍や心室細動は致命的であるため，術後数日は心電図モニターをつけて不整脈の発生と頻度を確認する．さらに前壁・中隔の梗塞では心室中隔穿孔，自由壁破裂や乳頭筋断裂による僧帽弁逆流などの合併症を起こすことがあるため，心不全症状や身体所見には術後数日は十分に注意をする必要がある．

評価（確認しておくべき情報）

- 心臓カテーテル検査結果
- 心エコー検査
- 胸部X線画像
- 検体検査

リハビリテーション治療上の注意

急性期は合併症の発生に注意して安全に早期離床を行う．安静臥床によるデコンディショニング予防のため，合併症がなければ術後翌日から室内歩行を行う施設もある．退院後には回復期リハビリテーション治療として外来通院をし，患者本人の運動能力や生活に合わせた運動処方，リスク管理を行うことが必要である．特に近年，心筋梗塞の入院期間が短縮しており十分な指導を受けずに退院することも少なくない．リハビリテーション治療の継続は疾病の再発予防と生命予後の改善につながるため，患者本人が無理なく継続できるように指導を行うことが重要である．

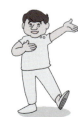

第V部 胸部・腹部

第9章 実際に患者さんの画像をみてみよう ～胸部～

症例3　肺炎（誤嚥性肺炎）

87歳男性．以前から高血圧，心房細動があり加療をしていたが，2年前に脳梗塞（心原性塞栓症）を発症し，左半身が不全麻痺になった．3日前からの呼吸困難感を主訴に救急外来を受診した．

X線

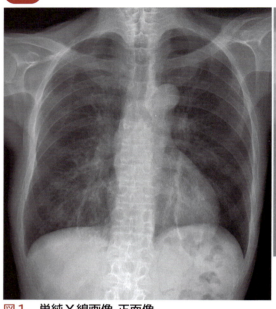
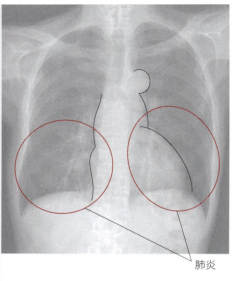

図1　単純X線画像 正面像
右中葉，両側下葉に気管支に沿って浸潤影を認める．
（正常像：183頁，図6参照）

CT

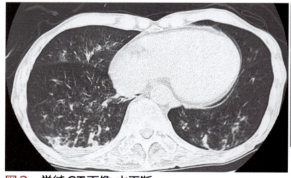
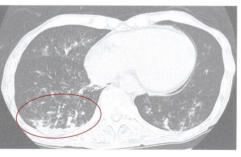

図2　単純CT画像 水平断
気管支に沿った辺縁不整な淡い粒状影や浸潤影を，中葉や下葉背側に認める（○）．
（正常像：181頁，図3参照）

医師による画像診断と治療

診断

▶X線画像所見
　右側優位に，両側の下肺野に気管支に沿った浸潤影が散布している（図1）．

▶CT画像所見
　気管支に沿ってすりガラス陰影や浸潤影が散在しており，下葉では癒合した浸潤影を認める（図2）．

治療

　抗菌薬を開始し，嚥下機能評価，嚥下リハビリテーションを行った．

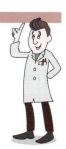

リハビリテーションスタッフはこう活かす

画像の読みかた

　図1の所見は，肺の下方，特に右側に顕著な白い陰影がみえると表現できる．図2の所見も「両側背中側，特に右側に顕著な白い陰影がみえる」と表現できる．脳梗塞後遺症により，咳反射や嚥下反射の機能低下が起きると口腔内の細菌が唾液とともに肺に流れ込む．その結果，肺胞内で細菌が増殖し，誤嚥性肺炎を引き起こす．人間の身体は，病原性細菌が肺胞に侵入すると生体防御のため炎症細胞を肺胞に動員し，細菌を攻撃する．攻撃により炎症が起きると，肺胞は滲出液などの液体成分で満たされる．X線画像では，X線透過性が高い空気は黒くうつり，X線透過性が低い液体成分は白くうつる．健康な場合，肺胞は空気で満たされているので黒くうつる．肺胞の中に滲出液による液体成分が多い場合，白いペンキを塗ったように明確に白くうつり，これを浸潤影と表現する．肺胞が滲出液で満たされ白くうつる範囲が増えると，対照的に肺胞周囲の気管支内の空気は黒く浮かび上がる．これをエアブロンコグラム（気管支透亮像）と表現する．肺胞の滲出液が少ない場合は，空気と液体が混在しているので，かすれたように白くうつり，これをすりガラス陰影と表現する．同様に，胸部単純CT画像でも肺炎の部分が白い陰影となる．肺炎の炎症範囲に応じて，一般的に陰影は広がる．しかし，陰影が軽度でも重度の呼吸不全を呈することがしばしばみられる．必ずしも画像所見と臨床所見が一致しないことも多く，注意が必要である．

画像から読み取れる症状・障害

　両側下肺野，特に右下肺野に浸潤影が強い．この画像所見から読み取れる症状は，発熱，咳嗽，呼吸困難感，SpO_2（動脈血酸素飽和度）低下などである．しかし，ある程度肺野の炎症範囲が限局していることや，87歳という高齢であることを考慮すると，上記のような肺炎を示唆する呼吸器症状に乏しいことがある．なんとなくいつもより元気がない，食欲が低下した，見当識障害が数日の間に進行したなど，一見肺炎とは関係のない症状でも，精査を行うと肺炎の診断となることがある．高齢者の肺炎の原因として誤嚥が重要であるが，なかでも不顕性誤嚥が特に重要な因子である．脳血管障害は嚥下反射低下による不顕性誤嚥のリスクを高める．脳血管障害の既往は，誤嚥性肺炎の重要な危険因子である．

評価（確認しておくべき情報）

- 呼吸機能検査
- 動脈血ガス分析
- 摂食機能検査
- 脳血管障害の既往

リハビリテーション治療上の注意

　誤嚥性肺炎の予防に口腔ケアや体位，食事形態の工夫は当然重要である．早期の呼吸リハビリテーションも開始すべきである．患者の呼吸器症状以外の症状が肺炎の早期診断につながることもあり，全身の観察が必要である．

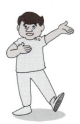

症例4 肺気腫（COPD）

64歳男性，タクシー運転手．21歳から1日40本の喫煙歴がある．ここ数年来，咳や痰が多くなり，息切れを感じるようになった．神社の階段の途中で苦しくて登れなくなり，おかしいと思い受診した．

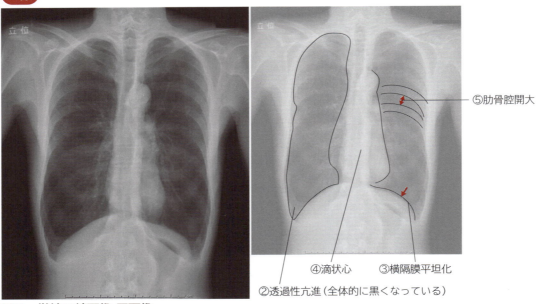

図1 単純X線画像 正面像
COPDの特徴的所見である，①血管影狭小化（画像からは読み取れない），②透過性亢進，③横隔膜平坦化，④滴状心，⑤肋間腔開大が認められる．

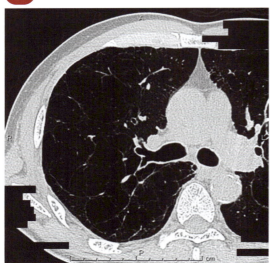
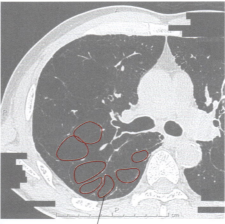

図2 単純CT画像 水平断（中肺野）

医師による画像診断と治療

診断

▶X線画像所見

慢性閉塞性肺疾患（chronic obstructive pulmonary disease：COPD）の特徴的所見である，①血管影狭小化，②透過性亢進，③横隔膜平坦化，④滴状心，⑤肋間腔開大の5つの所見を認めた（図1）．

▶CT画像所見

上葉肺優位に気腫性病変を全肺野にわたって認めた．いずれも空気が捉え込まれて吐き出せず，過膨張した肺による圧排所見を表していた（図2）．

喫煙歴と体動時の息切れがあり，発作性の呼吸困難がないことからCOPD（stage II）と診断した．

治療

禁煙を勧め，長時間作用性の抗コリン薬チオトロピウムの吸入を開始した．同時に口すぼめ呼吸，腹式呼吸などの呼吸リハビリテーションを依頼した．また，感染による増悪の注意をしてインフルエンザワクチン，肺炎球菌ワクチンの接種を推奨した．

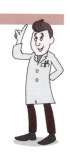

リハビリテーションスタッフはこう活かす

画像の読みかた

肺気腫は，とても簡単に表現すると，肺が空気で膨れてしまう病気である．X線画像で空気は黒くうつる．肺野は正常でも肺胞が空気を豊富に含んでいる．気腫化（肺の破壊）が進行していくと，さらに空気を過剰に蓄えることとなり，X線画像（図1）では，肺野はさらに黒い陰影となってうつる．これが肺野透過性亢進と表現される．また，肺の破壊（気腫化）に伴い肺血管も変化し，肺野末梢の血管陰影も狭小化しみえづらくなっていく．病状進行に伴い，肺は徐々に膨張する．横隔膜は胸部X線画像 正面像では，本来，上に凸の形態である．しかし，肺気腫では横隔膜は膨張した肺により圧迫され，横隔膜低位が平坦化する．心臓は膨張した肺に左右から圧迫されるため，滴状心と呼ばれる雫型になる．さらに肺の膨張が進行すると，胸郭自体も圧迫され容量が大きくなる．これに伴い肋間腔の開大が起こる．CT画像（図2）では，気腫化している部位は低吸収域（黒色）となる．

画像から読み取れる症状・障害

労作時呼吸困難感，慢性咳嗽，慢性の喀痰が必発である．発症初期の頃は，これらの症状は断続的で緩徐な進行であるため，患者本人も自覚に乏しい．本症例のように，ある日，階段昇降が息苦しくてできなくなり，症状の重大性を自覚することも多い．基本的には穏やかな経過であるが，増悪期と呼ばれる急激な呼吸状態の悪化を呈することがある．呼吸器感染症が誘因で起こることが多い．それ以外でも，季節の変わり目など気温や気圧が不安定なときにも，体調悪化に伴い起こりうるので留意が必要である．本症例のように画像上，気腫化が進行していると，労作時や排便時などに突然，気胸発症の危険性もある．また，進行した肺気腫では高頻度に肺高血圧症を合併する．

評価（確認しておくべき情報）

- 呼吸機能検査
- 動脈血ガス分析
- 運動負荷試験
- 呼吸筋機能検査
- 睡眠時検査（ポリソムノグラフィー）
- 肺高血圧症の検査

リハビリテーション治療上の注意

肺気腫の患者は安静時SpO_2が安定していても，労作時になるとSpO_2が著しく低下する．リハビリテーション治療中は，本人の自覚症状がなくても，SpO_2 90%を下回る際は早めに中断する．また，突然の呼吸困難時は気胸の発症も念頭に置く．

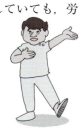

第V部 胸部・腹部

第9章 実際に患者さんの画像をみてみよう 〜胸部〜

症例5 気胸

56歳男性．2月頃より感冒症状を認めていた．3月に入り左胸痛および労作時呼吸困難が出現した．自宅安静にて経過観察をしていたが，改善しないため救急外来を受診した．

X線

a. 異常像

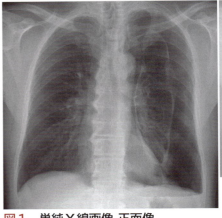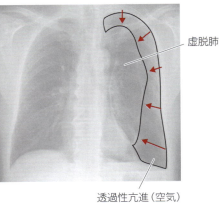

― 虚脱肺

― 透過性亢進（空気）

b. 正常像

図1　単純X線画像　正面像
左肺辺縁が左胸部で確認され，それより末梢の気管血管陰影の消失を認めることから，左肺が虚脱していることがわかる．

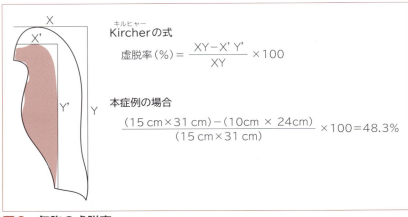

Kircher（キルヒャー）の式

$$虚脱率(\%) = \frac{XY - X'Y'}{XY} \times 100$$

本症例の場合

$$\frac{(15\,cm \times 31\,cm) - (10\,cm \times 24\,cm)}{(15\,cm \times 31\,cm)} \times 100 = 48.3\%$$

図2　気胸の虚脱率

CT

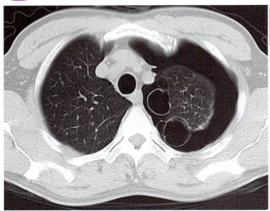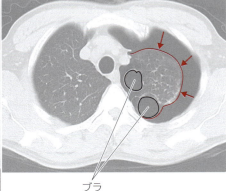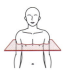

― ブラ

図3　単純CT画像　水平断
左肺の虚脱所見を認める．左肺尖部を中心にブラが散在する．
（正常像：181頁，図3参照）

196　第V部　胸部・腹部

医師による画像診断と治療

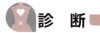

診　断

▶X線・CT画像所見

　左肺の虚脱所見を認める（図1，図3）．

　虚脱率は48.3％であり，中等度の気胸と診断した（図2）．胸部CT画像（図3）で肺尖部にブラ（肺囊胞）の散在を認めており，これが気胸発症の原因と考えられる．

治　療

　左側胸部よりドレナージチューブを挿入し，胸腔ドレナージを開始した．

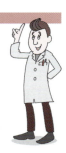

リハビリテーションスタッフはこう活かす

画像の読みかた

　本来，肺は空気を豊富に含んだ状態で，胸腔という肋骨で覆われた空洞の中で大きく膨らんでいる．気胸発症時，肺はまるで穴の開いた風船のようにしぼんでしまう．図1では，虚脱した肺の外周を白い線として肉眼的に追うことができる．虚脱した左肺の胸腔内は，肺から漏れ出てしまった空気で満たされており，真っ黒にうつっている．図1aの中心にある白い心臓の陰影は，正常像（図1b）と比べると，やや小さくなっている．左胸腔に空気が充満し，心臓が圧迫されている所見である．仰臥位で胸部X線撮影を行うと，deep sulcus sign（深い切れ込みサイン）という患側横隔膜陰影が深く切れ込む所見がみられる．明らかな肺虚脱所見に乏しい場合でも，deep sulcus signで気胸を診断できる．胸部X線画像から，虚脱率を二次元的に簡易計算し治療方針決定の目安とする（図2）．虚脱率が20％以下なら安静のみ，あるいは脱気を行う．20％以上ならば胸腔にチューブを挿入し，水封あるいは持続吸引を行う．図3では肺虚脱のほかに，ブラがみられる．ブラは薄い風船のようなもので，容易に破ける可能性がある．特発性自然気胸は，このブラの破裂によるものが多い．

画像から読み取れる症状・障害

　呼吸困難感や左胸痛，咳嗽が主な症状である．虚脱率と症状の強さは必ずしも一致しない．無症状で胸部X線検査を行い，偶然発見されることもある．胸腔に漏れ出た空気は，一定量は自然に胸膜に吸収される．肺から胸腔に漏れ出てしまう空気の量が少量である場合，肺の虚脱が進行せず無症状のこともある．また，難治性咳嗽の原因が気胸であるということもある．本症例では，胸腔内の空気の圧力で心臓の左側が圧迫されている．緊張性気胸の発症にも留意が必要である．緊張性気胸になると，著しい呼吸困難感，血圧低下，奇脈などの不整脈が現れる．ショック状態を引き起こすこともあり，迅速な対応が求められる．

評価（確認しておくべき情報）

● 動脈血ガス分析
● 血圧，脈拍，呼吸回数

リハビリテーション治療上の注意

　初発気胸の再発率は，25〜50％程度であり，半年から1年以内に再発することも少なくない．気胸の加療後に運動療法を行う場合は，常に再発の可能性を念頭に置き，患者観察を行う必要がある．

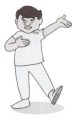

第Ⅴ部 胸部・腹部

第9章 実際に患者さんの画像をみてみよう 〜胸部〜

症例6 特発性間質性肺炎

82歳男性．3年前より労作時の息切れを自覚した．症状の進行があり，さらに1週間前より感冒症状があり，徐々に呼吸苦の増悪がみられ受診した．外来受診時の身体や画像所見から特発性間質性肺炎の急性増悪と診断し緊急入院した．

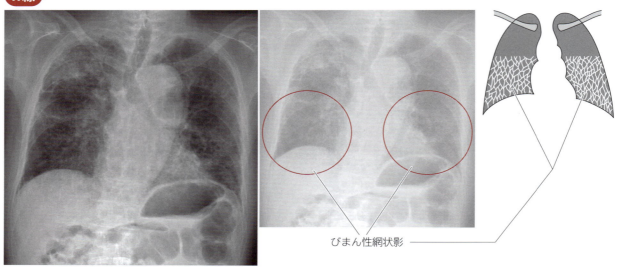

図1 単純X線画像 正面像
両側下肺野を中心にびまん性網状影を認める（〇）．本疾患との関連はないが，偶発的に右上肺野に浸潤影を認める．

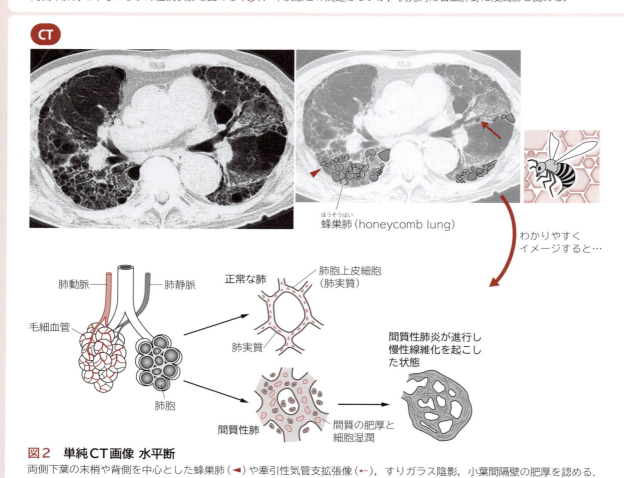

図2 単純CT画像 水平断
両側下葉の末梢や背側を中心とした蜂巣肺（◄）や牽引性気管支拡張像（←），すりガラス陰影，小葉間隔壁の肥厚を認める．

医師による画像診断と治療

診断

▶ X線画像所見
両側下肺野を中心にびまん性網状影を認める（図1）.

▶ CT画像所見
両側下葉の末梢や背側を中心とした蜂巣肺や牽引性気管支拡張像，すりガラス陰影，小葉間隔壁の肥厚，末梢血管陰影の不規則な腫大を認める（図2）.

治療

急性増悪に対して，ステロイドパルス療法を行い，呼吸器感染症も否定できなかったため，抗菌薬を併用した．その後，軽快退院した.

リハビリテーションスタッフはこう活かす

画像の読みかた

図1の所見は，「両方の肺の下方を中心に広範囲にわたって，細かい網目状の白い陰影が多数みえる」という表現になる．組織学的に，ある臓器の機能の中心的役割を担っている部位を実質，それ以外の部分を間質と呼ぶ．肺では，実際に空気に触れて換気を行っている肺胞の内側が実質で，外側や隔壁，気管支血管周囲など支持組織が間質となる．一般的な肺炎では肺胞内で炎症が起きるが，間質性肺炎では肺胞の外側（間質）で炎症が起きる．炎症の程度や経過時間により，CT画像では肺野全体にさまざまな形の陰影が出現する（図2）．正常な場合，肺胞は空気で満たされているためX線画像で黒くうつり，肺胞壁は薄いので確認することができない．しかし，炎症が起こると肺胞壁は腫れて透過性が低下し，白色にうつる．間質性肺炎では，肺胞内の空気の黒色と細胞壁の白色が混在しているので，かすれた白色にうつり，これをすりガラス陰影と呼ぶ．解剖学的に，肺胞はいくつか集合して結合組織に囲まれている．この部分を肺小葉と呼び，肺にはこの径約1cmの肺小葉が多数存在する．肺小葉と肺小葉の間の隔壁が炎症により腫れてくると，あたかもタイルの目地のように際立ってくるが，これを小葉間隔壁の肥厚と表現する．炎症が進行すると間質の線維化や肥厚化が起き，さらに肺胞も破壊され肺胞同士が融合し囊胞化（空洞化）する．肥厚した隔壁に囲まれた囊胞が多数出現するため，CT画像では真っ黒な多数の穴にみえる．これが蜂の巣の断面に似ていることから蜂巣肺と呼ぶ．また間質の線維化，肥厚が進行すると，その部分は縮んでくる．気管支周囲で縮みが起こると，その縮みにより気管支周囲は引っ張られ，気管支の内腔は広がる．これを牽引性気管支拡張像という．気管支血管周囲でも間質の線維化，肥厚により変形が起こると血管は腫大し蛇行するが，これを末梢血管陰影の不規則な腫大と表現する.

画像から読み取れる症状・障害

図1では，健常者に比べると横隔膜の位置が高く，肺野が全体的に小さくみえる．これは，小葉間隔壁や肺胞壁など間質の線維化や肥厚が進行することによって，肺の全体的な収縮がみられるためである．肺が膨らみにくくなり，換気障害も出現する．呼吸機能検査で肺活量の低下として現れ，拘束性換気障害の状態となる．SpO_2低下による呼吸困難感が強くなると在宅酸素が必要になることも多い．また，日常生活の妨げになるような強固な咳嗽がみられる．数年間，症状に大きな変化がなく経過する場合もあるが，予見できない呼吸状態の急性増悪や肺がん，気胸の合併により死亡することも少なくなく，予後不良であることが多い.

評価（確認しておくべき情報）

- 呼吸機能検査
- 動脈血ガス分析
- 運動負荷試験
- 心エコー検査

リハビリテーション治療上の注意

運動療法時は，常にSpO_2モニタリングを行い，SpO_2 90％以上の維持を目標としたい．SpO_2 90％を下回った場合は回復するまで休養をとる．突然の呼吸困難感出現や著しいSpO_2低下時は気胸発症の可能性がある．数分間休養をとってもSpO_2が回復しない場合は，速やかに医療的対応を行う.

第V部 胸部・腹部

第9章 実際に患者さんの画像をみてみよう〜胸部〜

症例7 無気肺

58歳女性．気管支喘息で通院中であった．1週間前から咳嗽および喀痰症状の増加があった．37.5℃前後の発熱，喘鳴なども出現するようになり，救急受診，気管支喘息発作の診断となった．症状から肺炎の可能性を考え，画像検査を行った．

X線

a. 正面像

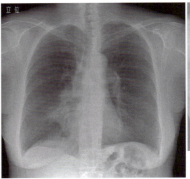

c-1. 葉間裂の元来の位置（正面像）

b. 側面像

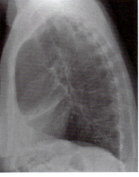 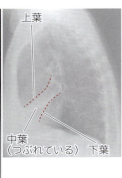

c-2. 葉間裂の元来の位置（側面像）

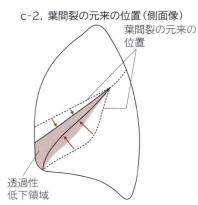

図1　単純X線画像

a：気管はやや右側に偏位している（←）．右心辺縁に肺門および心横隔膜角を頂点とし，胸膜側に進展する比較的境界明瞭な楔状の透過性低下領域が認められる（──）．右心辺縁は途中で境界不明瞭となっており，シルエットサイン陽性である（-----）．
b：肺門の中心部から腹側斜め下方へ扇状に広がる比較的境界明瞭な透過性低下領域が認められる（-----）．
c：正面像，側面像とも破線（-----）が元来の中葉と上，下葉との境界線である．中葉肺虚脱の程度によって，境界線の位置は変化し，虚脱した肺は楔状の透過性低下領域として認められる．
（正常像：183頁，図6，7参照）
（c-1およびc-2はFraser RS et al：Fraser and Pare's Diagnosis of Diseases of the Chest, Vol.1, 4th Edition, Saunders, Philadelphia, p511, 1999より引用）

CT

a. 肺野条件　　　　　　　　b. 縦隔条件

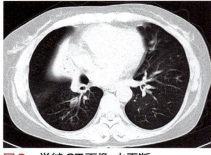 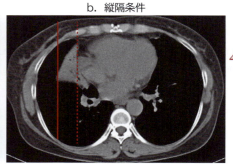 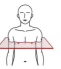

図2　単純CT画像 水平断

図1との相同を考えた場合，本来は右心辺縁が接線として描出されるが（-----），虚脱した肺が右心を半周性に取り囲んでおり，この部分は図1では描出されない（右心辺縁のシルエットが消失⇒シルエットサイン陽性）．逆にここでみえる軟部組織濃度の頂点部分が接線として描出され，図1での境界として描出される（──）．

医師による画像診断と治療

診　断

▶ X線画像所見

単純X線画像 正面像（図1a）の透過性低下領域の形状は上下で凹状であり、含気の低下、肺の容量減少を示唆する。

▶ CT画像所見

肺野条件（図2a）では、心臓右側に接し、扇状に広がる境界明瞭な高吸収域が認められ、一部気管支透亮像も認められる。縦隔条件（図1b）では、心臓右側に接し、扇状に広がる境界明瞭な軟部組織があり、一部気管支透亮像も認められる。

気管支喘息発作による分泌物貯留、それによる右中葉枝中枢側の閉塞、右中葉部分無気肺と診断した。

治　療

気道感染や気道浮腫などが基礎疾患としてあり、抗菌薬や気道浮腫抑制目的でのステロイド薬投与を行った。気管支拡張薬の吸入、排痰ドレナージなどを行い、膿性痰の喀出をうながした。

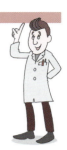

リハビリテーションスタッフはこう活かす

画像の読みかた

健康な肺は、豊富な空気を含み風船のように胸腔内で膨らんでいる。たとえるなら、気道というストローを通して空気が肺（風船）の中に入り、膨らんでいる。解剖学的に、右肺は3つ（上葉・中葉・下葉）、左肺は2つ（上肺・下肺）に分かれている。すなわち、右に3つ、左に2つ大きな風船があるようなものである。無気肺は、何らかの原因により肺の一部が膨らまない病態である。気管支喘息では、気道の浮腫、気道平滑筋収縮、気道粘液分泌の増多により、気道狭窄し呼吸困難感が出現する。気道（ストロー）が狭窄すると、空気の出し入れに支障が生じ、最終的に肺（風船）はしぼんでしまう（虚脱）。X線画像では、空気はX線透過性が高いので黒くうつり、空気以外のX線透過性が低い部分は白くうつる。健康な肺は空気をたくさん含んでいるため黒くうつるが、無気肺で含気がなくなった部分のX線透過性は液体成分に近くなるため、白くうつる。本症例は図1aで右心辺縁が下方で境界不明瞭になっており、シルエットサイン陽性と表現できる。液体成分と同じ濃度の組織が隣接していると、その境界線が不明瞭になることをシルエットサイン陽性という。たとえるなら、ガラス容器に入っている牛乳ゼリーの上に牛乳を注ぐと、その境界線がわからなくなる状態である。虚脱により液体成分に近くなった肺と、元々液体成分に近い心臓が隣接したため、シルエットサイン陽性となった。シルエットサイン陽性部位で、大まかな病変の位置を特定することができ、右心辺縁上方なら上葉病変、下方なら中葉病変である。左心辺縁は上方、下方とも上葉病変、下行大動脈下方は下葉病変。横隔膜辺縁なら下葉病変である。図2でも、虚脱した肺が高吸収領域（白色）として描出される。右心辺縁と虚脱肺の境界が不明瞭になっており、シルエットサイン陽性である。

画像から読み取れる症状・障害

無気肺は疾患名ではなく、何らかの疾患により肺の含気が失われた状態である。その原因により、大きく4つに分類される。①閉塞性無気肺（吸収性無気肺）、②圧排性無気肺、③受動性無気肺、④癒着性無気肺、⑤瘢痕性無気肺である。本症例は、気道閉塞により発生した閉塞性無気肺となる。症状は、咳嗽、呼吸困難感、喘鳴などがみられ、ときに発熱や血痰がみられることもある。本症例では、咳嗽、喀痰、発熱、喘鳴があるが、いずれも気管支喘息の症状として矛盾はない。原因疾患によってさまざまな症状があり、無気肺に特徴的な症状があるわけではないので、画像所見と併せて診断することになる。

評価（確認しておくべき情報）

● 動脈血ガス分析

リハビリテーション治療上の注意

無気肺の原因疾患により対応は異なる。浅い呼吸や、臥床状態は無気肺のリスクになりうるので、可能な範囲で早期に活動性を改善させるようアプローチしていく。

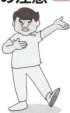

Step 1 機能と構造

　消化器系臓器(図1)は消化管と肝胆膵臓器に分けられる．前者は，口腔に始まり肛門に至る管腔臓器である．食道は第6頚椎の高さから第11胸椎の高さの約25cmの臓器である．胃は噴門部から幽門部に終わる袋状の臓器で，全体的に緩やかなカーブを描き，内側を小弯，外側を大弯，中央部を体部，肛門側1/3を前庭部という．十二指腸は胃からTreitz(トライツ)靱帯に至る25～30cmの臓器であり全体的にC字型を呈している．球部，下行部，水平部，上行部に分けられる．小腸は，およそ4～6mと個人差が大きい．口側の空腸と肛門側の回腸に分けられるが，その境界は不明瞭である．大腸は盲腸，結腸(上行結腸・横行結腸・下行結腸・S状結腸)および直腸からなる約150cmの臓器である．消化管は食物の消化・吸収を行う．

　肝臓は右季肋部内側で横隔膜の下に位置し，Cantlie(カントリー)線によって右葉と左葉に分けられる．肝臓は糖質・脂質・蛋白質代謝や解毒機能に関与し，胆汁を産生する．胆嚢は肝臓下面にあるなすび形をした袋状の臓器で，胆嚢管により総胆管に合流し，肝臓で産生された胆汁を貯留・分泌する．膵臓は十二指腸下行脚から脾門部にかけて横走する後腹膜臓器で，消化酵素を分泌し主膵管を経て総胆管と合流し十二指腸のVater(ファーター)乳頭に開口する．また，膵臓はインスリン，グルカゴンなどのホルモン分泌機能をもつ．

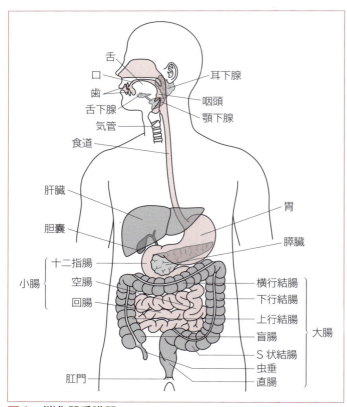

図1　消化器系臓器

Step 2 正常画像

1. 正常単純X線画像（図1）

腹部の単純X線画像も他の部位と同様に白と黒のコントラストによって描出される．黒く描出される部分はX線の透過率のよい空気が多い部分である．一方，白く描出される部分はX線の透過率が悪い骨の部分である．

全体像として，上部には下部肋骨，中央部には下部胸椎〜腰椎，下部には仙骨　腸骨翼・骨盤が白く描出される．下部肋骨と骨盤内に，消化器系臓器，腎泌尿器系臓器および骨盤内（生殖器系）臓器が収まっており，正常な腹部単純X線画像においては，消化管のガス像が少量黒く描出されるのみであり，ガス像は通常，胃，大腸に認められるが，小腸ガスは通常認めない．肝臓，脾臓，腎臓の実質臓器は陰影が観察されるのみである．膵臓は描出されない．

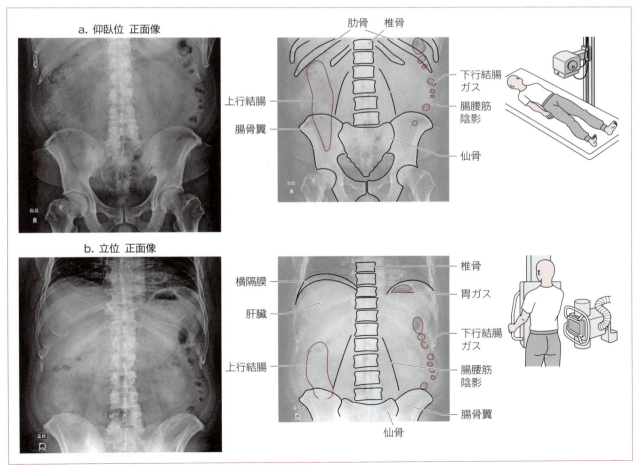

図1　腹部単純X線画像（正常像）

2. 正常単純CT画像（図2）

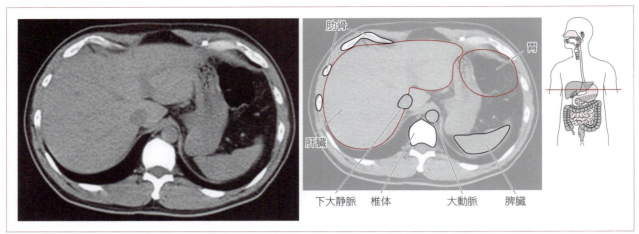

図2　腹部単純CT画像 水平断（正常像）

Step 3 腹部画像のみかた

1. X線（上部消化管造影X線検査）（図1）

消化管の評価は内視鏡検査が主流であるが，単純X線検査も健康診断では頻用されている（前項参照）．ここでは上部消化管造影X線検査について示す．

上部消化管造影X線検査では200 w/v％以上の高濃度バリウムを用いて造影する．観察の精度を上げるために胃内の余分な泡を除去する消泡剤を併用し，可能であれば鎮痙薬（ブスコパン，グルカゴン）を用いて消化管運動を抑えて検査を行う．撮像法はバリウム（陽性造影剤）の溜まりで観察する充満像，空気（陰性造影剤）で胃を膨らませ粘膜に付着したバリウムを撮像する二重造影像が基本で，詳細観察のため圧迫像を追加することもある．重力によりバリウムが移動するため，観察したい部位が良好に撮像できるように立位，腹臥位，背臥位など体位変換を行う．検査時には病変の部位，隆起，陥凹，変形，狭窄などに着目して観察し診断する．

2. CT，MRI（図2）

肝臓，胆嚢，膵臓，腎臓，副腎，脾臓，消化管，骨盤内臓器（膀胱，前立腺，子宮，卵巣），血管などの観察が可能である．CTは腹部全体のスクリーニングに適しており，MRIはT1/T2強調，脂肪抑制，拡散強調などの画像処理により病変の多彩な情報が得られる．また，造影剤を併用することで動脈相，門脈相，平衡相など血流の評価に加え，造影剤の取り込みの低下など標的病変の性質の評価も行うことが可能となり，腫瘍の診断や炎症・壊死の評価，出血部位の診断などが可能になって，得られる情報が大幅に増える．いずれの画像検査にも一長一短があり，総合的に判断することが重要である．

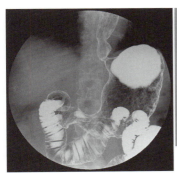
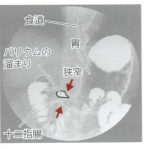

図1　胃がん患者の上部消化管造影X線画像（背臥位，二重造影像）
胃前庭部に存在する胃がんにより粘膜が不整となり狭窄を認めている．一部陥凹面にバリウムが溜まっている．

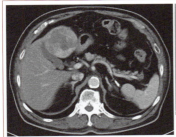
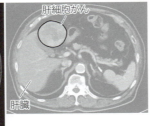
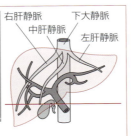

図2　肝細胞がん患者の腹部造影CT画像　水平断
肝内側区域に不均一な造影効果を伴う腫瘍を認める．

第10章 腹部画像　基本のみかた

第Ⅴ部

胸部・腹部

Step 4 **疾患別読影ポイント**

1. 腸閉塞（イレウス）(ileus)

A. 定義・概念

　腸閉塞とは，何かしらの原因による通過障害があり，腸内容が停滞した状態をいう．

B. 病　態

　閉塞起点のある機械的腸閉塞と，明らかな閉塞起点のない機能的腸閉塞がある．機械的腸閉塞は，単純性腸閉塞と血流障害を伴う緊急性の高い複雑性（絞扼性）腸閉塞とに分けられる．機械的腸閉塞の原因としては，術後の癒着が最も多く，ほかにもヘルニアや大腸がんによる閉塞・腸軸捻転・腸重積・胆石・消化管異物などがある．一方，機能的腸閉塞は，麻痺性イレウスであり，腹腔内の炎症などにより腸蠕動が低下して引き起こされる（表1）．

C. 症　状

　排便・排ガスを認めず，腹痛・悪心・嘔吐・腹部膨満などの症状を訴えることが多い．また，絞扼性腸閉塞では，腹痛の訴えが強く，発熱を伴うことや反跳痛・筋性防御などの腹膜刺激症状を認めることが多い．

D. 治　療

　腸管安静のため絶飲食とし，脱水や電解質の補正のため，十分な補液を行う．また，必要に応じて，腸管の減圧のため，経鼻胃管やイレウス管の留置を行う．絞扼性腸閉塞の場合には，緊急手術の適応となる．

E. みかたのポイント

　X線画像では，腸管の拡張やニボー（niveau）を認める．腹部エコー画像では，腹水の有無や小腸の拡張をみることができる．CT画像は非常に有用であり，腸管の拡張をみることができるだけでなく，閉塞部位の同定も可能である．また，造影CT画像では，腸管の血流の評価も可能であり，絞扼性腸閉塞を鑑別することが可能である．

　悪心・嘔吐・腹部膨満の訴えがあった場合には，排ガス・排便の有無を確認することが重要である．排ガス・排便がなければ，まずX線画像での確認を進めていく．

表1　**腸閉塞の分類と治療**

閉塞起点あり		閉塞起点なし
機械的腸閉塞 （原因：癒着，ヘルニア，胆石，腫瘍，腸軸捻転，腸重積など）		機能的腸閉塞 （原因：腹膜炎，薬物，開腹手術後など）
血流障害なし	血流障害あり	
単純性腸閉塞	複雑性（絞扼性）腸閉塞	麻痺性腸閉塞 けいれん性腸閉塞
治療		
絶飲食・輸液管理 減圧のための経鼻胃管やイレウス管を検討	緊急手術	絶飲食・輸液管理 原因疾患の治療 腸管蠕動促進薬を検討

2. 腹部大動脈瘤

A. 定義・概念

大動脈瘤とは，何らかの原因により，大動脈の一部の壁が，全周性，または局所性に拡張または突出した状態をいう．

B. 診　断

腹部大動脈瘤の多くの症例は無症状である．腹部診察では，拍動性腫瘤として触知されることが多い．動脈硬化が原因であることが多いことから，危険因子としては，喫煙・加齢・高血圧・脂質異常症・糖尿病などがある．

C. 治　療

外科的手術として，人工血管置換術が行われる．また最近では，侵襲が少ない手技として，血管内治療であるステントグラフト内挿術が行われるようになっている．

D. みかたのポイント

腹部エコー画像・CT画像・MRI画像により，動脈瘤の瘤径を測定する．

腹部大動脈瘤が破裂する前に動脈瘤を見つけ，破裂を予防することが重要であり，拍動性の腹部腫瘤を触知した場合には，CTやエコー画像検査を行う必要がある．

第10章　腹部画像　基本のみかた　**207**

第V部 胸部・腹部

第11章 実際に患者さんの画像をみてみよう ～腹部～

症例1　腸閉塞（イレウス）

57歳女性．虫垂炎および子宮筋腫にて2度の開腹手術歴があり，間欠的な腹痛と繰り返す嘔吐を認め，搬送された．

X線

a. 異常像

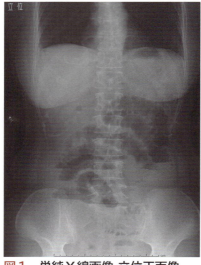

b. 正常像

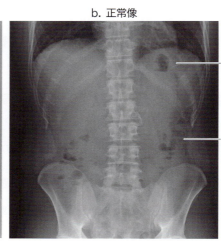

図1　単純X線画像　立位正面像
a：小腸内に鏡面像（ニボー）を形成しており，小腸での通過障害を生じている可能性がある．
b：正常像においては，胃泡および大腸ガス像が観察される．小腸ガス像，鏡面像（ニボー）は認めない．

CT

a. 異常像

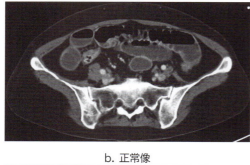

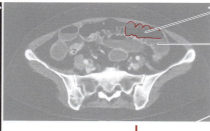

b. 正常像

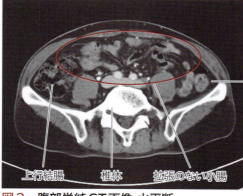

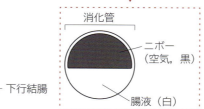

図2　腹部単純CT画像　水平断
a：小腸全体が拡張している．また腸管内に腸液と空気の境界域であるair-fluid-levelを形成しており，腸閉塞が疑われる．拡張腸管にはKerckring襞が観察でき，小腸であることが認識できる．

治療後X線

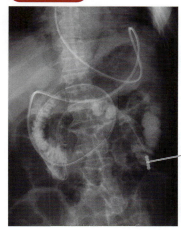

――イレウス管

図3 イレウス管挿入時単純X線画像（経鼻イレウス管による腸管減圧）
イレウス管が上部空腸内まで挿入されている（ガスを抜いている）．

医師による画像診断と治療

診　断

▶X線画像所見
　腹部正中に鏡面像（ニボー：niveau）を認める．Kerckring襞の存在から小腸閉塞が疑われる（図1a）．

▶CT画像所見
　小腸全体に拡張があり，拡張腸管内にはうっ滞した腸液と空気によりair-fluid-levelを認め，小腸閉塞を疑う所見である（図2a）．緊急手術となりうる絞扼性腸閉塞を疑う腹水や腸管壁の造影効果不良は認めない．

治　療

　開腹手術歴と画像所見から癒着性腸閉塞と判断し，絶飲食および点滴加療，経鼻イレウス管による腸管減圧を開始した（図3）．

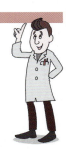

リハビリテーションスタッフはこう活かす

画像の読みかた

　単純X線画像（図1a）においては，消化管内のガスの溜まり（ガス像）の所見のみしか判断できない．ガスは空気であるため黒くうつるが，周囲は白くうつるので，消化管内部の襞の様子が白と黒のコントラストになってうつっている（小腸内部にはKerckring襞があり，ガスが溜まるとうつし出される）．大腸ガスや胃内のガスの所見は正常であるが，小腸には通常の状態ではガスはなく，ガスがみられた場合は異常所見である．本症例においては，ニボー（消化管の内容物と空気との境目）と小腸ガス（Kerckring襞像）を認める（図2）．

画像から読み取れる症状・障害

　腸閉塞が考えられる．腸閉塞がある場合，その原因検索が必要であり，通常，リハビリテーション治療は中止となる．

評価（確認しておくべき情報）

● 筋力低下・関節可動域制限などの評価

リハビリテーション治療上の注意

　長期臥床による廃用症候群などが予想される場合，ベッドサイドから症状やバイタルサインなどに注意しながら，関節可動域訓練，筋力強化訓練などを行って，早期離床を促していく．

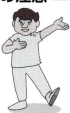

第11章 実際に患者さんの画像をみてみよう〜腹部〜

症例2 腹部大動脈瘤

76歳男性．以前より高血圧で加療中．脳梗塞を発症し，右片麻痺が残存した．採血検査で肝胆道系酵素の異常を指摘され腹部CT検査を施行したところ，偶然に腹部大動脈瘤を指摘された．

CT

a. 腹部大動脈瘤のスライス

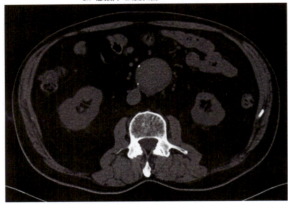
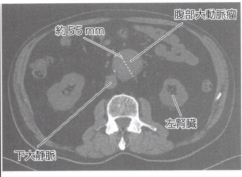
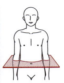

b. 腹部大動脈瘤の頭側のスライス

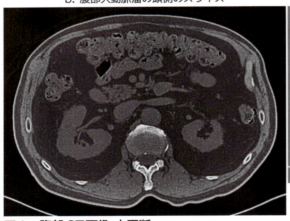
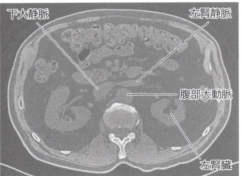
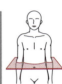

図1 腹部CT画像 水平断

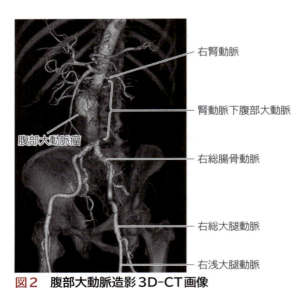

図2 腹部大動脈造影3D-CT画像
腎動脈下の腹部大動脈に瘤が存在するのがわかる．

医師による画像診断と治療

診断

▶ CT画像所見

腎動脈下の腹部大動脈瘤を認める（図2）．水平断では最大短径を大動脈瘤径とすることが基本である（図1a）．

治療

大動脈瘤は破裂した場合の致死率が高いため，破裂の予防手術になる．瘤径から予測される破裂の確率と手術のリスクを考慮して方針が決まる．腹部大動脈瘤径は一般的に男性で55 mm，女性で50 mmを超えると破裂リスクが増大するので，男女ともに50 mm超の場合は手術が検討される．腹部大動脈人工血管置換術やステントグラフト内挿術などが選択肢となる．50 mm未満では破裂の確率は非常に低く，リスクのある治療の対象になりにくい．

本症例では腎動脈から大動脈瘤まで十分な距離があり，ステントグラフト内挿術が行われた．

50 mmを超えていても，予定手術のリスクが高く，死亡率が自然予後よりも高いと考えられる場合などは，患者・家族と主治医の相談により「破裂したときは仕方がない」と判断されることもある．その場合，腹部大動脈瘤を抱えたまま保存的に禁煙や降圧治療ですごしていくことになる．

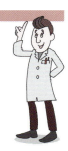

リハビリテーションスタッフはこう活かす

画像の読みかた

腹部CT画像では一般的に水が灰色，脂肪が黒，骨が白くうつるように調整されている．大動脈などの太い血管や実質臓器は灰色にうつる．大動脈瘤径の大きさが破裂の予測に重要である．瘤径を測るには，腹部CT画像 水平断でスライスごとに腹部大動脈を追っていき，短径が最大となるスライスを探す．その最大短径を計測し，腹部大動脈瘤径とする．本症例では55 mmであり，破裂の危険性がある（図1a）．

画像から読み取れる症状・障害

大動脈瘤が存在しているだけであれば，たとえ大きくても基本的に無症状である．本症例のように他疾患に対する画像検査で偶然発見される症例や，破裂してショック状態になってはじめて発見される症例も多い．腹部大動脈瘤破裂をきたした場合は，ショック，心肺停止などの重篤な症状をきたし，緊急手術を行ったとしても死亡率が高い．ごく稀に，破裂をしても腹痛や腰痛などの症状に留まる症例もある．瘤径が55 mmを超えていても，合併症が多かったり，日常生活動作（ADL）が低かったりする症例では，手術の危険性が破裂の危険性よりも高いと判断され，保存療法が選択されることもある．

評価（確認しておくべき情報）

- 血圧：降圧目標は収縮期血圧で130 mmHg以下との報告もある．血圧は低めに保つことが推奨されるが，低いからといって破裂しないわけではない．
- 喫煙歴：喫煙は瘤の拡張速度を増加させ，また，瘤破裂時の死亡率を高める．禁煙で大動脈瘤拡大や破裂時死亡のリスクは低下する．

リハビリテーション治療上の注意

50 mmを超えた腹部大動脈瘤が残存していることがわかっている症例では，破裂時の症状である突然の腹痛，腰痛，ショック症状（意識消失など）に注意が必要である．

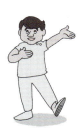

第11章 実際に患者さんの画像をみてみよう〜腹部〜

第VI部

摂食嚥下障害

第12章 摂食嚥下　基本のみかた

Step 1　機能と構造

　摂食嚥下障害を評価する場合に，正常な機能と構造を理解しなければならない．もちろん，舌腫瘍や口蓋裂のように解剖学的欠損によって生じる嚥下障害もある．図1に新生児と成人の解剖図（側面像）を示す．新生児～成人～高齢者で最も変化する部位は中咽頭で，成長とともに増大し発語機能に貢献する一方で，距離が長くなるため，正しく食道に運ぶ際にエラー（誤嚥）が生じる．

　一方で，図2のように嚥下機能は，先行期→準備期（図2a）→口腔期（図2b, c）→咽頭期（図2c, d）→食道期（図2e, f）へと一連の流れ動作によって遂行されるが，図2は指示嚥下の模式図であり，自由嚥下の場合には，早期に咽頭へ流入することが多い．この嚥下機能は，乳幼児期に学習によって獲得されるため，学習途上の小児患者は，このプロセスに至っていないこともしばしば観察される．また，逆に高齢患者の場合には，歯の喪失などによって，舌位の変化（舌根沈下など）が生じている場合が多く観察されるため，注意を要する．

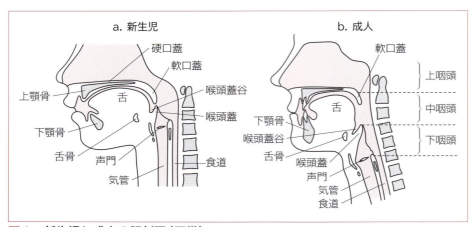

図1　新生児と成人の解剖図（正常）

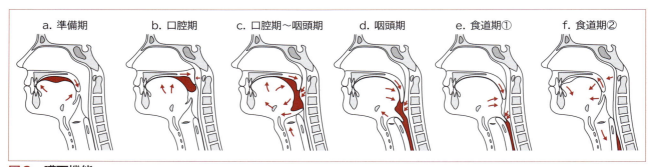

図2　嚥下機能
（藤島一郎：脳卒中の摂食・嚥下障害，第2版，医歯薬出版，東京，p33-35，1998より引用）

第VI部 摂食嚥下障害

第12章 摂食嚥下 基本のみかた

Step 2 正常画像

　摂食嚥下障害の画像診断には，嚥下造影（videofluoroscopic examination of swallowing：VF）検査および嚥下内視鏡（videoendoscopic evaluation of swallowing：VE）検査がゴールドスタンダードな検査法として，広く用いられている．

　VF検査時の正常画像を図1に，またVE検査時の正常画像を図2に示す．図1，図2ともに静止画であるが，実際には生体の器官を観察評価するため，動きの評価が重要となる．VF検査画像（図1）では，側面像しか掲載していないが，実際の評価では正面像も撮影を行って，左右差を評価する．またVE検査では，軟口蓋の動きから評価を始め，声帯の動きや左右差，ホワイトアウトの程度などを評価する．VF・VE検査ともに，まずは解剖学的な評価を行ってから検査食を用いた評価を行うため，本検査に特化した解剖像を理解しておかなければならない．

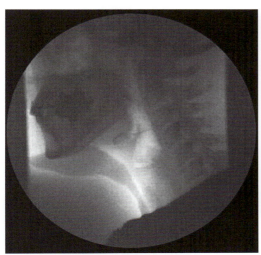

図1　VF検査画像 側面像（正常像）

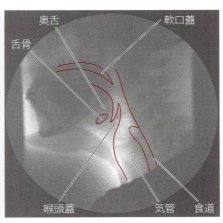

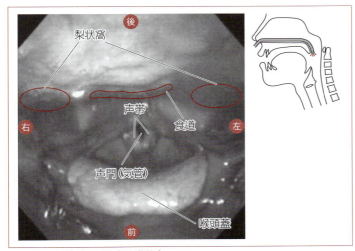

図2　VE検査画像（正常像）

Step 3 摂食嚥下画像のみかた

1. 嚥下造影（VF）検査

VF検査では，嚥下に関連する器官の形態と動態，造影検査食の流れおよび貯留状態を観察し，障害の部位を判定し，貯留，喉頭侵入[*1]，誤嚥[*2]などの病態の定性的評価を行う．さらに，これらの病態を改善し，安全に嚥下するための対応法を確認する（表1）．対応法は代償的方法といわれ，食物性状，姿勢，摂食方法などを調節しながらVF検査を行う．さらに誤嚥が認められた場合には，透視下で排出能を確認する．すなわち，VF検査は病態の評価のみならず嚥下障害の対応法を決定する方法であり，検査者には摂食嚥下障害の管理について，十分な知識と経験が要求される．通常，側面像で撮像するが，左右差を検討する場合には正面像で撮像する（図1～3）．

[*1]喉頭侵入　造影検査食が声帯より上の喉頭内に侵入すること．

[*2]誤嚥　造影検査食が声帯より下に侵入すること．気管内流入ともいう．

動画3
VF検査動画　側面像
（正常像／自由嚥下）①
動画4
VF検査動画　正面像
（正常像／自由嚥下）
動画5
VF検査動画　側面像
（正常像／指示嚥下）
動画6
VF検査動画　側面像（貯留）
動画7
VF検査動画　側面像（誤嚥）

表1　VF検査の観察項目

	検査食の動態	解剖学的構造の異常・動き
口腔	・口唇からのこぼれ ・咀嚼状態 ・食塊形成 ・口腔残留（前庭部・口底部・舌背部） ・咽頭への送り込み	・形態学的異常（口腔） ・口唇の開閉 ・下顎の動き ・舌の動き ・舌と硬口蓋・軟口蓋との接触
咽頭	・早期咽頭流入 ・咽頭通過 ・誤嚥・喉頭侵入とその量 ・口腔への逆流 ・鼻咽腔・鼻腔への逆入[*1] ・咽頭残留・咽頭滞留（貯留）[*2]（喉頭蓋谷・梨状陥凹） ・食道入口部の通過と逆流の有無	・咽頭腔の形態・広さ ・舌根の形態 ・舌根部の動き ・鼻咽腔閉鎖 ・舌骨の動き ・喉頭挙上 ・喉頭蓋の動き ・喉頭閉鎖 ・咽頭の蠕動様収縮運動 ・食道入口部の開大
食道	・食道残留 ・食道内逆流 ・胃食道逆流	・形態学的異常（食道の蛇行・外部からの圧迫など） ・食道蠕動 ・下食道括約筋部の開大

[*1]鼻咽腔・鼻腔への流入：食物・食塊が本来流れる経路以外の部位に流れる場合を流入，本来流れる経路を逆に流れる場合を逆流とする．
[*2]咽頭滞留（貯留）：嚥下反射が起こらずに，そのまま残った場合は「滞留」とする．
［植田耕一郎ほか：嚥下造影の検査法（詳細版）日本摂食・嚥下リハビリテーション学会医療検討委員会2011版案．日摂食嚥下リハ会誌15：76～95，2011を参考に著者作成］

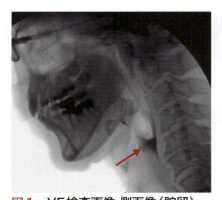

図1 VF検査画像 側面像（貯留）
嚥下後に造影検査食（バリウムゼリー）が梨状陥凹部（→）に貯留している．

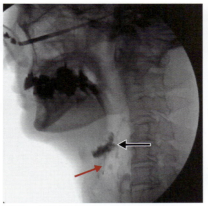

図2 VF検査画像 側面像（貯留および喉頭侵入）
嚥下後に造影検査食（バリウム粥）が喉頭蓋谷部に貯留し（←），バリウム液がわずかに喉頭内に侵入している（→）．

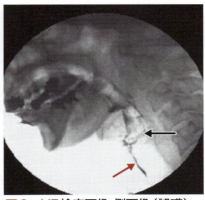

図3 VF検査画像 側面像（誤嚥）
嚥下後に造影検査食（とろみ付きバリウム液）が声帯（←）下の気管内に侵入している（→）．

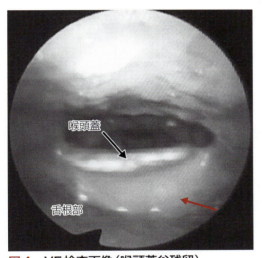

図4 VE検査画像（喉頭蓋谷残留）
舌根部と喉頭蓋の間（喉頭蓋谷）に液体が残留している（←）．

表2 VF検査とVE検査の比較

	VF検査	VE検査
被曝	有	無
場所的制約	有	無
時間的制約	不利	有利
実際の摂食時評価	×	○
準備期・口腔期の評価	○	×*
咽頭期の評価	○	○
食道期の評価	○	×

*固形物の咀嚼嚥下時に咽頭に送られてくる食塊の状態をみることで間接的に口腔内の食塊形成を評価することができる場合もある．

2. 嚥下内視鏡（VE）検査

　VE検査は経鼻的に挿入した軟性内視鏡（ファイバースコープ）を用いて鼻咽腔，下咽頭，喉頭を観察し，器質的異常の有無，鼻咽腔閉鎖機能，声門閉鎖機能，食物の咀嚼後形成された食塊の状態と流れ，食塊・唾液の貯留や誤嚥の有無などを検査する方法である（図4）．VE検査は嚥下障害を直視できる画像診断法として，近年，訪問診療などでも広く用いられている．VF検査と同様に形態，動態，病態の評価を行うとともに，安全に嚥下するための対応法を確認する．VF検査とVE検査の相違点を表2に示す．

step 4 病態別読影ポイント

1. 口腔鼻腔瘻，上顎欠損，軟口蓋欠損

A. 病態概念

先天性疾患の唇顎口蓋裂（図1）や，後天的には外傷や腫瘍切除により上顎が部分的あるいは全体的に欠損し，鼻腔と口腔が交通した状態を示す．

B. VF検査画像のみかたのポイント

摂食嚥下時に口腔鼻腔瘻，上顎欠損部，軟口蓋欠損部から鼻腔への食塊流入がみられる．

C. 治療

手術療法では欠損の部位と大きさに応じ，局所粘膜弁あるいは遠隔器官から有茎または遊離の皮弁，筋皮弁などが移植組織として選択され，閉鎖術（後天症例では再建術）が行われ，口腔鼻腔瘻を閉鎖する．

補綴的治療では欠損の大きさと部位に応じた補綴物が作製され，口腔鼻腔瘻，上顎欠損部，軟口蓋欠損部を閉鎖する．

2. 舌運動不全

A. 病態概念とVF検査画像のみかたのポイント

舌，口底部の外傷，炎症，腫瘍，手術侵襲，放射線被曝，舌下神経麻痺により舌運動障害が生じると食塊の形成，保持，送り込みの障害がみられる．舌の側方運動が障害されている場合は食物を咬合面に誘導することが困難となり，食塊の形成障害がみられる．舌の前方部あるいは側方部の挙上運動障害がある場合には，嚥下時の舌前方部の口蓋接触，舌による食塊保持動作が困難となり，食塊の送り込み障害をきたしやすい．また，舌後方部の挙上運動の障害がある場合には，食塊の保持が困難になるのと同時に食塊の送り込みが障害され，十分な嚥下圧が得られず，食塊は食道入口部（輪状咽頭部）を通過できずに下咽頭に貯留しやすい．

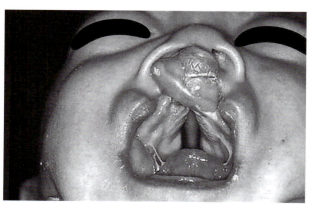

図1 両側唇顎口蓋裂

B. 治　療

舌の筋力強化，可動域の拡大，巧緻性再獲得を目的として，舌運動訓練（負荷運動訓練，伸長運動訓練，反復運動訓練）のほか，喉頭挙上訓練，各種嚥下法訓練，引き戻し器具による嚥下訓練が有効である．また代償的方法として舌接触補助床（palatal augmentation prosthesis：PAP），姿勢調節法，嚥下調整食などが適用される．口底部の陥凹が著しい症例では食塊の停留を改善させるため人工舌を適用する場合がある．

3. 鼻咽腔閉鎖不全

A. 病態概念

鼻咽腔閉鎖不全とは，鼻咽腔閉鎖機能が不完全な状態を示す．唇顎口蓋裂症例では，軟口蓋の組織欠損のため，鼻咽腔閉鎖不全を認め，口蓋形成術後も軟口蓋の前後径の不足（軟口蓋短縮症）や運動不全のため鼻咽腔閉鎖不全が後遺しやすい．唇顎口蓋裂の不全型と考えられる粘膜下口蓋裂では軟口蓋の筋層の量と走行の異常のため，鼻咽腔閉鎖不全を認める．また，脳血管疾患や脳腫瘍，頭部外傷により迷走神経咽頭枝を介する遠心性神経伝達が障害される場合には，鼻咽腔閉鎖不全が必発する．頭頸部がん手術や放射線治療あるいは外傷により，鼻咽腔閉鎖機能に関与する運動器官や神経系が侵襲を受けた場合も鼻咽腔閉鎖不全が出現する．

B. VE検査画像・VF検査画像のみかたのポイント

鼻咽腔閉鎖不全の観察は，VE検査画像が適している．可能なら下鼻甲介上方の総鼻道から内視鏡を挿入することにより，軟口蓋，咽頭側壁，咽頭後壁の動態の観察がより容易になる．母音「イ」，破裂音「ビ」の発声時，嚥下時の動態を観察する．なお，VE検査画像とともに検査者，被検者の音声を記録しておくと検査後の再評価を容易に行うことができる．

最近の透視装置は軟組織が明瞭に撮像されるため，側面像で発音時の軟口蓋，咽頭後壁の動態を容易に観察することができる．摂食嚥下時には鼻咽腔閉鎖不全により咽頭期において造影検査食の鼻腔流入が観察できる．鼻咽腔閉鎖不全が軽度の場合は，液状造影検査食の一口量を増やして，可及的に強く嚥下させると鼻腔流入が出現しやすくなる．

C. 治　療

手術療法としては，鼻咽腔閉鎖不全が軽度な場合は口蓋形成術，咽頭弁移植術が行われる．外傷や頭頸部がん切除などにより鼻咽腔部の欠損が大きい場合は，遊離組織移植や有茎組織移植が行われる．

補綴的治療としては，欠損部補塡のための補綴装置，プラスチック製のバルブで鼻咽腔開存部（軟口蓋短縮症）を補塡するバルブ型スピーチエイド，軟口蓋の形態が保たれ挙上運動が障害されている場合には，軟口蓋挙上装置（パラタルリフト型補綴装置）が適用される．

第VI部　摂食嚥下障害

第12章　摂食嚥下　基本のみかた　**219**

4. 中枢神経疾患による嚥下障害

4-1. 球麻痺

A. 病態概念とVF検査画像のみかたのポイント

　中枢神経疾患のうち，延髄病変による病態の総称を球麻痺という．球麻痺の代表的疾患としては，延髄外側症候群とも呼ばれるWallenberg症候群がある．球麻痺による嚥下障害は一般に高度で，嚥下不能に陥ることも少なくない．

　球麻痺の視診所見としては，咽頭後壁粘膜のカーテン徴候および舌の攣縮が認められる．

　口腔期の障害としては舌の片側麻痺と萎縮がみられ，軽度の送り込み障害が起こる．球麻痺による嚥下障害の主体は咽頭期の障害であり，嚥下反射は開始せず，口腔期から咽頭期への著明な移行障害が起こる．また，輪状咽頭筋と他の嚥下関与筋との協調性が乱れる．

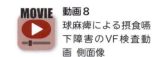

動画8
球麻痺による摂食嚥下障害のVF検査動画 側面像

B. 治　療

　嚥下リハビリテーションが根気よく行われ，それにより麻痺が後遺していても嚥下が可能となるケースも少なくない．

4-2. 変性疾患

I. 筋萎縮性側索硬化症 (amyotrophic lateral sclerosis：ALS)

A. 病態概念

　上位および下位運動ニューロンの選択的変性疾患で，進行は緩徐であるが予後はきわめて不良である．延髄神経核より上位の運動ニューロンが変性すると仮性球麻痺症状が発現し，下位運動ニューロンが変性すると球麻痺症状が発現して嚥下障害を併発する．球麻痺症状の視診所見としては，舌攣縮が認められる．

B. VF検査画像のみかたのポイント

　嚥下障害は口腔期の障害が主体で，舌の萎縮と運動不全により咽頭への食塊送り込みは著しく障害される．嚥下咽頭期では喉頭の挙上障害が起こるが，輪状咽頭筋の機能は正常である．咽頭収縮筋，軟口蓋挙上筋の萎縮と運動不全のため咽頭通過時間は延長し，主に喉頭下降期型の誤嚥が起こる．

C. 治　療

　リルゾールが唯一承認されているALS薬剤であるが，数ヵ月の延命効果があるにすぎないとされる．

II. Parkinson病

A. 病態概念

　中脳黒質のドパミン神経細胞減少により，これが投射する線条体（被殻と尾状核）においてドパミン不足と相対的なアセチルコリンの増加により惹起される筋強剛，振戦，無動（動作緩慢），姿勢保持障害を四大症状とする進行性変性疾患である．嚥下障害は本症の約半分にみられ，特に末期では好発する．

B. VF検査画像のみかたのポイント

口腔から食道にわたる全嚥下機能が障害されるが，特に口腔期と食道期の食塊移送時間の延長が特徴的である．嚥下障害の重症度と本症の重症度とは必ずしも一致しない．口腔期では反復する舌前方部の前後運動と舌後方部の挙上運動により食塊は口腔内で前後運動を繰り返し，咽頭への送り込み障害が起こる．嚥下咽頭期では嚥下反射の遅延と喉頭閉鎖不全により喉頭挙上期型誤嚥が生じ，さらに咽頭収縮運動の減弱により下降期型の誤嚥も起こる．食道期では蠕動運動の減弱で食塊の移送障害が起こる．

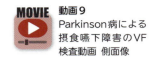

動画9
Parkinson病による摂食嚥下障害のVF検査動画 側面像

C. 治療

根本療法は現在のところ未開発であり，すべての治療は対症療法である．

▶薬物療法

基本薬はドパミンの前駆物質Lドパとドパミン受容体刺激薬のドパミンアゴニストである．症状の程度，効果，副作用などに応じて薬剤が選択される

▶手術療法

脳深部の目標点に外科操作を正確に加える定位脳手術が行われているが，本法も対症療法である．

5. 膠原病

5-1. 進行性全身性硬化症（強皮症）

A. 病態概念

皮膚，消化管，肺など全身諸臓器の慢性リウマチ性疾患で，組織像では結合組織膠原線維の増殖と血管閉塞性病変がみられる．嚥下障害は本症の半数以上にみられ，主に平滑筋が侵襲を受け，食道下部2/3の機能障害がみられる．

B. VF検査画像のみかたのポイント

嚥下障害の症状は固形物の嚥下困難で始まる．輪状咽頭筋に侵襲が広がると弛緩不全による食道入口部の通過障害が起こる．食道期では食道下部2/3の蠕動運動の減弱ないし消失がみられる．

動画10
進行性全身性硬化症（強皮症）による摂食嚥下障害のVF（食道造影）検査動画

C. 治療

根本治療薬は未開発だが，①ステロイド薬少量内服（皮膚硬化に対して），②シクロホスファミド（肺線維症に対して），③プロトンポンプ阻害薬（逆流性食道炎に対して），④プロスタサイクリン（血管病変に対して），⑤ACE阻害薬（強皮症腎クリーゼに対して），⑥エンドセリン受容体拮抗薬（肺高血圧症に対して）などが使用されている．

第VI部 摂食嚥下障害

第13章 実際に患者さんの画像をみてみよう～摂食嚥下障害～

症例1　Wallenberg症候群の摂食嚥下障害

79歳女性．主訴は飲み込めない，声が嗄れる．1週間前に一時的に声が嗄れたが軽快した．同時期より浮動性めまいがあった．受診当日，朝から声が嗄れて食事が飲み込めなかったため，近医を受診したところ，喉頭ファイバー検査上，右声帯麻痺を認め，紹介受診となった．

MRI

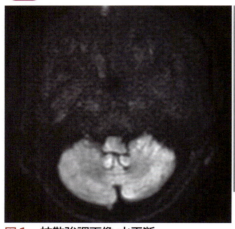
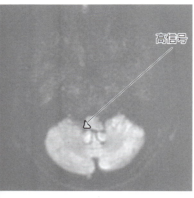
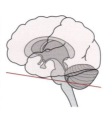

高信号

図1　拡散強調画像　水平断
右延髄外側に高信号を認める．

VF

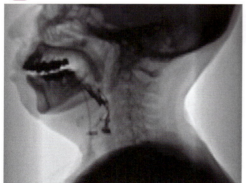

動画11
Wallenberg症候群による
摂食嚥下障害のVF検査動画　側面像

図2　VF検査画像　側面像

医師による画像診断と治療

診断

▶MRI画像所見

右延髄外側に高信号領域を認め，右Wallenberg症候群（延髄外側症候群）と診断した（図1）．MRI拡散強調画像は，CT画像の低吸収像やMRI T2強調画像の高信号像が生じるより前に脳梗塞が超急性期～急性期に高信号として認められる撮影方法である．テント下病変の描出はCTはアーチファクトにより正確な診断は困難であり，MRIによる診断が有効である．

▶VF検査画像所見

咽頭期嚥下運動の惹起不全と食道入口部の開大不全があり，混合型誤嚥を呈している（図2）．

治療

脳保護薬，抗凝固療法による治療を行った．発症後3日目よりリハビリテーション治療と並行して，摂食機能療法（間接訓練）を開始．発症10日目よりバルーン拡張法を追加したのち，発症後23日目より頸部回旋位ゼリー食を開始．発症後42日目に常食形態の摂取が可能となった．

リハビリテーションスタッフはこう活かす

画像の読みかた

MRI画像では，右延髄外側に白い部分が認められ，脳梗塞部分と考えられる（図1）．この部分は，疑核が存在し同側の咽頭・喉頭の麻痺を呈する．

VF検査画像をみると，鼻腔から管が入っており，経鼻経管栄養が行われている．口腔から咽頭において動いているものが食物（造影剤：バリウム）であり，咽頭通過後，食道を通過せず前方の気管に流入し，誤嚥をしている．さらに喉頭蓋谷，梨状窩への貯留を認める（図2）．

画像から読み取れる症状・障害

VF検査画像からは，明らかに誤嚥をしており，これを繰り返すことで誤嚥性肺炎を併発する可能性がある．また，MRI画像では，延髄外側部の梗塞（Wallenberg症候群）があり，病側の顔面温痛覚障害・めまい・小脳失調・Horner症候群（ホルネル）（発汗消失，眼瞼下垂，縮瞳），反対側の四肢体幹温痛覚障害を認める可能性がある．

Wallenberg症候群は球麻痺をきたす疾患の代表である（図3）．球麻痺とは延髄の神経核より下位のレベルでの障害により生じる．嚥下機構は延髄の孤束核・疑核などの延髄神経核や網様体・嚥下関連ニューロンが複雑に関連し，嚥下パターン形成器により制御されている．一方，延髄より上位レベルの皮質延髄路の障害により生じる嚥下障害を偽性球麻痺と呼ぶ．

評価（確認しておくべき情報）

- Brunnstrom stageやSIASなどの機能評価
- 触覚，温度覚，痛覚，深部感覚などの感覚評価
- 小脳失調（指鼻試験，膝かかと試験，Romberg試験（ロンベルグ），タンデム歩行）
- 構音評価，嚥下評価

リハビリテーション治療上の注意

早期のリハビリテーション治療が必要であるが，リハビリテーション治療施行時にはバイタルサインのチェックをし，意識や麻痺の変化に十分に注意して行う．また，誤嚥性肺炎の併発にも注意をし，日頃からの口腔衛生を励行する．摂食・嚥下訓練が必要であり，医師と協議しながら間接訓練・直接訓練を行う．

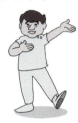

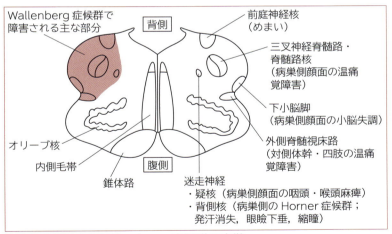

図3　典型的なWallenberg症候群の病巣

第13章　実際に患者さんの画像をみてみよう〜摂食嚥下障害〜

第13章 実際に患者さんの画像をみてみよう 〜摂食嚥下障害〜

症例2 封入体筋炎の摂食嚥下障害

81歳女性．受診2年前から，飲み込みにくさを自覚し，徐々に悪化．固形物はのどに詰まってしまうため，ペースト食しか食べられなくなった．義歯の問題だと思い，歯科治療を受けるも変化なく，体重が2 kg減少した．

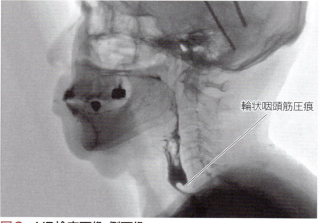

図1 VE検査画像

動画12
封入体筋炎による摂食嚥下障害のVE検査動画

動画13
封入体筋炎による摂食嚥下障害のVF検査動画 側面像
動画14
VF検査動画（正常像／自由嚥下）②

図2 VF検査画像 側面像

上部食道括約筋である輪状咽頭筋は安静時に収縮，嚥下時に弛緩する特異な筋である．筋炎により本筋が障害されると，食道入口部が十分に開大できず咽頭残渣や誤嚥をきたす．正常なVF検査動画と比較してみるとよい．

医師による画像診断と治療

診　断

▶ VE検査画像所見

両側梨状窩の唾液貯留が多く，食物摂取時のホワイトアウト（VE検査において，被験者が食物を飲み込んだ瞬間，内視鏡の先の咽頭腔が閉じるため，視野が一瞬真っ白になる現象）が減弱，食物が咽頭部に残存しており咽頭クリアランス（喉頭蓋谷や左右の梨状窩の食物貯留がきれいに食道に送り込まれること）が低下している（図1）．

▶ VF検査画像所見

食道入口部の開大が悪く（開大不全），造影剤の通過が悪い．食道通過時に輪状咽頭筋圧痕，憩室（消化管の内壁の一部が外側に向かって袋状に飛び出したもの）を認め，咽頭収縮の低下を認める（図2）．

治　療

病理組織学的検査において，封入体筋炎の診断．嚥下機能改善目的に両輪状咽頭筋切断術を施行し，術後廃用症候群による喉頭挙上障害を生じたが，Shaker訓練（舌骨上筋群の等尺性運動）などの間接訓練や，食物摂取訓練などの直接訓練を行い，軽度の咽頭収縮の低下が残存するのみで常食摂取が可能となった．

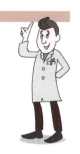

リハビリテーションスタッフはこう活かす

画像の読みかた

VE検査画像（図1）の下部に喉頭蓋がみえ，その上奥に声帯がみえ，呼吸とともに開閉している．その両側に梨状窩があり，声帯の上方を乗り越えるように食道入口部がある．両側梨状窩に唾液貯留が多く，食物（紫色のゼリー）を飲み込んだ瞬間に画面が白くなる（ホワイトアウト）が，正常と比べると時間が短く，はっきりしない．食後は食物が咽頭部，梨状窩に残存しており，咽頭クリアランスが低下している．

VF検査画像では，口腔から咽頭に造影剤（バリウム）が通過していくが，食道入口部の開大が悪く（開大不全），造影剤の通過に遅れがある．上部食道通過時に部屋のようなものがうつされ（憩室・輪状咽頭筋圧痕），咽頭の収縮の低下を認める（図2）．

画像から読み取れる症状・障害

封入体筋炎は，50歳前後に発症する慢性進行性の筋疾患であり，筋力低下，筋萎縮が大腿四頭筋，手指・手関節にみられるのが特徴である．嚥下障害が約65％に認められ，口腔期，咽頭期，食道期に障害をもたらす．特に輪状咽頭筋の弛緩不全によって食道入口部の開大不全が認められ，誤嚥を引き起こす可能性がある．

評価（確認しておくべき情報）

- 四肢・体幹筋力などの機能評価
- 構音評価，嚥下評価

リハビリテーション治療上の注意

筋力強化，ADL訓練など早期のリハビリテーション治療が必要であるが，リハビリテーション治療施行時には十分なバイタルサインのチェックをし，筋力や筋萎縮の変化，炎症反応に注意して行う．また，誤嚥性肺炎の併発にも注意をし，日頃からの口腔衛生を励行する．摂食・嚥下訓練が必要であり，医師と協議しながら間接訓練・直接訓練を行う．

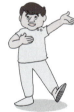

第13章 実際に患者さんの画像をみてみよう 〜摂食嚥下障害〜

症例3 がんの術後の摂食嚥下障害

74歳男性．主訴は舌痛．3カ月前より舌の痛み，口内炎があり，近医を受診．右舌縁に腫瘤性病変を認め，舌腫瘍の疑いにて紹介受診．

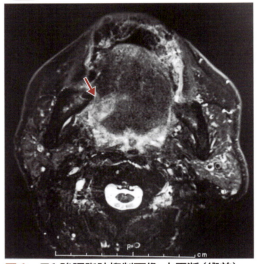
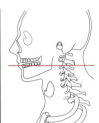

図1 T1強調脂肪抑制画像 水平断（術前）

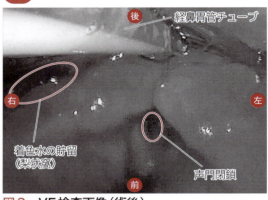
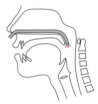

図2 VE検査画像（術後）

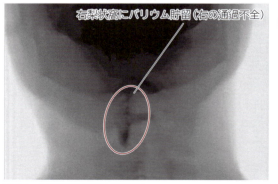
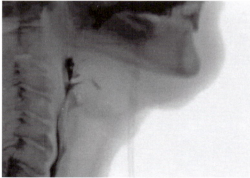

a. 正面像　　　　b. 側面像

図3 VF検査画像（術後）

動画15 がんの術後における摂食嚥下障害のVF検査動画 正面像・側面像

医師による画像診断と治療

診断

▶MRI画像所見

T1強調脂肪抑制画像（図1）にて，右舌縁から舌根にかけて高信号を呈する25×13 mm大の潰瘍を伴う腫瘤と右顎下部リンパ節腫大を認めた．

擦過細胞診の結果，悪性（扁平上皮がん）と診断．舌部分切除術・右保存的頸部郭清術を施行し，術後5日後より経口摂取を再開するも，嚥下時のむせが強く全量の経口摂取は誤嚥のリスクが高いと判断し，経鼻胃管による栄養管理を開始した．

▶VE検査画像所見

経鼻胃管挿入のまま検査を施行した．咽喉頭の唾液貯留は軽度．喉頭蓋への接触による声門閉鎖・咳反射あり．喉頭知覚，声帯の可動性も良好．着色水の経口摂取では，軽度の嚥下運動の惹起遅延（着色水が下咽頭に到達してから嚥下反射が惹起される），軽度の着色水の残留を認めるが，複数回嚥下によりウォッシュアウトされている（図2）．

▶VF検査画像所見

正面像（図3a）は喉頭挙上の左右差あり（右が悪い）．造影剤のバリウムは左梨状陥凹を通過し，右に貯留．

側面像（図3b）は舌根部の切除により口腔期における移送能が障害され，早期咽頭流入を呈している．喉頭蓋が倒れず，喉頭侵入あり．梨状陥凹にバリウムの貯留があり，下降期型誤嚥を呈している．

治療

舌根まで切除範囲が及んでいたが，リハビリテーションやMendelsohn法（メンデルソン）の指導により，直接訓練を開始し，全粥形態の経口摂取が可能となった．

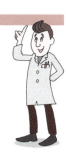

リハビリテーションスタッフはこう活かす

画像の読みかた

MRI画像では，舌の右側根元部分に約1～2 cm大の白い部分を認める（図1）．

VE検査画像では，経鼻経管栄養の胃管が入っており，みえなくなった先が食道である．その両側に梨状窩が，下側に喉頭蓋がみられ，その上方奥に声帯がある．咽頭部分の唾液の貯留は軽度だが，着色水の嚥下時に梨状窩まで着色水が到達してやっと飲み込みが起こっており，嚥下惹起が遅れている．着色水の貯留を多く認め，咽頭クリアランスが低下している（図2）．

VF検査画像では，口腔内から咽頭にかけて，造影剤であるバリウムが早期に咽頭に流入してしまい，喉頭蓋の倒れ込みがなく，バリウムの喉頭内への侵入を認めた．また梨状窩にバリウムの貯留を認め，そのバリウムが気管に流れ込んで誤嚥を呈している（図3）．

画像から読み取れる症状・障害

VF検査からは，明らかに誤嚥を起こしており，これを繰り返すことで誤嚥性肺炎を併発する可能性がある．また，舌がん切除後であり，廃用症候群も懸念される．

評価（確認しておくべき情報）

- 筋力・関節可動域などの機能評価
- 構音評価，嚥下評価

リハビリテーション治療上の注意

早期のリハビリテーション治療が必要であるが，リハビリテーション治療施行時には十分なバイタルサインのチェックを行う．また，誤嚥性肺炎の併発にも注意をし，日頃からの口腔衛生を励行する．摂食・嚥下訓練が必要であり，医師と協議しながら間接訓練・直接訓練を行う．

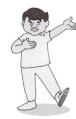

索 引

太字は見出し項目のページを示す.

和 文

あ

アーチファクト **28**, 53
ア・エコー 27
アキレス腱炎 149
アキレス腱断裂 149
圧迫骨折 **106**, **112**

い

胃 202, 204, 205
胃がん 205
異常血管 85
一次運動野 35, **48**
一次感覚野 36, **48**
一次視覚野 **46**
医療言語 3
イレウス **206**, **208**
咽頭 202, 216
咽頭期 214
咽頭クリアランス 225
インピンジメント症候群 149, 171
インプラント周囲骨折 159

う

ウインドウ幅（WW） 11
ウインドウレベル（WL） 11
運動性言語野 45, **46**

え

エアブロンコグラム 182, 185, 186, 193
エコー **27**
エラストグラフィー 28
嚥下造影（VF）検査 214, **216**
嚥下内視鏡（VE）検査 214, **217**
延髄 **50**
延髄外側梗塞 **68**
延髄外側症候群 ☞ Wallenberg症候群へ

お

横隔膜 180, 183, 184, 195, 203
黄色靱帯 96, 97, 119
温痛覚 38

か

カーテン徴候 220
下位運動ニューロン 37
外側脊髄視床路 222
外側線条体動脈（LSA） 41, 42
外側側副靱帯（LCL） 143
　　――損傷 149
外側椎間板ヘルニア 107
外側半月板（LM） 143
外側ヘルニア 116
海馬 **49**
開排制限 175
架橋仮骨 130
核医学検査 **20**
拡散強調画像（DWI） 15, **52**
拡散テンソル画像（DTI） 73
拡張型心筋症 **188**
仮骨形成 130
下肢伸展挙上（SLR）テスト 117
下小脳脚 222
仮性球麻痺症状 220
画像診断 **2**
下大静脈 183, 204, 205
カットアウト 157
ガドリニウム造影剤 17
過用症候群 148
感覚性言語野 45, **46**
眼窩耳孔線 9
間欠性跛行 108
寛骨 154
寛骨臼骨折 155
肝細胞がん 205
冠状断 10
肝静脈 205
関節 **131**
関節唇 171
関節内遊離体（関節ねずみ） 173
関節裂隙 169
　, 狭小化 147, 167
肝臓 202, 204, 205
肝胆膵臓器 202
環椎 98
眼動脈（OA） 41
陥頓ロッキング 173

か（右列）

がん術後 **226**
ガンマカメラ 20
　　半導体型―― **22**
ガンマ線 20
灌流域 46

き

疑核 222
気管 178, 181, 183
気管支 178, 186, 193
気管支喘息 201
偽関節 106
気胸 **187**, **196**
気腫化 195
気腫合併肺線維症（CPFE） 186
基底核 **44**
ギビングウェイ 163, 165
脚長差 157
キャッチング 163
臼蓋角 174
臼蓋形成不全 167
急性硬膜外血腫 61, 63
急性硬膜外出血 89
急性硬膜下血腫 61, 62, 89
急性心筋梗塞 **190**
急性水頭症 76, 81
球麻痺 **220**
橋 **50**
胸腔ドレナージ 197
胸鎖関節 132
橋出血 **74**
胸神経 97
狭心症 22
胸髄 97
胸水貯留 185
胸椎 **99**
胸椎椎間板ヘルニア 107
強皮症 **221**
胸部 **178**
鏡面現象 28
胸腰椎移行部 99
棘突起 96, 101, 184
虚脱肺 201
筋 131
筋萎縮性側索硬化症（ALS） **220**

229

く

空洞性病変　186
屈曲拘縮　153
屈折による歪み　28
くも膜下腔　34, 97
くも膜下出血　**58**, **59**, 60, 61, **80**
グリア化萎縮　54

け

脛骨　137, 138
脛骨骨折　140
脛骨高原骨折　140
痙縮　65
頚神経　97, 115
頚神経根　102
頚髄　97, 115
頚髄損傷　109, **120**, 149
頚椎　96, 97, **98**, 115
頚椎捻挫　149
頚椎後縦靱帯骨化症　104, **122**
頚椎症性神経根症　108
頚椎症性脊髄症　105, 108
頚椎椎間板ヘルニア　107, **114**
血管溝　145
結合仮骨　130
血腫　15, 57, 71
腱　131
牽引性気管支拡張像　199
肩関節　**132**
肩関節脱臼　149
肩関節不安定症　149
嫌気性代謝閾値（AT）　189
肩甲骨　132
肩甲上腕関節　132
肩鎖関節　132
　——脱臼　149
腱鞘炎　149
腱板損傷　149

こ

コイル塞栓術　59
後下小脳動脈（PICA）　41, 42
口腔　216
口腔期　214
口腔鼻腔瘻　**218**
膠原病　**221**
後交通動脈（Pcom）　41
後十字靱帯損傷　149
後縦靱帯　96, 97
後縦靱帯骨化症　**110**

．占拠率　111
甲状腺腫瘍　23
交代性片麻痺　50
後大脳動脈（PCA）　41, 42
喉頭蓋谷　214
　——残留　217
喉頭侵入　216, 217
後頭葉　34, 45
高分解能CT（HRCT）　184
後方陰影欠損　28
後方陰影増強　28
後方循環系　**40**
後方進入腰椎椎体間固定術（PLIF）　125
硬膜　34, 97, 115
硬膜外腔　97
硬膜下腔　97
誤嚥　216, 217
誤嚥性肺炎　**192**
股関節　**135**, 136
股関節炎　30
黒質　34, 50
黒質緻密層　91
骨芽細胞　130
黒化度　**6**
骨・関節　**130**
骨吸収　130
骨棘　104, 147, 167
骨形成　130
骨硬化像　147
骨細胞　130
骨挫傷　165
骨シンチグラフィー　**21**
骨髄　131
骨髄仮骨　130
骨折　**144**
骨接合術　157, **160**
骨粗鬆症　**112**, 157
骨囊胞　147, 167
骨盤骨折　142, **154**
骨盤骨端炎　149
骨盤輪　154
骨皮質　157
骨片　127
骨融解像　127
コメットサイン　28
コントラスト　**8**
コンパートメント症候群　149
コンピューター断層撮影（CT）　**9**, **12**

さ

サイクロトロン　23

サイドローブ　28
鎖骨　132
　——骨折　149
坐骨　136, 154
鎖骨下動脈　17, 182
坐骨結節　136, 157
　——剥離骨折　149
左室駆出率（EF）　189
左心耳　178, 183
3検出器型ガンマカメラ　**22**
さんご状結石　7
三叉神経脊髄路・脊髄路核　222

し

心室　182, 183
心房　178, 181, 182
自家矯正　146
視覚系　**39**
磁気共鳴画像（MRI）　**14**
　．骨・関節　**143**
軸椎　98
自己免疫性疾患　23
視床　**46**
視床下部　34, 40
視床出血　52, 59, **72**
矢状断　10
視神経　40
膝蓋骨　137
　——脱臼　149
膝関節　**136**
磁場　16
脂肪抑制法（STIR）　54
尺骨　133, 134, 135
尺骨遠位骨端線損傷　144
尺骨突き上げ症候群　153
ジャンパー膝　149
縦隔　184
縦隔陰影　180
縦隔条件　12, 181, 201
舟状骨　134, 135, 138, 139
　——骨折　149
手関節　**134**
　——不安定症　149
出血　57
準備期　214
上位運動ニューロン　37
消化管　202
上顎欠損　**218**
上行性網様体賦活系　**39**, 40
踵骨　138, 139
　——疲労骨折　149

上小脳動脈（SCA）　41, 42
上大静脈　178, 181, 183
衝突性外骨腫　149
小児骨折　**145**
小脳　**51**
小脳出血　**76**
小囊胞　187
上肺野　181
上部消化管造影X線検査　**205**
上方関節唇断裂　171
上葉　178
上腕骨　132, 133, 134
上腕骨遠位端骨折　144
上腕骨顆上骨折　**150**
上腕骨小頭離断性骨軟骨炎　173
上腕骨内側上顆骨端線障害　173
食道　202, 205, 214, 216
食道期　214
シルエットサイン　187, 201
心エコーMモード法　189
心エコーBモード法　27, 189
唇顎口蓋裂　218
心胸郭比（CTR）　183, 185
心筋MIBGシンチグラフィー　91
心筋交感神経シンチグラフィー　26
神経根症　115
神経根ブロック　117, 119
腎結石　7, 12
人工股関節全置換術（THA）　167
人工骨頭置換術（BHA）　144, **158**
人工膝関節全置換術（TKA）　169
進行性全身性硬化症　**221**
浸潤影　193
シンスプリント　149
新生児呼吸促迫症候群　187
心臓　178, 181, **182**, 183
靱帯骨化　104
腎動脈　211
深部静脈血栓症（DVT）　157
心不全　7, **185**, **188**

す

髄液排出試験　83
膵臓　202
錐体外路系　**35**
錐体路系　**35**
髄内釘　157
水平断　10
髄膜　34
スキーヤー母指　149
スコッチテリア像　124

ステントグラフト内挿術　207, 211
スポーツ外傷　**148**
スポーツ障害　**148**, **170**, **172**
スライディング　157
すりガラス陰影　185, 186, 193, 199

せ

正常圧水頭症（NPH）　**82**, 83
正常画像
　，胸部　**180**
　，骨・関節　**132**
　，脊椎・脊髄　**98**
　，摂食嚥下障害　**215**
　，脳　**43**
　，腹部　**203**
正中神経　134, 150
正中ヘルニア　116
生理的集積　24
生理的石灰化　43
生理的脳萎縮　44
脊髄　**96**, 115
脊髄円錐　99
脊髄症　115
脊髄ショック　121
脊髄神経　115
脊髄神経根　97
脊髄神経根症　115
脊髄損傷　**109**
脊柱管　96
脊柱管狭窄症　**108**
脊椎　**96**, 183
　――アライメント　113
舌運動不全　**218**
石灰性腱板　30
摂食嚥下障害　**214**
舌接触補助床（PAP）　219
切迫脳ヘルニア　77, 79
前下小脳動脈（AICA）　41, 42
先行期　214
仙骨　96, 97, 136, 154, 203
　――骨折　142
前十字靱帯（ACL）　165
　――損傷　149, **164**
　――断裂　143
前縦靱帯　96
全身骨転移　21
仙髄　97
前大脳動脈（ACA）　41, 42
仙腸関節　136, 154
仙椎　97
前庭小脳系　**36**

前庭神経核　222
前頭葉　34, 45, 50
前方循環系　**40**
前方すべり　121
前方脱臼　121
前方引き出しテスト　165
前脈絡叢動脈（AchA）　41, 42

そ

造影剤　6, 205
造影CT　**13**
総頸動脈（CCA）　18, 41, 182
足関節　**138**
　――骨折　149
　――捻挫　149
足底筋膜炎　149
側頭葉　34, 45, 50
側脳室下角　48
側脳室後角　45
側脳室前角　**44**, 45
側脳室体部　**46**, **47**
足部　**139**
阻血症状　151

た

帯状回　34, 49
帯状回ヘルニア　79
体性感覚系　**36**
対側損傷　61
大腿骨　136, 137
大腿骨頸部骨折　**158**, **160**
大腿骨転子部骨折　**156**
大腿骨頭　136
大腿骨頭壊死症　161
大腿部筋挫傷　149
大腸　202
大腸ポリープ　23
大動脈弓　18, 178, 182, 183
大動脈内バルーンパンピング　191
大脳基底核　34, 46
大脳縦裂　45, 47, 48, 49
大脳皮質連合野　**39**, 47
大脳辺縁系　34
タウPET　**25**
多重反射　28
脱臼　159
タップテスト　83
多発性硬化症　**92**
多発性骨髄腫　25
多列検出器型CT（MDCT）　9
単一光子放射断層撮影（SPECT）　20, **21**

索引　**231**

探触子　**27**
胆嚢　202

ち

恥骨　136, 154
肘関節　**133**, 134
　——脱臼　149
中心後回　**48**
中心前回　**48**
肘靱帯損傷　149
中足骨　138, 139
　——疲労骨折　149
中大脳動脈（MCA）　41, 42, 49
中大脳動脈域梗塞　**66**
中大脳動脈瘤破裂　60
中大脳動脈閉塞　57
中脳　**51**
中肺野　181
中葉　178
超音波 ☞ エコーへ
蝶形陰影　185
腸管減圧　209
腸脛靱帯炎　149
腸骨　136, 154
腸骨棘剥離骨折　149
腸骨骨折　142
腸閉塞　**206, 208**
直撃損傷　61

つ

椎間板　96, 115
椎間板ヘルニア　**107**
椎骨　203
椎骨動脈（VA）　17, 41, 42, 97
椎体　204
槌指　149

て

滴状心　195
デコンデショニング　191
デジタルラジオグラフィー　5
テニス肘　149
転移性脊椎腫瘍　**126**
てんかん発作　85

と

頭蓋骨　34
頭蓋内圧亢進　57, 89
透過力　**28**
投球骨折　149
投球動作　171, 173

橈骨　133, 134, 135
橈骨遠位端骨折　146, 149, **152**
橈骨茎状突起　135
投射線維　35
頭頂葉　34
頭頂連合野　**46, 47**
頭部外傷　89
動脈血酸素飽和度　193
動脈瘤頚部クリッピング術　59
読影の基本 ABC's　140
特発性間質性肺炎　**198**
特発性自然気胸　197
徒手筋力検査法（MMT）　113, 125
ドパミントランスポーター（DAT）受容体
　シンチグラフィー　26, 91
ドプラ　**28**
トラクトグラフィー　73

な

内頚動脈（ICA）　17, 41, 42
内側線条体動脈（MSA）　42
内側側副靱帯（MCL）　143
　——損傷　149
内側半月板（MM）　143
ナイダス　85
内反変形　169
内包　**46**
軟口蓋欠損　**218**
軟口蓋短縮症　219
軟性内視鏡　217

に

肉芽腫性疾患　23
ニボー　206, 209
乳がん　7
尿路結石　7
認知症　48

の

脳　**34, 35, 39**
脳アミロイドアンギオパチー（CAA）　55,
　79
脳外傷　**61, 88**
脳幹　34, 48
脳幹部　**49**
脳幹網様体賦活系　75
脳血管造影　**19**
脳血管攣縮　58, 81
脳溝　**48**
　——消失　67, 88
脳梗塞　**56, 64, 66, 68**

亜急性——　15
　アテローム血栓性——　56
　急性期——　15, 53
脳挫傷　62
脳室圧排　67, 88
脳室穿破　73, 77
脳出血　**57, 70, 72, 74, 76, 78**
脳震盪　149
脳塞栓症　56, 57, **66**
脳底槽　49
脳底動脈（BA）　41, 42, 49
脳動静脈奇形（AVM）　13, 55, 57, 79, **84**
脳動脈瘤　13, 57, 58
脳膿瘍　15
脳浮腫　75, 77
脳ヘルニア　57, 67, 71, 79
囊胞肺　197

は

バーナー症候群　149
肺　178, 181
肺炎　185, **192**
肺がん　8, 24
肺気腫　**194**
肺小葉　199
肺水腫　185
肺尖　178
肺塞栓　187
排痰ドレナージ　201
肺動脈　182, 183
排便　206
肺胞　178
肺胞性肺炎像　186
肺門　180, 184
肺野条件　12, 181, 201
肺野透過性亢進　195
肺葉　178
廃用症候群　155
バキュームクラフト　106
拍動性腫瘤　207
バケツ柄損傷　163
破骨細胞　130
発育性股関節形成不全　**174**
ばね指　153
馬尾　99, 101
馬尾神経　96, 117, 119
バリウム　205
バルーン・カイフォプラスティ（BKP）
　106
破裂脳動脈瘤　**80**
半月板損傷　149, **162**

半卵円中心　38, **47**

ひ

鼻咽腔閉鎖不全　**219**
被殻　34, 45
被殻出血　**70**
尾骨　96, 97, 136, 154
膝くずれ現象　165
皮質下出血　**78**
尾状核　**46**
尾髄　97
脾臓　203, 204
尾椎　97
びまん性軸索損傷　61
びまん性網状影　199
錨着仮骨　130

ふ

ファイバースコープ　217
封入体筋炎　**224**
腹部　**202**
腹部大動脈人工血管置換術　211
腹部大動脈瘤　**207, 210**
不顕性誤嚥　193
不随意運動　35
フュージョン画像　21, 23
ブラ　187, 197
フリーズ　**28**
フルオロデオキシグルコース　23
プローブ　**27**
プロトン密度強調画像　14
分解能　**28**
分枝粥腫病（BAD）　65

へ

閉塞性水頭症　77
ヘリカルスキャン　9
変形性関節症　**146**
変形性股関節症　147, **166**
変形性膝関節症　147, **168**

ほ

膀胱直腸障害　107
放射性同位元素（RI）　20, **21**
放線冠　38, **46**, 47
放線冠梗塞　**64**
蜂巣肺　199
ボクサー骨折　149
ポリソムノグラフィー　195
ホワイトアウト　214, 225

ま

麻痺性イレウス　206
慢性咳嗽　195
慢性喀痰　195
慢性硬膜下血腫　61, 63, **88**, 89
慢性閉塞性肺疾患（COPD）　**186, 194**
マンモグラフィー　7

み

みかけの拡散係数（ADC）　53
ミッドラインシフト　52, 67, 79, 88

む

無輝度　27
無気肺　**187, 200**

め

迷走神経　222

も

モデリング　130
もやもや血管　87
もやもや病　57, **86**

や

夜間発作性呼吸困難　189
野球肩　149, **170**
野球肘　**172**

ゆ

有痛性外脛骨障害　148
有痛性分裂膝蓋骨　149

よ

葉間裂　200
腰神経　97
腰神経根　102
腰髄　97
腰椎　96, 97, **99**
腰椎新鮮圧迫骨折　113
腰椎椎間板ヘルニア　107, **116**
腰椎部椎間関節　100
腰椎分離すべり症　103, **124**, 149
陽電子放射断層撮影（PET）　20, **23**
　アミロイド――　**25**
腰部脊柱管狭窄症　108, **118**

ら

ラクナ梗塞　56
ラテラルシャドウ　28

卵円形病変　94
ランナー膝　149

り

離断性骨軟骨炎　149
リトルリーグ肩　171
リモデリング　130

る

類骨　130

れ

レンズ核　**46**
レンズ核線条体動脈　65

ろ

労作時呼吸困難感　195
ロッキング　163
肋骨　100, 203, 204
肋骨横隔膜角（CPA）　189

わ

若木骨折　146
腕頭動脈　18, 182

欧　文

3D-CT　13

A

air bronchogram　182
air-fluid-level　209
Allis 徴候　175
Alzheimer 型認知症　54
Alzheimer 病（症）　22, 25, 48, 49
amyotrophic lateral sclerosis（ALS）　**220**
anaerobic threshold（AT）　189
anterior cerebral artery（ACA）　41, 42
anterior choroidal artery（AchA）　41, 42
anterior cruciate ligament（ACL）　165
anterior inferior cerebellar artery（AICA）　41, 42
A-P ウインドウ　183
apparent diffusion coefficient（ADC）　53
arteriovenous malformation（AVM）　13, 55, 57, 79, **84**
ASIA score　121, 127

索引　**233**

B

balloon kyphoplasty (BKP) 106
basilar artery (BA) 41, 42, 49
Bennett lesion 171
bipolar hip arthroplasty (BHA) 144, **158**
bone bruise 165
branch atheromatous disease (BAD) 65
Broca 野 **46**
Brunnstrom stage 65, 67, 71, 73, 75, 77, 79, 223
bucket-handle tear 損傷 163
butterfly shadow 185

C

^{11}C 23
cannulated cancellous hip screw (CCHS) 161
Cantlie 線 202
cardio-thoracic ratio (CTR) 183, 185
center-edge (CE) 角 167
cerebral amyloid angiopathy (CAA) 55, 79
cervical vertebrae 97
chronic obstructive pulmonary disease (COPD) **186, 194**
coccyx 97
Colles 骨折 153
combined pulmonary fibrosis and emphysema (CPFE) 186
common carotid artery (CCA) 18, 41, 182
computed tomography (CT) **9, 12**
contrast **8**
contrecoup injury 61
coronary care unit (CCU) 191
costophrenic angle (CPA) 189
coup injury 61
CT angiography (CTA) **13, 19**
CT bronchography 13
CT colonography 13
CT urography 13

D

deep sulcus sign 197
deep vein thrombosis (DVT) 157
density **6**
diffusion tensor image (DTI) 73
diffusion weighted image (DWI) 15, 52

digital subtraction angiography (DSA) 55
, 脳 **52**
disproportionately enlarged subarachnoid-space hydrocephalus (DESH) 83
dopamine transporter (DAT) 26, 91

E

ejection fraction (EF) 189
Evans index 83

F

^{18}F 23
FDG-PET **23**
^{18}F-FDG 23
flow void 53, 85
fluid attenuated inversion recovery (FLAIR) 画像 14
, 脳 **54**
fractional anisotrophy (FA) マップ 72
Frankel 分類 121, 127

G

gapless 9
Garden 分類 145, 159, 161
Glasgow Coma Scale (GCS) 81

H

helical scan 9
high-resolution CT (HRCT) 184
Hoehn & Yahr 重症度分類 91
honeycomb lung 199
Horner 症候群 69, 222
Hounsfield Unit (HU) 10

I

^{123}I 91
idiopathic normal pressure hydrocephalus (iNPH) 83
IgG4 関連疾患 25
ileus **206**
^{123}I-MIBG 91
incremental scan 9
internal carotid artery (ICA) 18, 41, 42

J

Japan Coma Scale (JCS) 81

K

Kellgren-Lawrence 分類 147
Kerckring 襞 209
Kerley's line 185
Kirschner wire 151

L

Lachman test 165
lateral collateral ligament (LCL) 143
lateral meniscus (LM) 143
lateral striate arteries (LSA) 41, 42
Lewy 小体型認知症 26, 91
lucid interval 89
lumber vertebrae 97

M

magnetic resonance imaging (MRI) **14**
Manual Muscle Testing (MMT) 113, 125
McMurray test 163
medial collateral ligament (MCL) 143
medial meniscus (MM) 143
medial striate artery (MSA) 42
Mendelsohn 法 227
Meyerding 分類 124
middle cerebral artery (MCA) 41, 42, 49
midline shift 52
Modified Ashworth Scale (MAS) 67
Monro 孔 77
MR angiography (MRA) **17**, 19
, 胸部 **184**
, 禁忌 **16**
, 頚部 17
, 脊椎・脊髄 **104**
, 脳 **52, 55**
, 腹部 **205**
MR venography (MRV) 17
multi-detector-row CT (MDCT) 9
myelopathy 115
myeloradiculopathy 115

N

^{13}N 23
^{18}N-アンモニア PET **25**
nidus 85
niveau 206, 209
normal pressure hydrocephalus (NPH) **82**, 83

O

^{15}O 23
occipital artery (OA) 41
Ombredanne線 174
orbitomeatal (OM) line 9
Osgood-Schllatter病 149
overuse syndrome 148
ovoid lesion 94

P

5P (paralysis, paresthesia, pulselessness, paleness, pain) 151
palatal augmentation prosthesis (PAP) 219
Parkinson病 26, 36, **90**, 220
Parkinsonism 91
Patrick徴候 159
Penfieldの運動の小人 37, 48
Penfieldの感覚の小人 37, 48
percutaneous coronary intervention (PCI) 191
PET-CT 23
PET-MRI **26**
positron emission tomography (PET) 20, **23**
posterior cerebral artery (PCA) 41, 42
posterior communicating artery (Pcom) 41
posterior inferior cerebellar artery (PICA) 41, 42
posterior lumber interbody fusion (PLIF) 125
PRICE療法 148

R

radiculopathy 115

radioisotope (RI) 20, **21**
reciprocal change 191
RICE (安静, 冷却, 圧迫, 挙上) 165
Riemenbugel装具 174
Romberg試験 223

S

sacral vertebrae 97
Salter-Harris分類 145
secondary normal pressure hydrocephalus (sNPH) 83
Sever病 149
Shaker訓練 225
Shenton線 174
short TI inversion recovery (STIR) 54
single photon emission computed tomography (SPECT) 20
Smith骨折 153
SPECT-CT **21**
Spinal Instability Neoplastic Score (SINS) 127
SpO$_2$ 193, 199
安静時── 195
Straight Leg Raising (SLR) test 117
Stroke Impairment Assessment Set (SIAS) 65, 67, 71, 73, 75, 77, 79, 223
superior cerebellar artery (SCA) 41, 42
Sylvius裂 45, 83

T

T1強調画像 14, **54**
T2強調画像 14, **53**, **54**
T2＊強調画像 14
T2 shine through現象 53
thoracic vertebrae 97
Timed Up & Go Test (TUG) 83

time of flight (TOF) -PET **26**
total hip arthroplasty (THA) 167
total knee arthroplasty (TKA) 169
tumefactive multiple sclerosis 94

U

Uhthoff徴候 94

V

vacuum cleft 106
vanishing tumor 185
vertebral artery (VA) 18, 41, 42, 97
videoendoscopic evaluation of swallowing (VE) 検査 215, **217**
videofluoroscopic examination of swallowing (VF) 検査 215, **216**
Volkman拘縮 151
V-Pシャント術 81

W

Wallenberg症候群 50, 69, 220, **222**
Waller変性 73
Warthin腫瘍 23
Wernicke野 36, 45, **46**
Willis動脈輪 19, **40**
──閉塞症 87
window level (WL) 11
window width (WW) 11

X

X線 **5**, **6**, **12**

Y

Y軟骨 135, 175

Z

Zancoli分類 121, 127

リハビリテーション医療に活かす画像のみかた
──症例から学び障害を読み解く

2019 年 5 月 30 日　第 1 刷 発行	編集者　水間正澄，川手信行
2020 年 10 月 1 日　第 2 刷 発行	発行者　小立健太
2022 年 9 月 20 日　第 3 刷 発行	発行所　株式会社　南 江 堂
2025 年 2 月 20 日　第 4 刷 発行	〒113-8410　東京都文京区本郷三丁目42番6号

☎ (出版) 03-3811-7236　（営業）03-3811-7239
ホームページ　https://www.nankodo.co.jp/
印刷・製本 真興社
装丁 渡邊真介

How to Utilize the Medical Images in Rehabilitation Medicine
Ⓒ Nankodo Co., Ltd., 2019

定価はカバーに表示してあります.
落丁・乱丁の場合はお取り替えいたします.
ご意見・お問い合わせはホームページまでお寄せください.

Printed and Bound in Japan
ISBN978-4-524-25907-6

本書の無断複製を禁じます.

JCOPY 〈出版者著作権管理機構 委託出版物〉

本書の無断複製は，著作権法上での例外を除き禁じられています．複製される場合は，そのつど事前に，
出版者著作権管理機構 (TEL 03-5244-5088, FAX 03-5244-5089, e-mail: info@jcopy.or.jp) の許諾
を得てください.

本書の複製（複写，スキャン，デジタルデータ化等）を無許諾で行う行為は，著作権法上での限られた例外
（「私的使用のための複製」等）を除き禁じられています．大学，病院，企業等の内部において，業務上
使用する目的で上記の行為を行うことは私的使用には該当せず違法です．また私的使用であっても，代行
業者等の第三者に依頼して上記の行為を行うことは違法です.